Dr. med. G. Buchwald

IMPFEN

Das Geschäft mit der Angst

Gerhard Buchwald, (1920–2009), studierte während des Zweiten Weltkrieges und danach Medizin in Königsberg, Danzig und Jena. Nach seiner Promotion in Hamburg qualifizierte er sich zum Facharzt für Lungenkrankheiten und für Innere Medizin und erwarb die Zusatzbezeichnung Arzt für Naturheilverfahren, Badearzt sowie Arzt für Sozialmedizin. Von 1970 bis 1982 Oberarzt an der Klinik Franken in Bad Steben. 1982–1989 Chefarzt der Klinik am Park in Bad Steben.
Aufgrund eines schwerwiegenden Impfschadens im engsten Familienkreis begann sich Dr. Buchwald mit der Impfproblematik intensiv auseinanderzusetzen und wurde zu einem engagierten Impfkritiker.

Dr. med. G. Buchwald

IMPFEN

Das Geschäft mit der Angst

emu verlag

ISBN 978-3-89189-178-0
14. Auflage 2022

Umschlagfoto: Simone Kerschbaum
Umschlaggestaltung: Simone Kerschbaum
Gesamtherstellung: Eberl & Koesel, Altusried-Krugzell
Printed in Germany

Dieses Buch widme ich allen Geschöpfen Gottes
– also auch den Tieren –,
die durch eine Impfung Schaden erleiden mußten.

Ein „Vorgänger“ aus dem Jahre 1912

Impf-Friedhof.

Was das Volk, die Sachverständigen und die Regierungen vom „Segen der Impfung“ wissen.

Erster Band

mit mehr als **36000** Impfschäden

und 139 Abbildungen.

Frankfurt a. M.-Offenbach a. M.

17. August 1912.

Hugo Wegener.

Verlag von Frau Luise Wegener-Frankfurt a. M.

Versand nur gegen Voreinsendung des Betrages von Mk. 1.50 oder gegen Nachnahme.

Druck von Kunz & Gabel, Frankfurt a. M.

Preis einschließl. Postgebühr 1,80 Mk.

„Impffriedhof“

36000 Impfschäden, davon 34000 von den Schulmedicinern anerkannte. Diese Zahlen, die noch nicht den 1000ten Teil der Tatsache darstellen, sind eine schwere Anklage gegen die herrschende Schulmedicin, sind eine unerhörte Schande für die mit Polizeigewalt aufrecht erhaltene Zwangsimpfung, weil die Vertreter der medicinischen Wissenschaft bis heute nicht entfernt in der Lage sind, nur annähernd die Zeit eines etwaigen, vermutlichen Pockenschutzes nachzuweisen. Kein ehrlich urteilender Arzt gesteht der Impfung einen längeren sicheren Schutz zu als 5 Jahre, viele scharfe Beobachter sprechen nur von 2 Jahren. Und einer solchen Schutzdauer soll die sogenannte Pockenfreiheit des Reichs zu verdanken sein? Das kann kein rechtlich denkender Mensch glauben! So lange der geglaubte, sichere Schutz auf 5 Jahre und darunter sinkt und die Impfung nicht am ganzen deutschen Volk zwangsweise alle 2 bis 5 Jahre wiederholt wird, besteht keinerlei Notwendigkeit zum Impf**zwang**. Der z. Z. ungesetzlich ausgeübte Impfzwang wird zum Verbrechen. Beifolgende kleine Zahl von 36000 Impfschäden ist eine offene Anklage schwerster Art gegen die heutigen Regierungen, die gedankenlos im Schlepptau der Schulmedicin segeln. Nachdem Ungeimpfte niemals Geimpften schädlich werden können, fordern wir umsomehr Befreiung unseres Volkes von diesem schädlichsten aller Inquisitionsverfahren.

Wegener.

Das Rechte erkennen und nicht tun
ist Mangel an Mut
(Konfuzius).

Motto: *Die Nach- und Querdenker sind es,*
die uns weiterbringen.
Nicht die unendliche Schar derjenigen,
die sich aus dem engen Hohlweg ihrer
Fachgebiete nicht lösen können.

Inhalt

Vorwort von Dr. med. Gerhard Buchwald

Der Impfpionier Edward Jenner selbst hat sein damals neu entwickeltes Verfahren den europäischen Fürstenhöfen mit großem Propaganda-Aufwand angeboten. Es verbreitete sich schnell in der damaligen Welt. Aber schon zu dieser Zeit bildeten sich 2 Gruppen heraus, einmal die Impfverfechter, zum anderen die Impfkritiker. Von den Impfverfechtern wurde in neuerer Zeit eine Theorie entwickelt, die das Funktionieren dieses Verfahrens auch theoretisch beweisen sollte:

1. In einen Körper wird ein Eiweißstoff eingebracht (Bazillen, Bakterien oder deren Spaltprodukte) (Antigen).
2. Der Körper entwickelt Gegenstoffe, die nur »bei Bedarf« in Erscheinung treten (Antikörper).
3. Im Falle einer Infektion verhindern die Antikörper das Krankwerden. Es resultiert die Immunität. Das heißt: Der Geimpfte bleibt gesund.

Die Impfkritiker zeigten, wo diese Verfahren überall versagt haben und fragten nach dem Warum. Gab es zu Jenners Zeiten irgend etwas, das anders war als heute? Hat sich Jenner geirrt? Hat Jenner gelogen?

Niemand kann diese Fragen beantworten. Auch die Impfanhänger nicht. Aber trotz großem Propaganda-Aufwand ließen sich die Gegenargumente nicht unterdrücken.

1. In Deutschland gab es zwischen 1957 und 1972 insgesamt 11 Pockenausbrüche. Die Erkrankten waren fast ausschließlich geimpfte Personen.

2. Die WHO startete ein großes Pockenausrottungsprogramm in Indien, zu denen alle Mitglieder der WHO riesige Summen beitrugen.

Wurden von der WHO in Indien besonders umfangreiche Impfmaßnahmen durchgeführt, stieg die Zahl der Pockenkranken und Pockentodesfälle an. Über Jahrzehnte ließ sich das verfolgen. Bis die WHO einsah, dass sie so ihr Ziel, nämlich das Ende der Pockenerkrankungen, nicht erreichten. Die Taktik musste geändert werden. Massenimpfungen wurden eingestellt. Es kamen bestimmte hygienisch-technisch-zivilisatorische Maßnahmen zur Anwendung.

1. Intensivierung der Suche nach Pockenkranken (Isolierung).
2. Zusammenfassung der an Pocken Erkrankten in kleinere Gruppen (Quarantänisierung).
3. Vorsichtige Behandlung aller aus den Isolierungslagern herauskommenden Gegenstände (Desinfizierung).

Nach Einführung dieser Maßnahmen gelang es verhältnismäßig rasch, Pockenausbrüche in Indien zu beseitigen. Der letzte Pockenkranke dieser Erde war ein vorher geimpfter Krankenhauskoch in Mogadischu in Afrika. Dort wurde noch geimpft.

In der Fachzeitschrift der WHO »Weekly epidemiological Record« wurde 1977 bekannt gegeben, das Pockenausrottungsprogramm könne beendet werden, es gäbe auf der Welt keine Pockenerkrankungen mehr. Impfungen gegen Pocken wurden als eine »unethische« Maßnahme bezeichnet und es wurde empfohlen, bestehende Gesetze aufzuheben. Dies erfolgte in Deutschland am 31. Juli 1983 durch Erlass des »Gesetz zur Aufhebung des Gesetzes über die Pockenschutzimpfung«. Die WHO behauptete zwar, es gäbe keine Pockenerreger auf der Welt und damit seien Erkrankungen nicht mehr möglich, doch das ist ein Irrtum. In Laboratorien in Atlanta/USA gibt es große Mengen »aktiver Pockenstämme«, die dort angeblich zu Forschungszwecken benötigt werden, tatsächlich aber zur Entwicklung chemischer Kampfstoffe dienen sollten. Die Russen ihrerseits haben ihre Pockenstämme daraufhin nicht vernichtet (wie das ursprünglich vereinbart worden war). In ihren Laboratorien in Novosibirsk gibt es ebenso viele aktive Pockenstämme wie in Atlanta. Mir erscheint es fraglich, ob es sinnvoll ist, diese Stämme für Angriffszwecke aufzubewahren. Meines Erachtens würden sie nicht die von den Anwendern erhoffte Wirkung zeigen.

Auch bei fast allen übrigen Infektionskrankheiten, wogegen Impfungen empfohlen werden, zeigte sich deren Unwirksamkeit, zumindest deren Unnötigkeit. In unserem Land wurde das »Statistische Bundesamt« in Wiesbaden errichtet. Dort konnte man genaue Zahlen über bestimmte Erkrankungen und über Todesfälle erhalten. Das entsprechende Gesetz hieß: »Gesetz zur Verhütung und Bekämpfung übertragbarer Krankheiten beim Menschen«. Es wurde im Allgemeinen als »Bundes-Seuchengesetz« bezeichnet. Es war ein gutes Gesetz. Es enthielt Bestimmungen über Meldepflicht von Erkrankungen und Todesfällen und regelte die Entschädigung von Impfschäden. Es trat am 18. Juli 1961 in Kraft.

Aus unerfindlichen Gründen wurde am 1. Januar 2003 ein neues Gesetz erlassen. Diesmal hieß es »Gesetz zur Verhütung und Bekämpfung von Infektionskrankheiten beim Menschen«, wird aber meist als »Infektionsschutzgesetz« bezeichnet. Es ist kein gutes Gesetz, weil verworren und missverständlich. Für viele Maßnahmen des alten Gesetzes wurde deren Ungültigkeit nicht erklärt, sie wurden nur weggelassen. Ganz unterschiedlich wurde die Meldepflicht gestaltet. Für manche Erkrankungen wurde sie ganz abgeschafft – dafür aber Impfungen gegen diese Erkrankung stark hervorgehoben usw. Es gibt heute Impfungen, deren Auswirkungen erst in

15–20 Jahren zu erwarten sind und es gibt keine Möglichkeit der Klärung, ob sie überhaupt eine Wirkung haben.

Die jetzt neu geforderte »Ärztliche Untersuchung aller Kleinkinder«, angeblich zur Früherkennung unerlaubter Handlungen und zum Schutze der Kinder, zielt in eine ganz andere Richtung. Dieses Gesetz dient zur Durchsetzung einer Maßnahme, die in den Medien mit keinem Wort erwähnt wurde. Die erste Frage beim Kinderarzt wird die Frage nach der Vorlage des Impfausweises sein!

Weil sich über die Statistik die Unwirksamkeit aller Impfungen besonders nachweisen lässt – wurden nach dem neuen Gesetz alle korrekten statistischen Maßnahmen abgeschafft. Zumal es ein Ereignis gegeben hat, das für Impfanhänger und besonders für Impf-Verdiener ein harter Schlag war. In Indien wollte die WHO zeigen, welchen Nutzen die von ihr so propagierten Impfungen haben und ließ ein großes Forschungsprojekt ausführen. Was dort geschah, ist so unglaublich, dass es hier im Vorwort zu dem Buch *»Impfen. Das Geschäft mit der Angst«* nicht dargestellt werden kann. Es würde zu lang werden und den Rahmen dieses Buches sprengen. Die Gesamtdarstellung dieses Feldversuches der WHO in Indien von 1968 bis 1979 findet der interessierte Leser in dem Kapitel »Das Versagen der Impfung gegen Tuberkulose« in meinem Buch »Der Impf-Unsinn« Books on Demand Verlag, Norderstedt. ISBN 3-8334-1549-5 (zu beziehen auch über den emu-Verlag, Lahnstein).

Ärzte haben sich mit dem Zugeben von Irrtümern immer schwer getan, obwohl bereits Aschner gesagt hatte: »Die Geschichte der Medizin ist eine Geschichte von Irrtümern«. Jahrhundertelang begann der Besuch einer ärztlichen Sprechstunde mit der Durchführung eines »Aderlasses«. Dass dies unnötig, wenn nicht sogar falsch war, setzte sich nur langsam durch. Ich erinnere auch an die Aufregung, als vor einigen Jahren behauptet wurde, Butter sei ein krankmachender Stoff.

Nur Margarine sei wirklich gesund. Das war alles so gut und einleuchtend aufgemacht, dass Millionen Menschen in unserem Land diesen Unsinn geglaubt haben. Die Klugen haben sich ihr Butterbrötchen trotzdem schmecken lassen.

Man denke an Contergan. Auch hier versuchten honorige Professoren, den Zusammenhang der Körperschäden mit dem Medikament abzustreiten. In einem Film über diese Ereignisse ist der Name des Arztes, der damals nicht locker gelassen hat und immer wieder auf den Zusammenhang der Schädigungen mit dem Medikament hingewiesen hat, nicht einmal erwähnt worden.

Impfungen und Impfschäden haben Ähnlichkeit mit der Contergan-Katastrophe. Bei Contergan konnte Anfang und Ende der Schädigungszeit mit der Abgabe und der Sperrung des Medikamentes erkannt werden. Das kann man bei Impfungen nicht. Der Anwendungszeitpunkt erstreckt sich über viele Jahre. Bei Contergan zeigte sich die Schädigung an den Extremitäten. Impfschäden hingegen betreffen alle Körperteile und Körperorgane. Bei Contergan gab es keine Schäden der Intelligenz, während bei Impfschäden gerade das Gehirn im Vordergrund steht. Man denke an die Vielzahl der in den letzten Jahren »neu entdeckten« Erkrankungen, aber auch an die Vielzahl neu eingeführter Impfungen. Zum Beispiel das »HKS-Syndrom« (Abkürzungen dienen lediglich der Verschleierung, weil sie immer ungenau sind. Eine »TE« ist beim HNO-Arzt eine Tonsillektomie, das heißt eine Mandeloperation. Beim Gynäkologen aber bedeutet »TE« eine Total-Exstirpation, das heißt eine Gebärmutterentfernung!).

Weiter der Anstieg autistischer Erkrankungen, der »MCD« (Minimale cerebrale Dysfunktion), der Sprachentwicklungsverzögerungen, besonders aber des Anteiles hyperaktiver Kinder (»ADHS«) und der Kinder mit Konzentrationsstörungen (»ADS«). Gewiss, das gibt es schon lange. Der »Zappelphilipp« ist weltbekannt. Aber in einem derartigen Ausmaß?

Sind nicht womöglich ein großer Teil dieser kindlichen Schädigungen – besonders wenn sie in irgendeinem Zusammenhang mit dem hochempfindlichen kindlichen Gehirn stehen – unbekannte Impfschäden? Eines Tages wird sich die Wahrheit herausstellen.

Wie sagte doch Abraham Lincoln: »Man kann einige Leute die ganze Zeit, alle Leute einige Zeit, aber nicht alle Leute die ganze Zeit zum Narren halten.«

Bad Steben, Januar 2008 Dr. med. Gerhard Buchwald

Vorwort von Dr. med. Jürgen Birmanns

Dr. Gerhard Buchwald leistet seit mehreren Jahrzehnten unermüdlich und tapfer wissenschaftliche Aufklärungsarbeit. In seinem Ratgeber *»Impfen – das Geschäft mit der Angst«* finden Sie alles, was Sie zu diesem Thema wissen müssen. Ob als Lehrbuch oder Nachschlagewerk – das Buch ist ein »moderner Klassiker«.

Die gegen Ende des 18. Jahrhunderts von Edward Jenner (1749–1823), einem englischen Landarzt, entdeckte Methode der Impfung mit Kuhpocken, auch Vaccination genannt, ist nur noch von historischem Interesse, dennoch sehr lesenswert: »Jenner hatte gehört, dass Melkerinnen, die sich mit Kuhpocken infiziert hatten, gegen Menschenpocken immun waren. Am 14. Mai 1796 inokulierte er dem achtjährigen James Phipps Material, das er einer Kuhpockenpustel der Viehmagd Sara Nelmes entnommen hatte. Der Junge entwickelte leichtes Fieber, von dem er sich bald erholte. Sechs Wochen später inokulierte Jenner ihm das Pocken-Virus: Ein Ausbruch der Krankheit erfolgte nicht.« Es darf hier nicht unerwähnt bleiben, dass Jenners eigener Sohn einen Impfschaden mit Todesfolge erlitt.

Damals geschah im Grunde nichts anderes als heute, wenn ein Kind geimpft wird. Der Impfarzt infiziert den Impfling auf künstlichem unnatürlichem Wege. Es mag damals ein berechtigtes Anliegen gewesen sein, Seuchen auf diese Art auszurotten, doch ist es nicht fragwürdig, dass die moderne Medizin penetrant an überkommenen Methoden des 18. Jahrhunderts festhält? Wer profitiert von diesem Handel(n)?

Eine Injektion stellt juristisch gesehen immerhin eine Körperverletzung dar. Doch ein Kind ist im Sinne der Rechtsprechung unmündig. Die Eltern tragen demzufolge gemeinsam mit dem Impfarzt die Verantwortung. Eine ausführliche Impfaufklärung findet jedoch leider nur ungenügend statt.

Impfrisiken, Nebenwirkungen und Schäden werden geleugnet oder verschwiegen. Doch die Fakten in diesem Buch sprechen eine eindeutige Sprache! Zynisch beschwichtigen die Impfbefürworter: »Wo gehobelt wird, fallen Späne.« Aber ist nicht schon ein einziges impfgeschädigtes Kind zuviel? Die Impfentscheidung ist eine Gewissensentscheidung, die mir keine Instanz abnehmen kann. Die Injektion des Impfstoffes, eines Cocktails aus Fremdeiweißen, birgt ein unkalkulierbares Risiko.

Es wundert mich nicht, dass von Kinderärzten ein Impfzwang gefordert wird. Die allgemeine Impfpflicht wurde in Deutschland 1983 aufgehoben. Die Begriffe »Impfmüdigkeit« oder »Impflücken« sind psychologische Waffen, um impfkritische Eltern einzuschüchtern und bloßzustellen. Dass sich ein frei denkender, mündiger Mensch bewusst gegen einen riskanten medizinischen Eingriff entscheidet, ist zu respektieren.

Wer unvoreingenommen forscht, weiß, dass Krankheiten Ursachen haben. Krankheiten sind entweder ernährungsbedingt, lebensbedingt oder umweltbedingt. Vor dem Hintergrund dieser nüchternen Erkenntnis klingt es paradox, wenn Forscher aktuell Impfstoffe »gegen« Gebärmutterhalskrebs, Bluthochdruck, Adipositas und Nikotinabhängigkeit entwickeln. Aus der Anwesenheit von HPV-Viren allein lässt sich das Fortschreiten einer Zellveränderung zu einem Krebsgeschehen nicht vorhersagen. Bei der Infektionshypothese gibt es Erklärungslücken, die voreilige Vermutungen verbieten. Das massenhafte Durchimpfen gesunder Personen ist sehr bedenklich. Die Mediziner sollten sich viel mehr für primärpräventive Maßnahmen einsetzen.

Lahnstein, Januar 2008 Dr. med. Jürgen Birmanns

I. Lebenslauf

Dr. med. Gerhard Buchwald, Jahrgang 1920, geboren in Eisenberg in Thüringen. Abitur 1939. Wehrdienst von 1939 bis 1945. Medizinstudium: Universität Königsberg. Physikum: Universität Danzig. Staatsexamen: Universität Jena. Promotion: Universität Hamburg. Anerkennung als Facharzt für Lungenkrankheiten: Landesärztekammer Niedersachsen. Anerkennung als Facharzt für Innere Medizin: Landesärztekammer Hessen. Erwerb der Zusatzbezeichnungen Arzt für Naturheilverfahren, Arzt für Sozialmedizin, Badearzt: Bayerische Landesärztekammer München. Von 1970 bis 1982 Oberarzt an der Klinik Franken der BfA in Bad Steben. Von 1982 bis 1989 Chefarzt der Klinik am Park in Bad Steben. Seit 1990 pensioniert.

Seit fast 40 Jahren Ärztlicher Berater des Schutzverbandes für Impfgeschädigte e.V. In diesem Zeitraum Anlage einer beträchtlichen Literatursammlung über Infektionskrankheiten, über Impfungen sowie über Impfschäden. Sie besteht z. Z. aus etwa 3000 Sonderdrucken, Monographien und Fotokopien wissenschaftlicher Veröffentlichungen. Zu dieser Sammlung gehören weiterhin etwa 50 Doktorarbeiten.

Kenntnis von fast 1000 Impfschadensfällen, zu etwa 350 bestehen persönliche Kontakte.

Bisher über 200 Monographien über Impfungen und Impfschäden, die größtenteils den schulmedizinischen Fachzeitschriften vorgelegt wurden. Die Veröffentlichung wurde abgelehnt. Die Arbeiten erschienen dann in den deutschen Fachzeitschriften für Erfahrungsheilkunde, für Naturheilkunde sowie in anderen Publikationsorganen. Bisher wurden ca. 150 Sachverständigengutachten zu Impfschadensprozessen vor deutschen Sozial- und Landessozialgerichten erstellt. In den letzten Jahren zunehmende Vortragstätigkeit im In- und Ausland.

Die Arbeit an diesem Buch umfaßt ca. 35 Jahre.

II. Einleitung

Der Unmut über die Gesundheitspolitik unserer Regierung, die Angst vor Impfschäden und die Furcht vor den allmächtigen Ärzten steckt tief in unserer Bevölkerung. Das mag der Grund sein, weshalb ich in den letzten Jahren zunehmend von Homöopathieschulen, Volkshochschulen, Medizinstudenten-Organisationen, Naturheilvereinen, Gesundheitsvereinen, Tierschützern und Ärztekongressen zu Vorträgen über das Thema »Impfschäden und Impfungen« eingeladen wurde. In den letzten 10 Jahren habe ich in 120 Städten Referate zu diesem Thema gehalten. Bereits im ersten Jahr nach der Wende folgte eine Einladung nach Ostberlin. In Städten des Auslandes sprach ich bisher in Karlsbad, Wien, Wiener Neustadt, Graz, Salzburg, Innsbruck, Athen, Interlaken, Brescia, Trento, Mailand, Villach, Rom, Bozen, Meran, Bern, Genf, Paris, Woudschoten (Holland), London, Auckland und 8 weiteren Städten in Neuseeland.

Wie kam das?

Vor vielen Jahren lernte ich Hermann Forschepiepe, den Vorsitzenden der deutschen Volksgesundheitsbewegung, kennen. Ein energischer, wortgewandter und tatkräftiger Mann, der mich aufsuchte und in einigen medizinischen Dingen um meinen Rat bat. Daraus entwickelte sich eine allmählich immer enger werdende Zusammenarbeit, und als Hermann Forschepiepe den »Schutzverband für Impfgeschädigte e.V.« gründete, wurde ich der »Ärztliche Berater« dieses Verbandes. Durch diese Tätigkeit erhielt ich Einblick in die Problematik der Impfschäden sowie in schreckliche Schicksale.

Auf der Universität, im Studium und in der Nachkriegszeit hatte ich stets nur von den Vorteilen und von den Segnungen der Impfungen gehört, hatte also keine Ahnung von der Kehrseite dieser Medaille. Es hat sich damals fast ausschließlich um Schäden nach der Pockenimpfung gehandelt. Der Beginn meiner Tätigkeit als »Ärztlicher Berater« des »Schutzverbandes für Impfgeschädigte« liegt jetzt über 35 Jahre zurück. In dieser Zeit ereigneten sich in Deutschland noch Pockenausbrüche. So blieb es nicht aus, daß ich mich durch meine Beschäftigung mit dem Thema »Impfschäden nach der Pockenimpfung« auch mit dem Thema »Pockenerkrankungen und Impfungen« befassen mußte.

Bei den gelegentlichen Pockenausbrüchen waren die Zeitungen voll von Meldungen in großen Lettern und in dicken Schlagzeilen, meist auf den ersten Seiten. Beim Lesen begriff ich damals noch nicht, daß der Sinn dieser Schlagzeilen darin bestand, Angst in der Bevölkerung zu erzeugen. Stets wurde behauptet, daß die Erkrankten ***un****geimpft gewesen seien. Die Ausbrüche dauerten meist nur kurze Zeit. Nach ihrem Abklingen war zu lesen, die sofort einsetzenden Massenimpfaktionen seien die Ursache gewesen, daß sich örtliche Ausbrüche nicht weiter ausgebreitet hätten. Die Zahlen der durchgeführten Massenimpfungen gingen meist in die Hunderttausende. Sie wurden in den Zeitungen (meist auf der ersten Seite) veröffentlicht mit der Aufforderung, sich sofort impfen zu lassen. Teilweise sind diese Pockenausbrüche auch in medizinischen Fachzeitschriften geschildert worden. Hier fiel mir auf, daß – meist versteckt und kleingedruckt – zugegeben wurde, daß Menschen auch erkrankt waren, die sich kurz vorher hatten impfen lassen. Darüber wunderte ich mich sehr, war ich doch noch in dem von der Universität eingeimpften Glauben befangen, daß Impfungen, insbesondere die Pockenimpfung, vor einer Erkrankung schützen.*

III. Vorbemerkungen

Von 1959–1966 war ich in der Lungenheilstätte Ruppertshain im Taunus tätig. Sie liegt wenige Kilometer östlich von Wiesbaden und hier erhielt ich durch einen Zufall im Stadtkrankenhaus Wiesbaden Einblick in die Krankengeschichten von Menschen, die einige Jahre nach Beendigung des letzten Krieges als Pockenkranke dort behandelt wurden. Es hat in der Nachkriegszeit in der BR Deutschland 11 Pockenausbrüche gegeben, der erste Ausbruch ereignete sich 1947 in Wiesbaden. Die Kenntnisnahme dieser Krankengeschichten war die größte Erschütterung, die es bis dahin in meinem Berufsleben gab. Die an den Pocken erkrankten und dort behandelten Menschen waren nämlich nicht nur nach den Gesetzen unseres Landes geimpft worden, sondern sie waren nochmals geimpft worden, nachdem bekannt wurde, daß in dem amerikanischen Lazarett in Wiesbaden pockenkranke Soldaten behandelt wurden. Das widersprach allem, was auf der Universität gelehrt wurde und was ich bisher gelernt und geglaubt hatte: Das älteste uns heute bekannte Impfverfahren ist die Impfung gegen Pocken. Schon in alter Zeit hatten die Menschen beobachtet, daß Personen, die eine bestimmte Infektionskrankheit überstanden hatten, nur selten ein zweites Mal daran erkrankten. Daher wurde versucht, diesen natürlichen Schutz auf künstlichem Wege zu erreichen. Heute weiß ich, daß bei diesen Versuchen folgenschwere Irrtümer vorgekommen sind. So waren viele der schrecklichen Pockenseuchenzüge vergangener Jahrhunderte nicht Folge unbekannter Aktivierung der Seuchenerreger, sondern sehr oft Ergebnisse ärztlicher Maßnahmen. Erst als diese Versuche durch Stadt- und Länderverordnungen verboten wurden, kamen die Pockenzüge zum Erlöschen.

IV. Infektionskrankheiten und Impfungen

1. Allgemeines

Wann die Pocken erstmalig in Europa auftraten, ist nicht mehr sicher feststellbar. Aber bereits aus dem Mittelalter wird über Epidemien berichtet, die sich damals meist auf die größeren Städte beschränkten. Aus dem 18. Jahrhundert liegen Berichte über Epidemien großen Ausmaßes vor, in manchen Jahren mit Tausenden von Todesfällen. Dann wiederum gab es Jahre und Jahrzehnte mit einem deutlichen Nachlassen der Seuchen. Die Gründe dieser merkwürdigen Rückgänge waren zu dieser Zeit unbekannt.

Die Geschichte der Impfschäden begann am Beginn des 18. Jahrhunderts mit einem Bericht des griechischen Arztes Timoni, der 1714 an die Königliche Gesellschaft der Wissenschaften in London berichtete, daß in Konstantinopel in seiner Anwesenheit Tausende von Menschen mit Blattern »gepfropft« worden seien. Das Verfahren bestand darin, daß man aus Pockenblasen eines nur leicht an den Pocken Erkrankten Eitermaterial auf einen Gesunden übertrug, in der Hoffnung, nur eine leichte Pockenerkrankung hervorzurufen, um damit einen Schutz vor den echten Pocken zu erzielen. Über die Operationswunde wurde eine Walnußschale gebunden. Den Erfolg schildert Timoni: »Der so Inokulierte befinde sich danach kaum unwohl. Es treten höchstens 20 bis 30 über den ganzen Körper verstreute kleine Blasen auf, welche schnell abheilen. Schwere Erkrankungen und Todesfälle seien selten und seien auf gleichzeitige natürliche Pockeninfektionen zurückzuführen. Aber alle, welche sich dem neuen Verfahren unterworfen hätten, seien sicher gegen eine Neuerkrankung.«

Wenige Jahre später berichtete die Frau des britischen Gesandten, Lady Mary Wortley Montague, in ähnlichem Sinn nach London, was dort zur Einführung dieses Verfahrens führte. In England war beobachtet worden, daß manche Menschen nur leicht von den Pocken befallen wurden, andere hingegen erkrankten schwer und starben. In England wurde das Verfahren der arabischen Ärzte nachgeahmt, das heißt, die Pockenpustel eines nur leicht erkrankten Menschen wurde mit einer Nadel eröffnet und mit dieser, mit Pockeneiter behafteten Nadel die Haut eines gesunden Menschen angeritzt. Man hoffte, der so Geimpfte werde ebenfalls nur leicht an den Pocken erkranken und würde durch Überstehen dieser leichten Infektion dann gegen schwere oder tödlich verlaufende Pocken geschützt sein. 1718 hatte Lady Mary Wortley Montague dieses Verfahren bei ihrem Sohn in Konstantinopel durchführen lassen. Nach ihrer Rückkehr nach England setzte sie sich für die Einführung dieses Verfahrens ein und ließ dieses auch an ihrer Tochter durchführen. Da sie der englischen Hocharistokratie angehörte, wirkte sie als Vorbild und trug so zu der Verbreitung dieser Methode bei. Kurz nach ihrer Rückkehr nach England war bei fast 1000 Personen dieses Verfahren zur Anwendung gebracht worden. Jedoch zeigten sich bald schlimme Folgen: Unter den so geimpften Personen gab es nicht nur leichte Krankheitsverläufe, viele erkrankten schwer, sogar sehr schwer, und viele starben. Das Verfahren wurde »Inokulation«, später auch »Variolation« genannt. Es stellte sich heraus, daß durch Impfungen mit dieser Methode schwere, auch tödliche Verläufe unvermeidlich waren. Jeder »Impfling« wurde zur Infektionsquelle für seine Umgebung. Überall, wo dieses Verfahren zur Anwendung kam, stiegen Pockenerkrankungen schlagartig an. In London starben in der folgenden Zeit pro Jahr ca. 25 000 mehr »an den Blattern« als in den Jahren vor Einführung des Impfverfahrens. In Deutschland führte der Arzt Hufeland die Variolation 1781 in

Weimar ein und verursachte dadurch eine große Pockenepidemie mit vielen tödlichen Verläufen. Auch Hamburg und Berlin erlebten 1794 und 1795 nach Einführung dieser Methode große Pockenepidemien. Daraufhin verboten zunächst die größeren Städte in ihrem Bereich jede Art der Variolation oder Inokulation. Später folgten Verbote auf Landesebene. Beispielsweise besagte ein hessisches Gesetz, daß jeder Arzt, der Inokulationen oder Variolationen ausführe, mit der Zahlung von 50 Reichstalern zu bestrafen sei.

Am Ende des 18. Jahrhunderts erfand der englische Landarzt Edward Jenner ein Impfverfahren, von dem er behauptete, daß es einen Schutz vor der Pockenerkrankung biete. Unter der englischen Landbevölkerung war der Glaube verbreitet, wer die leichte und harmlose Kuhpockenerkrankung überstanden hätte, könne nicht mehr an den echten Pocken erkranken. Jenner entnahm daher aus einem Melkerknoten von der Hand der Kuhmagd Sarah Nelmes Eiter und ritzte diesen in die Haut verschiedener Versuchspersonen ein. An den Ritzstellen entstanden Eiterbläschen, aus denen Jenner Material zur Weiterführung der Impfreihen entnahm. Er entnahm aber auch Material direkt aus einer tierischen Kuhpockenblase. Anfangs hielt er die Impfreihen getrennt, später vermischte er tierischen und menschlichen Eiter. Auf diese Weise impfte er im Jahr 1790 seinen Sohn, als dieser etwa 10 Monate alt war. 1798 impfte er den damals 5 Jahre alten John Baker sowie eine Frau im 8. Schwangerschaftsmonat. Die beiden Kinder und die schwangere Frau waren die ersten Schadensfälle seines Verfahrens. Bei Jenners Sohn blieb die geistige Weiterentwicklung nach der Impfung stehen, er starb als schwachsinniges Wesen im 21. Lebensjahr. Der 5jährige John Baker starb kurz nach der Impfung. Die während der Schwangerschaft geimpfte Frau verspürte am 23. Tag nach der Impfung keine Kindsbewegungen mehr, nach weiteren 12 Tagen wurde sie von einem toten Kind entbunden, dessen Haut mit pockenähnlichen Blasen bedeckt war. Schon damals wurden der Todesfall und die Totgeburt auf die Impfung zurückgeführt, während man aber noch nicht erkannte, daß auch das Schicksal von Jenners Sohn eine Impffolge war. Jenner verschickte seinen Impfstoff an die europäischen Fürstenhöfe und innerhalb von 18 Monaten hatte er fast 20000 Portionen Lymphe ins Ausland verschickt. Die Fürstenhöfe tauschten diese Lymphen teilweise untereinander aus, impften damit vorwiegend Waisenkinder, um von den Eiterbläschen dieser Kinder neues Material zu gewinnen. Auch dieses wurde verschickt, z.T. ging Material nach England zurück, wurde von Jenner verwendet, kurz, es gab in Europa eine vollständige Durchmischung dieses Impfstoffes.

Da Jenner die Impfreihen zunächst getrennt hielt, war die Kuhmagd Sarah Nelmes die Erstproduzentin eines menschlichen Impfstoffes. Er hat später auch Material direkt aus tierischen Pockenblasen genommen, zunächst auch diese Reihen getrennt gehalten, sie dann aber ebenfalls auch untereinander gemischt. Das Impfverfahren wurde nun von Pastoren, Hebammen, Friseuren und Ärzten nachgeahmt. Man forderte in Aufrufen und Zeitungsartikeln die Regierung zur Einführung gesetzlicher Pflichtimpfungen auf. Bereits 1807 führte in Deutschland als erstes Land Hessen eine gesetzliche Impfung ein, gefolgt von Bayern. Am Ende seines Lebens erlebte Jenner große Pockenepidemien in England. Es stellte sich heraus, daß auch die von ihm oder mit seiner Methode Geimpften nicht vor den Pocken geschützt waren. Jenner soll am Ende seines Lebens von Zweifeln geplagt worden sein, ob er mit seinem Verfahren wirklich etwas Gutes oder nicht doch etwas Furchtbares geschaffen habe.

Das Versagen der Variolation hat man später als die »erste Krise der Pockenimpfung« bezeichnet. Das Versagen des Jenner'schen Verfahrens bezeichnete man später als die »zweite Krise«. In den damals gegründeten Landesimpfanstalten wurden besonders Waisenkinder mit diesem Impfstoff geimpft, um sie als Lieferanten zu weiteren Impfungen zu verwenden. Mit Schrecken wurde bemerkt, daß sämtliche Blutkrankheiten, ganz besonders aber auch die Syphilis, durch dieses Verfahren weiter verbreitet wurden. Dies führte nun zur Züchtung des Impfstoffes auf der Kälberhaut. Bald wurde bemerkt, daß auch die mit einer solchen auf Tieren gezüchteten Lymphe geimpften Menschen an Pocken erkranken können. Das wurde weitgehend verschwiegen und heruntergespielt. Man behauptete, sie würden nur leicht an den Pocken erkranken. Für diese Form (Erkrankung des Geimpften) wurde ein neuer Name, nämlich der Ausdruck »Varioleus« erfunden. Später wurde diese Periode als die »dritte Krise« bezeichnet. Die vierte Krise betraf die Zeit nach dem Ersten Weltkrieg mit dem Bekanntwerden der durch die Impfung verursachten Hirnschäden. Die Erkenntnisse gehen auf den Prager Professor Lucksch zurück, der damals in mehreren wissenschaftlichen Veröffentlichungen auf die Hirnveränderungen nach Pockenimpfungen hinwies. Er nannte diese Erkrankungsart »postvakzinale Enzephalitis«. Die fünfte Krise wurde durch die neugewonnenen Erkenntnisse der Virologie ausgelöst. Es stellte sich nämlich heraus, daß der zur Impfung gezüchtete und verwendete Impfstoff weder Kuhpockenviren noch Menschenpockenviren enthielt, sondern aus bis dahin unbekannten Viren bestand, die später »Impfstoffviren (Poxvirus Vacciniae«) genannt wurden. Es handelt sich um ein bis dahin unbekanntes Virus, das auch bis heute in der Natur nicht gefunden wurde, das es also – außer in uns durch die Impfung – überhaupt nicht gibt. Damals behauptete man, das Kuhpockenvirus habe sich durch seine künstliche Weiterzüchtung in das Impfstoffvirus umgewandelt. So entstand ein Streit der Impfärzte. Deutsche Ärzte behaupteten, es sei möglich, das Kuhpockenvirus in das Impfstoffvirus umzuzüchten. Andere bestritten diese Möglichkeit und vertraten die Meinung, es handele sich bei den beiden Virusarten um zwei völlig verschiedene Erreger. Hier war es besonders der Franzose Chauveau, der diese Ansicht vertrat, und mit ihm zahlreiche französische und englische Autoren. Heute wissen wir, daß es zwei verschiedene Erreger sind und daß es nicht möglich ist, Kuhpockenviren in Impfstoffviren umzuzüchten und umgekehrt. Das heißt, alle diejenigen »Forscher«, die behauptet hatten, es sei ihnen gelungen, das Kuhpockenvirus in das Impfstoffvirus umzuzüchten, hatten die Unwahrheit gesagt. Mit diesem Impfstoff, der in der freien Natur nicht vorkommt, von dem wir nicht wissen, wo er herstammt, von dem alles unbekannt ist und von dem nur gesagt werden kann, »seine Herkunft verschwindet im Dunkel der Vergangenheit«, haben wir über 100 Jahre lang unsere Kinder geimpft!

In Deutschland gibt es seit 1816 eine Pocken-Todesfall-Statistik, welche zeigt, daß die durchgeführten Impfungen keinen Einfluß auf die Höhe der Pocken-Todesfälle gehabt haben. Selbst bei Berücksichtigung des Bevölkerungsanstieges zeigt die Kurve dennoch zumindest nicht den versprochenen Rückgang. Das An- und Abschwellen der Pockenseuche war seit Jahrhunderten bekannt. Da allmählich immer mehr Menschen an den Pocken starben, führte dies zur Forderung der Impfärzte, eine zweite Impfung zur Pflicht zu machen. Als es nun im Krieg 1870/71 zu großen Pockenausbrüchen kam, wurde dieses benutzt, um verstärkt die Einführung einer zweiten Impfung zu fordern. Mit dem sogenannten Reichsimpfgesetz vom Jahr 1874, in Kraft getreten 1875, wurde der Bevölkerung eine zweite Impfung im 12. Lebensjahr zur Pflicht gemacht. Was war die Ursache dieser Pockenausbrüche im Jahr 1870/71? Fast die ganze Bevölkerung war doch gegen Pocken geimpft! Diese Ausbrüche gingen immer von den Lagern der französischen Kriegsgefangenen aus. Zwar waren auch die französischen Soldaten gegen Pocken geimpft, aber die hygienischen Verhältnisse in den Gefangenenlagern waren derartig dürftig, daß sich die Pockenseuche rasch ausbreitete und auf die deutsche Bevölkerung übersprang. Nach Beendigung des Krieges wurden die französischen Soldaten rasch in ihre Heimat zurückbefördert, und so waren die Jahre 1873 und 1874 Jahre eines beträchtlichen Rückganges sowohl der Pockenerkrankung als auch der Pocken-Todesfälle.

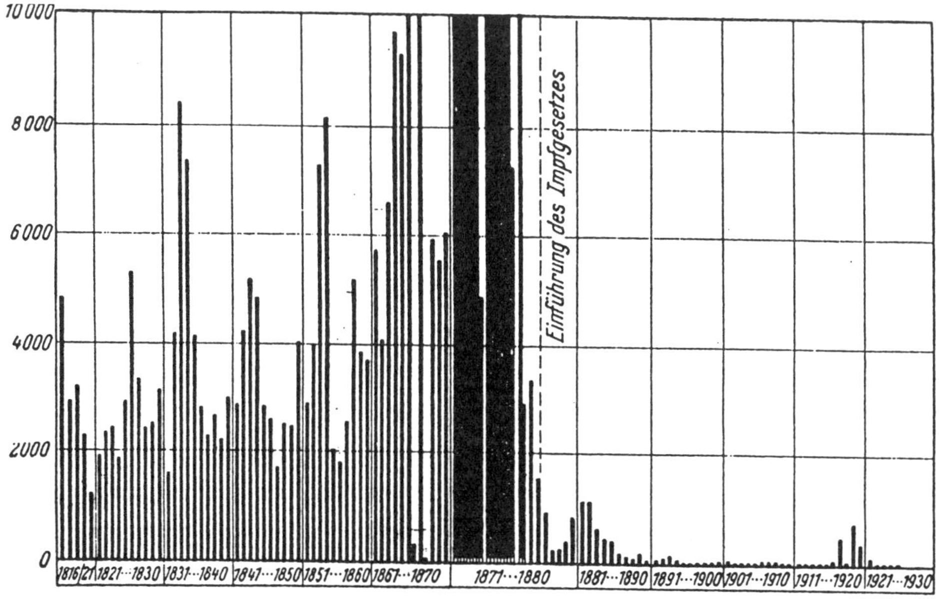

Abb. 1 Pockentodesfälle im Deutschen Reich. Absolute Zahlen

Die Abbildung zeigt eine Kurve aus dem Reichsgesundheitsamt. Wohl jeder Student und jeder junge Arzt hat diese Kurve mit Ehrfurcht betrachtet. Sie zeigt – bei oberflächlichem Hinsehen – den Erfolg der gesetzlichen Maßnahme: den Abfall der Pocken-Todesfälle nach Einführung gesetzlicher Impfungen. Betrachtet man die Kurve jedoch genauer, so wird offensichtlich, daß es sich um eine geschickte optische Täuschung handelt.

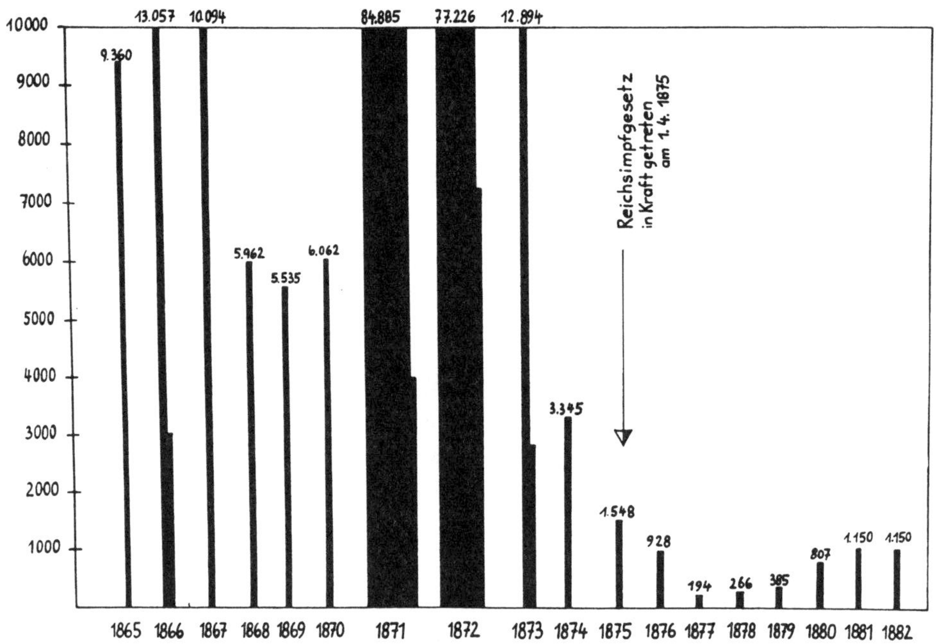

Abb. 2 Todesfälle an Pocken im Deutschen Reich nach Breger: Pocken u. Impfstatistik im Hdb. der Pockenbekämpfung und Impfung von Lentz u. Gins, Berlin 1927

Zieht man die Kurve auseinander, wird offenbar, daß der Rückgang nichts mit der Einführung des Reichsimpfgesetzes zu tun gehabt haben kann. Schon vor Inkrafttreten des Gesetzes am 1. 4. 1875 hatten die Zahlen der Todesfälle das Vorkriegsniveau unterschritten.

Der Paragraph 1 des Reichsimpfgesetzes von 1884 lautete:

§ 1. Der Impfung mit Schutzpocken sollen unterzogen werden:

1. jedes Kind vor Ablauf des auf sein Geburtsjahr folgenden Kalenderjahres; …

Das heißt, bis zum zweiten Geburtstag waren bei uns alle Kinder geimpft. Nach den Bestimmungen des Reichsimpfgesetzes des Jahres 1875 erfolgte im 12. Lebensjahr die 2. Impfung. Trotzdem hat es im zweimal durchgeimpften Deutschland immer wieder Pockenausbrüche gegeben, z. B. in Ostpreußen sowie in Sachsen. Dr. Jürgens hat Pockenausbrüche unter Rückwanderern aus Wolhynien in der »Berliner Medizinischen Wochenschrift« beschrieben. Der wichtigste Satz seiner Untersuchung lautet: »Ich wiederhole auch, daß ein sogenannter Impfschutz ohne Bedeutung für die Ausbreitung der Erkrankung war, denn geimpfte und ungeimpfte Kinder wurden ziemlich gleichmäßig befallen.« Dr. Schmitz berichtete über Pockenausbrüche 1943 bei deutschen Soldaten im griechisch-türkischen Grenzgebiet und zeigte, daß gut genährte und mehrfach geimpfte Soldaten und Zivilisten an den Pocken erkrankten. In seinem damaligen Bericht »Pockenerkrankungen bei Geimpften« schrieb Schmitz: »Die auffallende Tatsache, die wir bei den Wehrmachtsangehörigen feststellen konnten, ist zweifellos die, daß es trotz – manchmal erst sehr kurze Zeit zurückliegender – Schutzimpfungen dennoch zu Pockenerkrankungen kam.« Daher ist es auch nicht verwunderlich, daß es im Nachkriegsdeutschland zu elf Pockenausbrüchen kam.

2. Verwendete Tierarten zur Impfstoffproduktion

Nachdem die Weiterzüchtung von Pockenimpfstoff auf Waisenkinder zur Weiterverbreitung aller auf dem Blutweg möglichen Krankheiten geführt hatte, ging man dazu über, die Impflymphen auf der Kälberhaut zu züchten. Die Kälber wurden rasiert, in die Bauchhaut wurden Hunderte von Schnitten gesetzt und in diese Schnittwunden wurden die Vakzineviren eingebracht. Es entstanden großflächige Eiterungen. Diese wurden abgeschabt und daraus wurde die Pockenlymphe hergestellt. Die Tiere wurden getötet. Immer mehr Menschen wurden sich bewußt, daß Waisenkinder keine

Menschen zweiter Klasse sind, die zu medizinischen Experimenten mißbraucht werden durften. Es regten sich aber auch Stimmen, die sich gegen den Gebrauch von Kälbern zur Impfstoffgewinnung richteten. Die Kälber wurden in Ställen festgeschnallt, damit sie sich nicht hinlegen konnten. Die ganze Prozedur war bis zu ihrer Tötung für die Tiere eine qualvolle Angelegenheit. Es gab deshalb zunehmend Proteste von seiten der Tierschützer. Zunächst wurde versucht, diese Proteste zu beschwichtigen, indem zum Beispiel Herr Schuhmacher, der damalige »Seuchenreferent« beim Bundesgesundheitsamt, behauptete: »Pockenimpfstoff wird aus Gewebekulturen hergestellt.« Diese Äußerung war unwahr, denn die Gewinnung von Pockenimpfstoff war bei uns gesetzlich geregelt. Der entsprechende Paragraph in der Vorschrift »Ausführung des Impfgesetzes« lautet:

»§ 1 (1) Schutzimpfungen gegen Pocken sind nur mit Tierlymphe vorzunehmen. Der Impfstoff ist aus der Staatlichen Impfanstalt zu beziehen.«

»§ 1 (2) Für Privatimpfungen kann der Impfstoff auch aus der Apotheke bezogen werden.«

Alle Impfanstalten (es handelt sich um Behörden!) waren an diese Vorschrift gebunden und arbeiteten entsprechend.

Zur Gewinnung bzw. zur Herstellung der anderen, heute gebräuchlichen Impfverfahren wurden Tiere bzw. Tierorgane benötigt.

Bei jeder Impfung werden einem Kleinkind um ein Vielfaches mehr Infektionskeime zugeführt, als es jemals bei einer echten Infektionskrankheit in sich aufnehmen würde. Da Viren nur im lebenden System existieren und sich vermehren können, werden sie bei der Herstellung von Impfstoffen gewöhnlich im Tier selbst, in Zellkulturen oder in befruchteten Hühnereiern gezüchtet oder aus dem Blut infizierter Tiere gewonnen. Proteste der Tierschützer führten dazu, daß sich die Arzneimittelindustrie bemühte, zur Gewinnung von

Hier eine Tabelle, aus der Einzelheiten entnommen werden können.

Impfung	Zur Impfstoffgewinnung benutzte Tierart
Pocken	Kälber (Haut), Schafe (Haut), Kaninchen (Auge)
Wundstarrkrampf	Pferde
Tollwut	Hunde, Schafe, Affen, Kaninchen, Hamster, Ratten, Mäuse, Hühnereier, Enteneier
Tuberkulose (BCG)	Kühe (Euter), Wühlmäuse
Kinderlähmung (Polio)	Affen (Nieren und Hoden)
Röteln	Kaninchen (Nieren)
Masern	Hunde, Meerschweinchen (Nieren), japanische Wachteleier, Hühnerembryonen
Keuchhusten	Mäuse
Grippe	Hühnerembryonen

Tabelle 1

Quelle: Dittmann, S.: Atypische Verläufe nach Schutzimpfungen. Johann Ambrosius Barth, Leipzig 1981

Impfstoffen möglichst andere Materialien zu verwenden. So wurden bestimmte Impfstoffe auf den Allantoismembranen bebrüteter Hühnereier gezüchtet. Heute behauptet die pharmazeutische Industrie, zu deren Herstellung Tiere nicht mehr oder kaum noch zu benötigen. Die Industrie sei technisch in der Lage, diese auf »HeLa«-Zellen oder auf »HDC« zu züchten. Dabei handelt es sich um Krebszellen, die aber nicht als solche bezeichnet werden. Bei dem Namen »HeLa« handelt es sich um die Anfangsbuchstaben des Namens jener Frau, Henrietta Lacks, von der diese Krebszellen abstammen. Es wird auch von »Zell-Reihen« oder »Zell-Linien« gesprochen, immer, um zu verheimlichen, daß es sich um Krebszellen handelt. Die pharmazeutische Industrie hat keine Bedenken und glaubt, keinen Zusammenhang zwischen dieser Tatsache und dem Krebsanstieg bei Kindern zu sehen. Bei den auf Hühnereiern gezüchteten Impfstoffen rechnet man, daß pro Impfung ein Hühnerei benötigt wird, woraus zu ersehen ist, welch große Menge Hühnereier dabei verbraucht wird. Es ist verständlich, daß die Hühnereierproduzenten und -lieferanten beträchtliches Interesse an der Aufrechterhaltung möglichst vieler Impfungen haben.

Jetzt behauptet die pharmazeutische Industrie, die meisten Impfstoffe würden »gentechnologisch« hergestellt. Niemand kann sagen, ob diese Impfstoffe überhaupt noch eine schützende Wirkung haben können.

Als die Impfstoff-Produktionshysterie noch am Anfang stand, warnte Prof. Herrlich, damals Leiter der Impfanstalt München, in einer Festrede anläßlich einer Feierstunde der Bundesregierung am 6. April 1965 zum Weltgesundheitstag vor zu vielen Impfungen, indem er sagte: »Fassen wir nun die Gesamtheit der Schutzmaßnahmen zusammen; die Impfung gegen die Pocken, gegen Tuberkulose, gegen Diphtherie, Keuchhusten und Tetanus sowie gegen Kinderlähmung, und rechnen wir noch die Wiederholungsimpfungen hinzu, so fragt man sich mit Recht, ob denn diese Häufung an Injektionen und Einverleibungen im kindlichen Organismus noch Platz finden und keinen Schaden anrichten...« Damals behauptete Herrlich dann weiter: »Die Erfahrung hat gelehrt, daß die jetzt zur Verfügung stehenden Impfstoffe vom gesunden Organismus ohne Schaden vertragen werden.«

3. Pocken

Übersicht über die elf Pockenausbrüche in der Nachkriegszeit in Deutschland

1. Pockenausbruch in Wiesbaden 1947
– sechs Erkrankungen

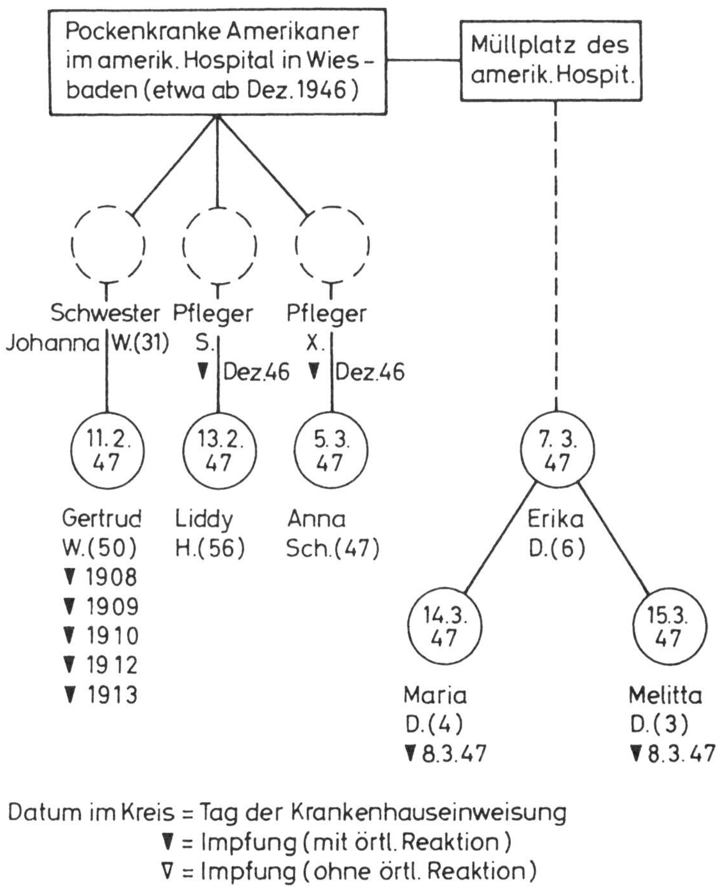

Abb. 3 Pockenausbruch in Wiesbaden 1947

Schwester Johanna Wittke (31) lebte mit ihrer Mutter, Frau Gertrud Wittke (50), in Wallau bei Wiesbaden. Sie fuhr täglich mit dem Bus zur Arbeit in das amerikanische Hospital, wo sie etwa seit Dezember 1946 mit der Pflege von pockenkranken Amerikanern betraut worden war. Diese hatten sich in Afrika – wahrscheinlich mit der leichten Pockenform Alastrim – angesteckt. Sie übertrug die Pocken auf ihre Mutter. Diese war während ihrer Tätigkeit als Hebamme in östlichen Gebieten 5× mit Erfolg gegen Pocken geimpft worden. Dagegen blieb die nach deutschem Gesetz lediglich als Klein- und Schulkind geimpfte Tochter frei von Krankheitserscheinungen. Weiterhin erkrankte die Mutter des Pflegers, Frau Liddy Hellwig (56), sowie seine Pensionswirtin, Frau Anna Schäler (47), des auf der Pockenstation arbeitenden deutschen Krankenpflegers. Er war Ende 1946 erneut geimpft worden und blieb gesund, übertrug aber die Pocken auf seine Mutter und seine Wirtin.

In der graphischen Darstellung ist hinter dem Anfangsbuchstaben des Familiennamens das Alter angegeben. Im Kreis das Datum des Ausbruches der Pockenerkrankung. Die Dreiecke zeigen die zusätzlichen Impfungen an. Das leere Dreieck bedeutet Impfung ohne örtliche Reaktion, und das volle schwarze Dreieck zeigt eine Impfung mit örtlicher Reaktion an.

Es erkrankten weiterhin 3 Flüchtlingskinder, Erika, Melitta und Maria Dahlke. Erika, geboren am 28. 4. 1941, und Melitta, geboren am 2. 1. 1943, waren geimpft. Maria, die jüngste Schwester, geboren am 3. 5. 1944, war ungeimpft. Erika erkrankte zuerst, worauf am 8. 3. 1947 bei Melitta die zweite Impfung und bei Maria die erste Impfung durchgeführt wurde. Beide Kinder erkrankten 6 bzw. 7 Tage nach der Pockenimpfung. Bei dem Pockenausbruch in Wiesbaden 1947 war die ersterkrankte Frau Gertrud Wittke 7× erfolgreich gegen Pocken geimpft worden, sie erkrankte am 11. 2. 1947.

Schwester Johanna Wittke ist mit ihrer Mutter später nach Amerika ausgewandert. Die Familie Dahlke wanderte nach Kanada aus. Ich habe mit ihnen korrespondiert. Die hier aufgeführten Einzelheiten stammen aus dieser Korrespondenz.

2. Pockenausbruch in Hamburg 1957
– eine Erkrankung

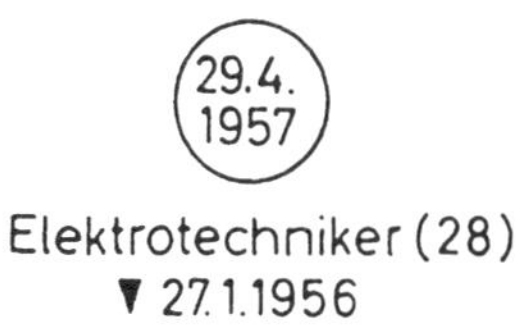

Abb. 4 Pockenausbruch in Hamburg 1957

Eingeschleppt von einem Elektrotechniker (28 Jahre). In der Literatur heißt es: »Als Kleinkind sowie mit 12 Jahren regelrecht geimpft. Von der Erstimpfung sind noch 4 Narben am rechten Oberarm zu erkennen. Vor der Ausreise nach Indien und Pakistan Revaccination am 27. 1. 1956.« Er kehrte am 24. 4. 1957 nach Hamburg zurück. Am 29. 4. 1957 mußte die Diagnose »Pocken« gestellt werden. Trotz zahlloser Kontakte blieb es bei diesem einen Erkrankungsfall.

3. Pockenausbruch in Heidelberg 1958/59
– zwanzig Erkrankungen mit 2 tödlichen Ausgängen

Eingeschleppt von dem Arzt Dr. Josef Krump (38 Jahre). Impfungen: Kleinkind, Schulkind, dritte Impfung 1943. Von den insgesamt zwanzig Erkrankten war die Ärztin Dr. Maria N. wegen eines Hautleidens ungeimpft geblieben. Sie ist die einzige Person aller Nachkriegsepidemien, die ungeimpft an den Pocken verstarb. Die 71jährige Pat. St., die wegen eines unheilbaren Leidens in der Klinik behandelt wurde, war nach

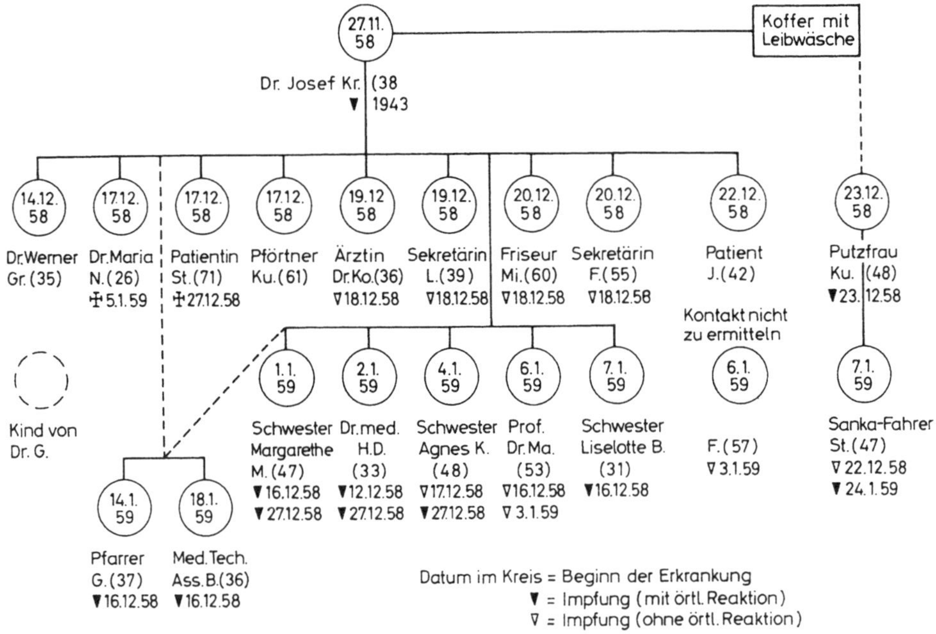

Abb. 5 Pockenausbruch in Heidelberg 1958/59

unseren Gesetzen geimpft. Sie erkrankte an den Pocken und verstarb am 27. 12. 1958 an ihrem Grundleiden. In unserer amtlichen Statistik wird sie als Pocken-Todesfall gezählt. Außer der Ärztin Dr. Maria N. sind alle 19 Personen nach den Gesetzen unseres Landes geimpft gewesen. Nach Ausbruch des Pockenfalles setzten Massenimpfungen ein, 14 der 20 insgesamt Erkrankten wurden einer erneuten Schutzimpfung unterzogen. Der größte Teil dieser Schutzimpfungen wurde von dem Leiter einer Impfanstalt durchgeführt. Er behauptete: »Jeder weiß, daß die Impfung unter Berücksichtigung aller hiermit zu nennenden Kautelen einen nahezu 100 %igen Schutz vor Erkrankungen bietet.« Trotz Impfung »mit kräftigen und tiefen Impfschnitten« durch eben genannten Impfarzt erkrankten diese 14 Personen wenige Tage nach der Impfung. Hierbei ist die Geschichte des Arztes Dr. D. besonders aufschlußreich. Wegen einer bevorstehenden Amerikareise unterzog er sich am 12. 12. 1958 der damals noch vorgeschriebenen Pockenimpfung. Sie war »erfolgreich«. Als Folge des Pockenausbruches konnte die geplante Amerikareise aber nicht durchgeführt werden. Dr. D. wurde im Zuge der Massenimpfung des Krankenhauspersonals von oben erwähntem Leiter einer Impfanstalt am 27. 12. 1958 »mit kräftigen und tiefen Impfschnitten« nochmals geimpft. Die Impfung ergab eine angeblich vor jeder Pockeninfektion schützende Bläschenreaktion. Dr. D. war also in einem Monat zweimal »erfolgreich« gegen Pocken geimpft worden. Er erkrankte am 2. 1. 1959, 6 Tage nach der letzten (seiner vierten) Pockenimpfung. In der amtlichen Pockenstatistik werden für Heidelberg 21 Erkrankungsfälle angegeben. Der 21. Fall ist das Kind des Arztes Dr. Werner G. Da das ungeimpfte Kind nur sehr leicht erkrankte, wurde von Heidelberger Ärzten eine Pockenerkrankung angezweifelt. Bei der Epidemie in Heidelberg hat es sich, ebenso wie bei späteren Ausbrüchen, um eine Krankenhausepidemie gehandelt. Man hat hier Kontaktpersonen mit besonders ungünstigen Dispositionen, das heißt alte, gebrechliche und fiebrige Patienten, **nicht** geimpft. Unter diesen Personen gab es trotzdem keine Erkrankungen. Dagegen waren unter den damals erneut geimpften Kontaktpersonen 14 Pockenerkrankungen zu verzeichnen. Im Pockenausbruch Heidelberg 1958/59 war der ersterkrankte Dr. med. Josef Krump 3× erfolgreich gegen Pocken geimpft worden. Er erkrankte am 27. 11. 1958.

4. Pockenausbruch in Ansbach 1961
– vier Erkrankungen mit einem tödlichen Ausgang

Eingeschleppt von dem Fotografen Kurt Eichholz.
Impfungen: Kleinkind, Schulkind, 1958 sowie am 26. 7. 1960, also mindestens 4 Impfungen. Beginn der Erkrankung: 18. 3.

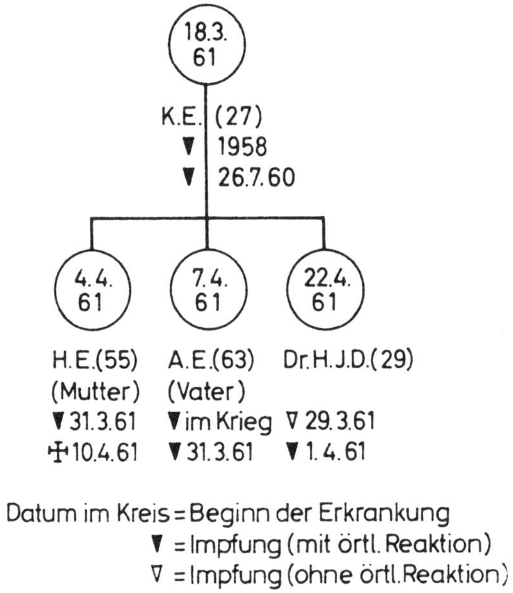

Abb. 6 Pockenausbruch in Ansbach 1961

1961. Nach Bekanntwerden der Pockenerkrankungen war im Zuge der einsetzenden Massenimpfungen der Arzt Dr. Hans-Jürgen D. (29 Jahre) am 29. 3. 1961 geimpft worden. Da diese Impfung eine örtliche Reaktion nicht erkennen ließ, erfolgte am 1. 4. 1961 die nun als »erfolgreich« bezeichnete Wiederholungsimpfung. 21 Tage nach dieser Impfung erkrankte er. Der Vater des Fotografen war nicht nur als Kleinkind und als Schulkind, sondern auch zum dritten Mal während des Krieges geimpft worden. Er wurde am 31. 3. 1963 zum vierten Mal geimpft. 7 Tage später erkrankte er an den Pocken. Die Mutter des Fotografen, welche als Klein- sowie als Schulkind geimpft worden war (große Impfnarben waren nachweisbar), wurde am 31. 3. 1961 zum dritten Mal geimpft. Wenige Tage nach der Impfung erkrankte sie und starb am 10. 4. 1961, 10 Tage nach der letzten Impfung.

5. Pockenausbruch in Düsseldorf 1961/62
– fünf Erkrankungen mit 2 tödlichen Ausgängen

Eingeschleppt von Dipl.-Ing. Wolfgang Jakobs (37 Jahre).

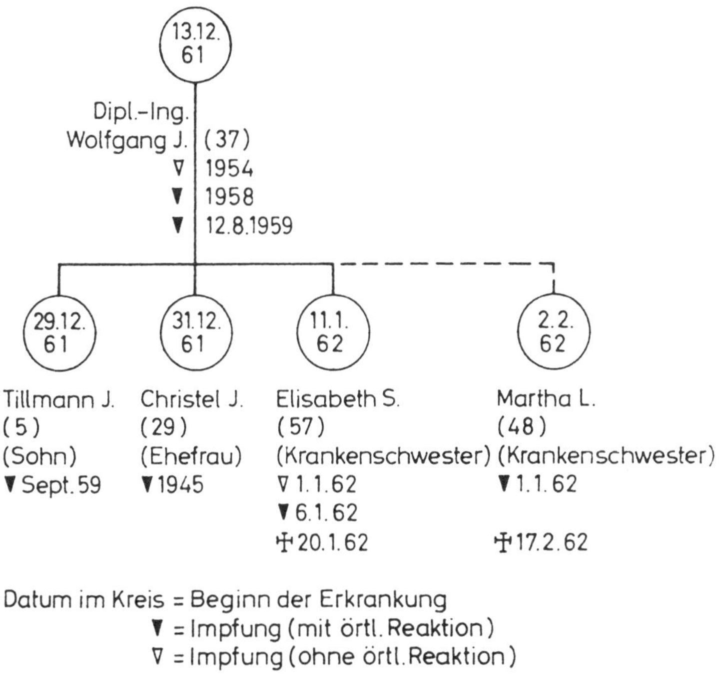

Abb. 7 Pockenausbruch in Düsseldorf 1961/62

Seine Impfungen: Kleinkind, Schulkind, 1954, 1958 sowie am 12. 8. 1959. Beginn der Erkrankung: 13. 12. 1961. Es erkrankte ebenfalls sein Sohn Tillmann (5 Jahre), bei dem 2 Jahre zuvor, im September 1959, die gesetzliche Pockenimpfung durchgeführt worden war. Weiterhin erkrankte die Ehefrau Christel (29 Jahre), sie war als Kleinkind sowie 1945 als zwölfjähriges Schulkind geimpft worden. Nach Einweisung der Pockenkranken in das Krankenhaus wurde das Pflegepersonal geimpft, erneut auch die Stationsschwester der Infektionsabteilung, Elisabeth Sickmann (57 Jahre). Wegen ihres Berufes muß angenommen werden, daß dieser Impfung mehr als die in der Literatur zugegebenen gesetzlichen Pockenimpfungen vorausgegangen sind. Insbesondere, weil diesbezügliche Anfragen beim Leiter der Impfanstalt Düsseldorf sowie bei dem Stationsarzt des Krankenhauses unbeantwortet blieben. Die am 1. 1. 1962 durchgeführte Pockenimpfung ging nicht an. Das Nichtangehen einer Impfung mit normaler Lymphe ist u. U. zu beobachten, wenn zwischen einer vorausgegangenen Impfung und der Wiederholung nur einige Monate oder Jahre vergangen sind. Deshalb erfolgte am 6. 1. 1962 mit verstärkter Lymphe die nun »erfolgreiche« Revaccination (mindestens die vierte Impfung). Schwester Elisabeth erkrankte und verstarb am 20. 1. 1962 an den Pocken, 14 Tage nach der letzten Impfung. Ebenso wurde am 1. 1. 1962 die Krankenschwester Martha Lehmann (48 Jahre) erneut geimpft. Auch bei ihr muß angenommen werden, daß dieser Impfung nicht nur die in der Literatur zugegebenen gesetzlichen Impfungen vorausgingen. Schwester Martha erkrankte am 2. 2. 1962 und verstarb am 17. 2. 1962.

6. Pockenausbruch in Monschau-Simmerath bei Aachen 1962 – 34 Pockenerkrankungen mit einem tödlichen Ausgang

Eingeschleppt durch den Werkmeister Josef Breuer (32 Jahre). Impfungen: erste und zweite gesetzliche Impfung sowie am 29. 4. 1960 in Madras mit der sogenannten multiplen Pressure-Methode am Unterarm. Später wurde in der Literatur behauptet, »... daß eine örtliche Reaktion nach der Impfung nicht vorgelegen habe«. Damit wurde der Eindruck erweckt, als sei Breuer ungeimpft gewesen. Die Narbe, welche nach der großen Impfpustel am Unterarm zurückblieb, habe ich selbst gesehen.

Es erkrankte seine Tochter Waltraud (9), die als Kleinkind geimpft worden war. Die Erkrankten in Monschau-Simme-

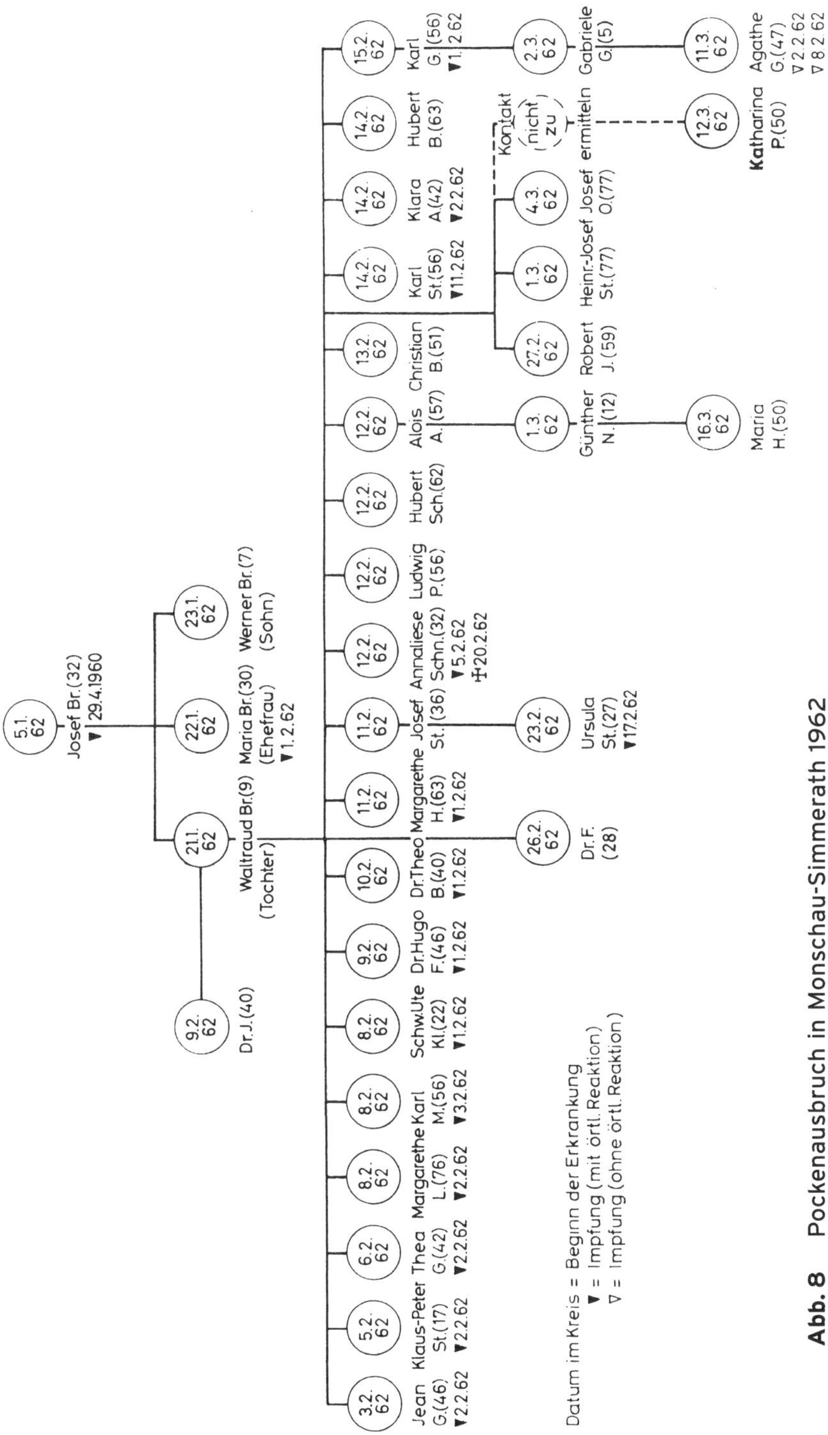

Abb. 8 Pockenausbruch in Monschau-Simmerath 1962

rath waren – mit wenigen Ausnahmen – nach unseren gesetzlichen Bestimmungen geimpft worden. Einer der Ungeimpften war Günther Niessen (12), dessen Pockenerkrankung so leicht verlief, daß sein ungeimpfter Zustand in der Literatur nicht erwähnt wurde. Waltraud Breuer wurde am Abend des 31. 1. 1962 in das Krankenhaus Simmerath eingewiesen, ehe dort irgendwelche Schutzmaßnahmen vorgenommen werden konnten. Nach Bekanntwerden der Pockenerkrankung erfolgten am 1. 2. 1962 die üblichen Massenimpfungen der Bevölkerung. Dagegen wurde von einer wahllosen Massenimpfung der Krankenhauspatienten abgesehen, da es sich vorwiegend um ältere Personen handelte, deren letzte Pockenimpfung viele Jahre zurücklag und die erfahrungsgemäß auf erneute Impfungen mit schweren Impfreaktionen und zahlreichen Komplikationen reagieren würden. Außerdem hatte man Sorge, auch solche Personen zu impfen, die sich womöglich bereits infiziert hatten. Bekanntlich verlaufen Inkubationsimpfungen häufig tödlich – wie man kurz zuvor bei den beiden Krankenschwestern in Düsseldorf gesehen hatte. Unglücklicherweise bat die Patientin Anneliese Schnitzler (32) 5 Tage nach Einlieferung von Waltraud Breuer um die Durchführung der Impfung. Dieser Bitte mußten die Ärzte nach der immer noch bestehenden Lehrmeinung von der Wirksamkeit der Pockenimpfung nachkommen. So wurde Frau Schn. am 5. 2. 1962 »erfolgreich« geimpft. Sie erkrankte wenige Tage danach und starb am 20. 2. 1962, 15 Tage nach der letzten Schutzimpfung. Von den insgesamt 34 Pockenerkrankungsfällen wurden 15 in der Zeit nach Bekanntwerden des Pockenausbruches einer erneuten Impfung unterzogen. Sie waren also mindestens 3× geimpft worden, die letzte Impfung lag nur wenige Tage zurück. Trotzdem erkrankten diese 15 Personen an den Pocken.

7. Pockenausbruch in Kulmbach 1965 – zwei Erkrankungen

Eingeschleppt durch Werkmeister Johann Krieger (48).

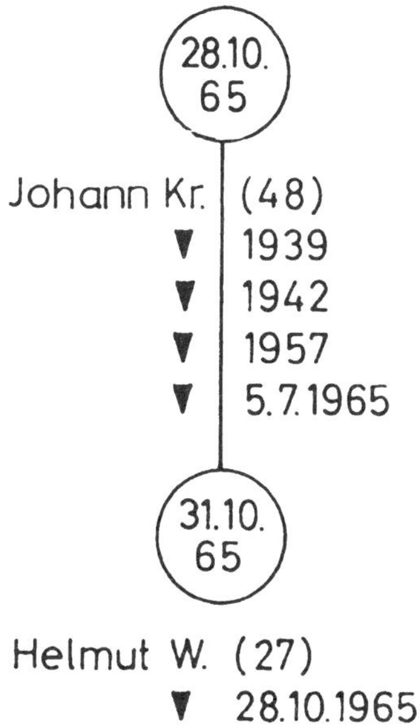

Abb. 9 Pockenausbruch in Kulmbach 1965

Impfungen als Kleinkind, als Schulkind, 1939, 1942, 1957 und am 3. 7. 1965, also mindestens 6 Impfungen. Er kehrte am 18. 10. 1965 aus Afrika zurück und landete auf dem Flugplatz München-Riem. 10 Tage später, am 28. 10. 1965, suchte Herr K. seinen Hausarzt auf, da sich an Stirn, Nacken und an der Brust kleine Bläschen gebildet hatten. Am gleichen Tag wurde der Variolaverdacht durch den Laborbefund bestätigt. Es erkrankte auch ein Arbeitskollege des Werkmeisters, Herr Helmut W. (27). Seine Impfungen: Kleinkind, Schulkind sowie am 28. 10. 1965, also mindestens 3 Impfungen. Beide Erkrankungen verliefen leicht. Es dürfte sich um die leichte

Pockenform, wie sie in Afrika vorherrschte, gehandelt haben. Bei Helmut W. wurde die Diagnose »Pocken« überhaupt angezweifelt. Werkmeister Krieger übernachtete im Missionshospital in Ifakar in Tansania. Dort weilten viele Gäste. In einem weit abgelegenen Nebenraum befanden sich pockenkranke Eingeborene, die keiner der Gäste zu Gesicht bekam. Es gab unter diesen Gästen nur eine einzige Sekundärinfektion, die bei Werkmeister Krieger. Er war derjenige unter den Gästen, der die meisten Pockenimpfungen (6) hinter sich hatte. Er erkrankte trotzdem.

8. Pockenerkrankung in Hannover 1967

Ersterkrankter Dr. med. Jürgen Fischer.

1967 reiste eine deutsche Ärztegruppe nach Indien, unter ihnen Dr. Fischer aus Hannover. Dieser schrieb mir später: »Nach den gesetzmäßigen Impfungen in der Jugend war ich anläßlich einer Auslandsreise vor 6 Jahren zum dritten Mal geimpft worden. Die erneuten Schutzimpfungen vor meiner Reise nach Indien erfolgten ein halbes Jahr und dann erneut 6 Wochen vor der Reise, die letzte ergab eine lange Zeit anhaltende Erosion mit rotem Hof.« Nur Dr. Fischer erkrankte unter der deutschen Ärztegruppe. Als einziger hatte er sich im Jahr vor der Reise zweimal impfen lassen.

9. Pockenausbruch in Regensburg 1967

Ersterkrankte Frau Anna Schmaus.

Impfungen: Gesetzliche Impfungen im ersten und zweiten Lebensjahr sowie 1965.

Erkrankung am 4. 3. 1967.

10. Pockenerkrankung in Meschede

Ersterkrankter Bernd Klein.

Impfungen: Erste und zweite gesetzliche Impfung sowie »wenige Wochen vor der Erkrankung«.

Erkrankung: 15. 1. 1970.
Wie bei allen bisherigen Pockenausbrüchen üblich, machten sich auch in Meschede bestimmte Kreise die Angst der Menschen vor einer schrecklichen Krankheit zunutze, um mit Hilfe der von diesen Kreisen kontrollierten Presse eine an Panik grenzende Massenhysterie zu erzeugen. Auf dem Gipfelpunkt dieser Propagandaaktion brachte die Bild-Zeitung vom 2. 2. 1970 in Schlagzeilen die Meldung: »Hunderttausend müssen sich impfen lassen«.

Es war meine Absicht, in der Sendung »Report« vom 2. 2. 1970 die geplante Massenimpfaktion zum Scheitern zu bringen. Ich wußte, daß bei allen bisherigen Impfkampagnen schwerste Schäden, z. T. mit Dauersiechtum, vorgekommen waren. Von der Nutzlosigkeit derartiger Impfungen war ich überzeugt, und mir war klar, daß der Sinn ein reines Propagandamanöver war. Nach der Sendung »Report« brach die Impfaktion im Sauerland zusammen, die Impflokale blieben leer. Von etwa 300 000 Einwohnern der zur Impfung aufgerufenen Kreise kamen keine 10 % (etwa 23 000) der Aufforderung nach. Was geschah weiter? Waren vorher Berichte mit großen Schlagzeilen erschienen, blieben nun derartig aufgemachte Meldungen aus. Die Berichterstattung wurde sachlich. Wie zu erwarten, gab es unter den dem Impfaufruf nicht gefolgten 270 000 Menschen keinen einzigen Pockenfall. Ohne Ausnahme waren alle, bei denen in den nächsten Tagen die Pockenerkrankung noch diagnostiziert werden mußte, bereits isoliert. Bei Bekanntwerden des Pockenfalles waren sie – wie immer nutzlos – geimpft worden. Im Sauerland verschwand die panische Angst. Ruhe und Ordnung kehrten zurück. Sechs Wochen nach der Sendung »Report« war die Bundesrepublik »pockenfrei«.

Bei früheren Pockenausbrüchen wurde stets behauptet, Massenimpfungen wären notwendig, um ein Umsichgreifen der Pockenseuche zu verhindern. Die Tatsache, daß es in

Meschede unter 277 000 nun nicht geimpften Bewohnern der zum Pockengebiet erklärten Kreise keinen einzigen Pockenfall gab, ist der unwiderlegbare Beweis, daß obige Behauptung unrichtig ist. Weiter darf nicht unerwähnt bleiben: Verantwortungsbewußtsein und Mut der Männer des Süddeutschen Rundfunks Stuttgart – hier müssen Herr Dr. Obermann und Herr Kocks namentlich genannt werden – haben eine bestimmte Anzahl von Menschen des Sauerlandes, die ohne Kenntnis der Fernsehsendung dem Impfaufruf gefolgt wären, vor dem Tod – oder was noch schlimmer ist – vor einem Impfschaden bewahrt.

11. Pockenerkrankung in Hannover 1972

Dort ging und fuhr im März 1972 ein ansteckungsfähiger Pockenkranker (der Jugoslawe E. Hodzaj), geboren am 1. 1. 1948 in Trnja, Gemeinde Ejakoweca im Gebiet von Kosovo in Serbien, 12 Tage lang in der Stadt herum. Er muß damals mit Tausenden Kontakt gehabt haben. Es war Osterzeit, viele verreisten. Sie konnten bei der späteren Suche nach Kontaktpersonen zwar ermittelt, teilweise aber nicht gefunden werden. Lediglich 678 Kontaktpersonen wurden quarantänisiert, darunter über 60 Kinder sowie 120 Ausländer aus 12 Nationen. In der »Deutschen Medizinischen Wochenschrift« 12/73 stand ein Jahr danach: »Da das Intervall nach der Exposition am Tag der Erfassung bei fast allen Kontaktpersonen vor dem 25. März schon mehr als 5 Tage betrug, wurden diese Personen zum größten Teil schon **nicht** mehr geimpft.« Die Impfanamnese der Kontaktpersonen, besonders aber der so wichtige und aufschlußreiche Impfzustand der isolierten Kinder, blieben – wie das bei allen früheren Ausbrüchen auch der Fall war – sowohl in den medizinischen als auch in den amtlichen Berichten unerwähnt. Man muß folgenden Verlauf annehmen: Da die in den Pockenalarmplänen für die Durchführung von Inkubationsimpfungen festgesetzte Grenzzeit von 5 Tagen bei den quarantänisierten Kontaktpersonen größtenteils überschritten war, hat man sich an die Bestimmungen der Alarmpläne gehalten und die Kontaktpersonen zunächst nur in Quarantäne gebracht – ohne sie zu impfen. Das heißt, man hat sich endlich an die von mir immer wieder erhobenen Forderungen gehalten. Nachdem durch Ablauf der 18tägigen Quarantäne erwiesen war, daß die quarantänisierten Personen gesund und nicht pockeninfiziert waren, erfolgte eine Impfung und die Entlassung. Die Impfung war vollkommen unnötig. Sie diente für die Impfanhänger nur der »Wahrung des Gesichtes« – man wollte nicht zugeben, daß ein Pocken-

A) Bei Personen nach Inkubationsimpfung mit Vakzinia-Virus oder Vakzinia-Antigen

B) bei nicht in der Inkubationszeit geimpften Personen

	Düsseldorf (1961/62)	Monschau (1962)	Meschede (1970)	Gesamt
Gesamtzahl der Kontaktpersonen 1. Grades	148	732	303	1183
A) in der Inkubationszeit geimpft	95	442	172	709
es erkrankten	5	33	20	58
Todesfälle	2	1	4	7
B) in der Inkubationszeit nicht geimpft	53	290	131	474
es erkrankten	0	0	0	0
Todesfälle	0	0	0	0

Es erkrankten und starben nur in der Inkubationszeit geimpfte Kontaktpersonen. Ungeimpfte Kontaktpersonen erkrankten nicht.

Tabelle 2 Erkrankungen und Todesfälle in Nordrhein-Westfalen

Quelle: Buchwald, G.: Zur Wirksamkeit der Pockenschutzimpfung. Erfahrungsheilkunde 22, S.148 (1973)

kranker, der über 900 Pockenblasen am Körper hatte und mit Tausenden von Personen Kontakt gehabt hatte, niemanden angesteckt hatte, und daß in den bei den früheren Pockenerkrankungen durchgeführten Impfungen die Ursache für die Weiterverbreitung der Seuche zu suchen war. Die Immunitätslage unserer deutschen Bevölkerung war in Hannover so gut, daß es zu keiner zweiten Infektion kam. Wie schon erwähnt, geschah der Pockenausbruch kurz vor Ostern. Wird an die Reiselust der Deutschen gedacht, die sich bereits zu Ostern auf ganz Europa bzw. auf die ganze Welt erstreckt, kann man sich vorstellen, was passiert wäre, wenn geimpfte, damit resistenzgeschwächte, infizierte deutsche Bürger für die Weiterverbreitung der Pocken gesorgt hätten. So war gerade dieser letzte Pockenausbruch in Deutschland ein Hinweis darauf, daß in den nach einer Pockeneinschleppung erfolgten Massenimpfungen die Ursache für die Erkrankung von hundert Bundesbürgern und von sechs Todesfällen gesucht werden muß. Besonders aufschlußreich sind die Zahlen aus dem Bundesland Nordrhein-Westfalen (siehe Tab. 2, S. 45).

Bei den drei Pockenausbrüchen in Düsseldorf, Monschau und Meschede gab es zusammen 1183 Kontaktpersonen. In der Inkubationszeit wurden davon 709 geimpft, 474 blieben ungeimpft. Von den 709 geimpften Kontaktpersonen erkrankten 58 an Pocken, es gab 7 Todesfälle. Von 474 nicht geimpften Kontaktpersonen erkrankte niemand und es gab auch keinen Todesfall. Damals schrieb ich: »Der Deutsche Bundestag wird sich nach den Worten des Staatssekretärs Prof. Dr. von Manger-König mit den Entschädigungsleistungen für Opfer der Pockenschutzimpfung befassen müssen. Sollte die Vernunft obsiegen, wäre zu hoffen, daß die 17jährige Schwesternschülerin Barbara Berndt aus Meschede das letzte Opfer ärztlicher Unwahrhaftigkeit war.«

Jahr	Ort	Erkrankungen	Todesfälle	Eingeschleppt aus:
1947	Wiesbaden	6		Afrika (US-Kaserne)
1957	Hamburg	1		Indien
1958/59	Heidelberg	19	2	Indien
1959	Berlin (DDR)	1		Indien
1961	Ansbach	4	1	Indien
1961/62	Düsseldorf	5	2	Liberia
1961/62	Monschau	33	1	Indien
1965	Kulmbach	2		Ostafrika
1967	Regensburg	2		Indien
1967	Hannover	1		Indien
1970	Meschede	20	4	Indien
1972	Hannover	1		Jugoslawien
(?) 1974	Berlin	1		Indien
	Gesamt (BRD)	94	10	

Tabelle 3 Pockenfälle in Deutschland

Quelle: Buchwald, G.: Impfen schützt nicht! Impfen nützt nicht! Impfen schadet! Deutsches Journal für Homöopathie 1/89

Bei diesen elf Pockenausbrüchen hat es sich vorwiegend um Krankenhausinfektionen gehandelt. Von den 10 Pocken-Todesfällen war ein Fall ungeimpft, die Heidelberger Ärztin Dr. Maria Necas. – Niemand hat jemals daran gezweifelt, daß die Pocken eine gefährliche Erkrankung mit einem hohen Kontagiositätsindex sind. Bei den übrigen 9 Todesfällen handelte es sich um 4 alte Patienten, die wegen eines schweren Grundleidens im Krankenhaus lagen und an diesem Grundleiden starben. Sie erkrankten zusätzlich an den Pocken. Um der Bevölkerung die Gefährlichkeit der Pockenerkrankungen sowie die Notwendigkeit der Impfungen nahezulegen, wurden sie als Pocken-Todesfälle gerechnet – was sie nicht waren. Bei den restlichen 5 handelt es sich um Frauen, die nicht an den Pocken starben. An ihren Körpern waren keine typischen Pockenblasen nachzuweisen – sie starben an der kurz vorher durchgeführten Pockenimpfung:

1. Frau H. Eichholz (Pockenausbruch in Ansbach 1961), Impfungen: erste und zweite gesetzliche Impfung sowie nach Ausbruch der Pocken am 31. 3. 1961, Todestag: 10. 4. 1961 = 10 Tage nach der letzten Impfung.

2. Schwester Elisabeth Sickmann (57) (Pockenausbruch in Düsseldorf 1962),
   Impfungen: erste und zweite gesetzliche Impfung sowie nach Ausbruch der Pocken am 1. 1. 1962 (ohne örtliche Reaktion) und am 6. 1. 1962 (mit örtlicher Reaktion).
   Todestag: 20. 1. 1962 = 14 Tage nach der letzten Impfung.

3. Schwester Martha Lehmann (48) (Pockenausbruch in Düsseldorf 1962),
   Impfungen: erste und zweite gesetzliche Impfung sowie nach Ausbruch der Pocken am 1. 1. 1962.
   Todestag: 17. 2. 1962 = 47 Tage nach der letzten Impfung.

4. Anneliese Schnitzler (32) (Pockenausbruch in Monschau 1962),
   Impfungen: erste und zweite gesetzliche Impfung sowie nach Ausbruch der Pocken am 5. 2. 1962.
   Todestag: 20. 2. 1962 = 14 Tage nach der letzten Impfung.

5. Barbara Berndt (17) (Pockenausbruch in Meschede 1970),
   Impfungen: erste und zweite gesetzliche Impfung sowie nach Ausbruch der Pocken am 16. oder 17. 1. 1970.
   Todestag: 29. 1. 1970 = 12 (oder 13) Tage nach der letzten Impfung.

Bei Frau Eichholz, Schwester Elisabeth, Frau Schnitzler und bei der 17jährigen Schwesternschülerin Barbara Berndt war das Charakteristikum der Pockenkrankheit – die »Pocke« als Hautblase – nicht vorhanden. Die Erkrankung begann mit Blutungen in den Skleren, danach kam es zu Blutungen aus allen Körperöffnungen: aus Nase, Ohren, Mund, Scheide und After. Diese Frauen sind qualvoll an Purpura variolosa verblutet. In den Zeitungen sprach man vorsichtig von »blutenden Pocken« (Münchner Merkur »Die Pocken kamen durch den Aufzug«, 13. 3. 1970).

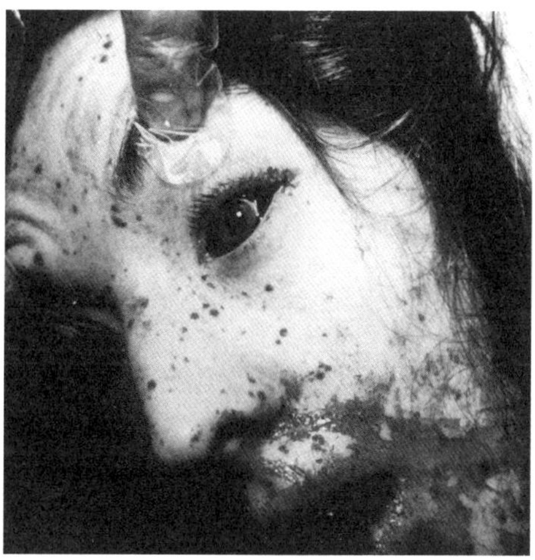

Abb. a1 Purpura vakzinatoria

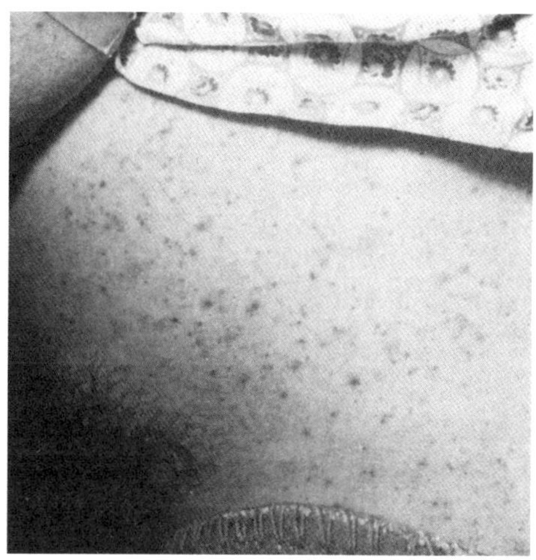

a2

Die Bilder zeigen eine der fünf Frauen, welche in der Inkubationszeit geimpft wurde und an dieser Impfung starb. Unter Inkubationszeit ist die Zeit zwischen der Ansteckung (Eindringen der Krankheitserreger in den Körper) bis zum Auftreten der ersten Krankheitserscheinungen zu verstehen. Sie beträgt bei Pocken 8 bis 14 Tage. Bei dieser Frau finden sich keine Pockenblasen. Es finden sich kleine bläulich-rote

Fleckchen. Der Körper mußte sich gegen zwei Erkrankungen zur Wehr setzen: einmal gegen die sich im Inkubationsstadium befindliche Pockenerkrankung und zum anderen gegen die Infektion mit den eingeimpften Viren. Dadurch kommt es zu toxischen Gefäßschäden, das heißt zu Blutungen aus allen Körperöffnungen. Derartige Verläufe gehen zu Lasten der kurz vorher durchgeführten Impfung und sie enden immer tödlich.

Hier ein kleines Mädchen, welches als Kleinkind nach den Gesetzen unseres Landes geimpft worden ist und das trotzdem an den Pocken erkrankt.

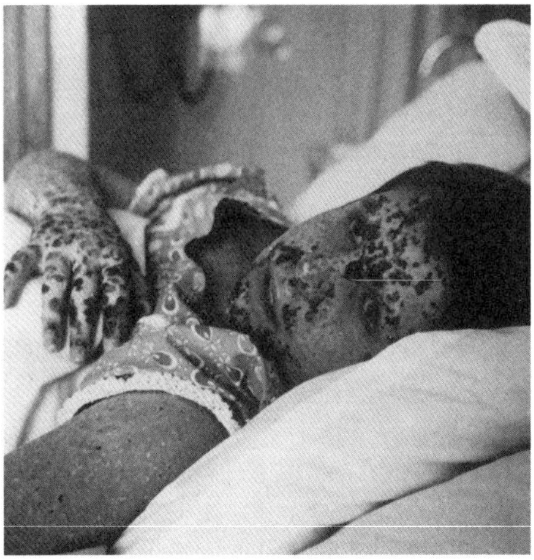

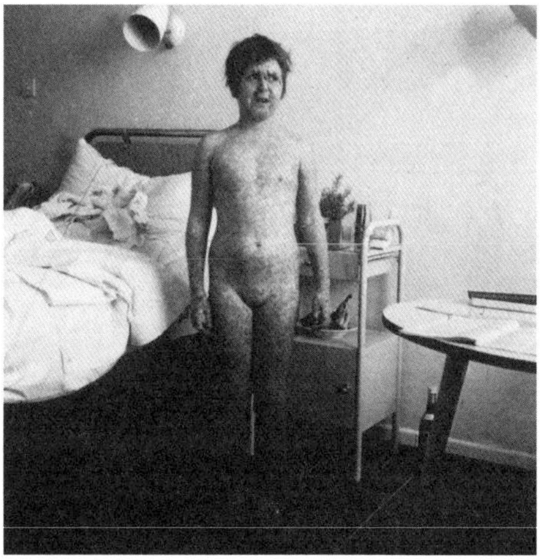

Abb. b1 Waltraud B (geimpft) **b2**

Rechts ihre Freundin (Gabriele G., Abb. c1 u. c2, S. 51), sie ist eines von jenen ungeimpften Kindern. Beim Vergleich beider Aufnahmen ist festzustellen, daß das geimpfte Kind schwerer an den Pocken erkrankte als das ungeimpfte Kind.

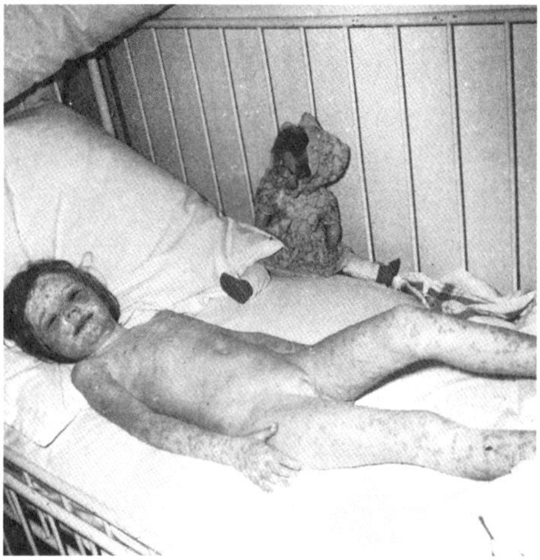

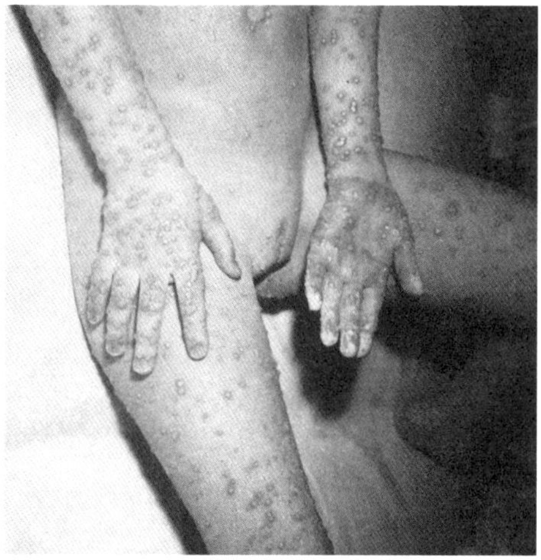

Abb. c1 Gabriele G. (ungeimpft) **c2**

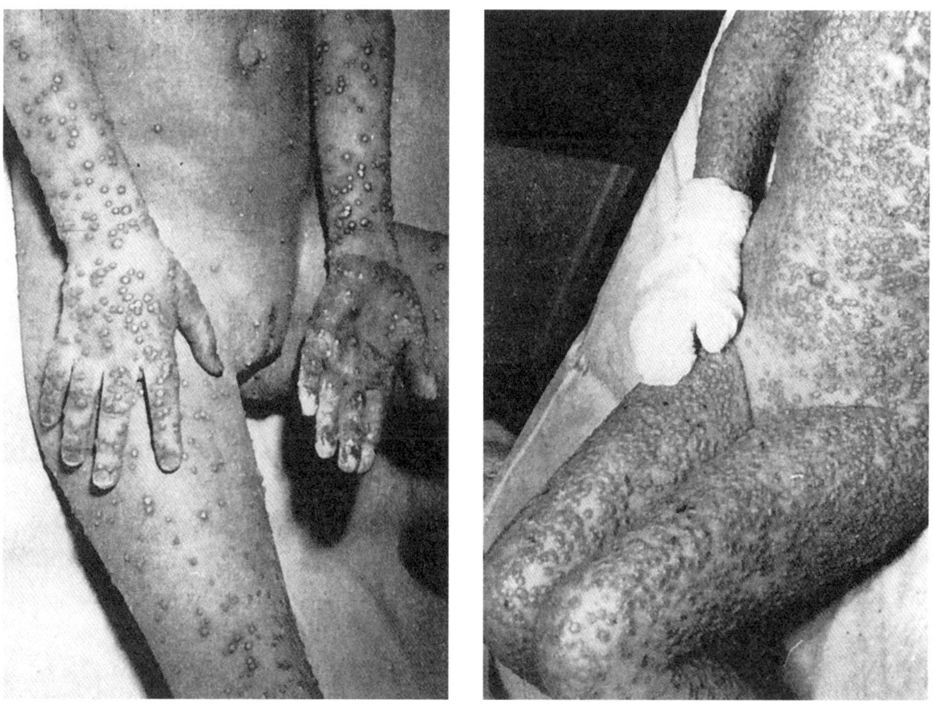

Abb. d Gabriele G. u. Waltraud B. (vertauschte Aufnahmen)

Die Abbildung d zeigt, wie die Schulmedizin vorgeht, wenn die Tatsachen nicht in das gültige Konzept passen. Die Aufnahmen der beiden Mädchen wurden vertauscht, und nun kann behauptet werden, das geimpfte Mädchen sei leichter an den Pocken erkrankt als das ungeimpfte Mädchen. In Wahrheit aber war es umgekehrt: Das ungeimpfte Mädchen (Gabriele Gillessen) erkrankte leichter als das geimpfte Mädchen (Waltraud Breuer). Bei ihr kam es zu einem Konfluieren der Pockenblasen, weshalb sie an der re. Hand verbunden werden mußte. Sie hatte sich bei ihrem Vater (J. B.) infiziert. Von ihr aus nahm der Pockenausbruch seinen weiteren Verlauf.

In der Fernsehsendung »Report« vom 2. 2. 1970 habe ich damals in Stuttgart vor diesen Impfungen gewarnt. Im Schlußsatz dieser Reportage sagte ich, daß die Schwester Barbara Berndt in Meschede nicht etwa an den Pocken, sondern an der vorher durchgeführten Pockenimpfung gestorben sei. Daraufhin erschien am 6. 2. 1970 in der Zeitschrift »Die Welt« ein Artikel des inzwischen verstorbenen Medizinjournalisten Dr. Friedrich Deich, der in Wirklichkeit Dr. Wehren hieß; er hatte sich den Künstlernamen »Dr. Friedrich Deich« zugelegt. Der Artikel trug die Überschrift: »Der Fall Buchwald und die Folgen. Eine Abschaffung der Pflichtimpfung würde die Todesrate erheblich erhöhen.« Es hieß in diesem Artikel weiter: »Der Lungenfacharzt Dr. Gerhard Buchwald hat, wie kürzlich gemeldet, in der Sendung ›Report‹ (ARD) behauptet, die Schwesternschülerin Barbara Berndt aus Meschede sei nicht an den Pocken, sondern an den Folgen der Pockenschutzimpfung gestorben. Wie jetzt aus Düsseldorf zu hören ist, wird der Amtsarzt Dr. Richter, der diese Impfung angeordnet hatte, gegen Buchwald Strafantrag stellen.«

Es handelte sich um die üblichen Drohungen – der Amtsarzt Dr. Richter hat sich gehütet, Strafantrag zu stellen, denn meine Äußerung entsprach der Wahrheit.

In den eben geschilderten Jahren nach dem letzten Krieg erschienen in unseren Zeitungen nicht nur Meldungen über die verschiedenen Pockenausbrüche, es wurde auch über das sogenannte Pockenausrottungsprogramm der WHO berichtet. So schrieb Herrlich (»Das medizinische Prisma« 4. S. 20, 1969, C. H. Boehringer Sohn, Ingelheim am Rhein):

»Als der 11. Kongreß der WHO in Minneapolis 1958 eine globale Bekämpfung beschloß, dachte man nur an ein Impfprogramm, das in vier Jahren beendet sein sollte. Der 18. Kongreß und der 19. Kongreß im Januar 1967 haben dann aufgrund der Fehlschläge und in realistischer Erkenntnis der Schwierigkeiten diese Frist auf 10 Jahre verlängert. Wir befinden uns heute im 3. Jahr des verlängerten Programmes. Nach einem Bericht aus Indien vom August 1967 wurden bis dahin insgesamt 537 Millionen Pockenschutzimpfungen bei einer Bevölkerung von zur Zeit 511 Millionen vorgenommen. Trotz dieser überwältigenden Ziffer hatte Indien 1967 die schwerste Pockenepidemie, ausgenommen das Jahr 1963, nämlich über 60 000 gemeldete Fälle. Über die Ursache dieses Fehlschlages können wir nur Vermutungen äußern. Schlechte Organisation und mangelhafter Impfstoff mögen eine Rolle spielen, sind aber nicht allein dafür verantwortlich. Wahrscheinlich sind es soziologische Probleme wie religiöser Widerstand und mangelnde Aufklärung, die hier noch einer Lösung harren.«

Die WHO gibt eine eigene Zeitschrift heraus. Sie erscheint in englischer und französischer Sprache und heißt »Weekly epidemiological record«. In den Ausgaben der damaligen Zeit kann nachgelesen werden, daß die WHO seinerzeit nirgendwo behauptet hat, die Massenimpfungen seien der Schlüssel zum Erfolg gewesen. Die WHO hatte bemerkt, daß es immer dann zu einem beträchtlichen Anstieg der Pockeninfektionen kam, wenn besonders umfangreiche Impfaktionen einsetzten. Bereits vor Beginn des Pockenausrottungsprogrammes hatte der indische Staat durch Massenimpfungen versucht, die

Pocken auszurotten und so waren 1952, 1957, 1958, 1963, 1967, 1973 und 1974 große umfangreiche Massenimpfaktionen durchgeführt worden (zu denen die BR Deutschland viele Millionen DM beigetragen hatte).

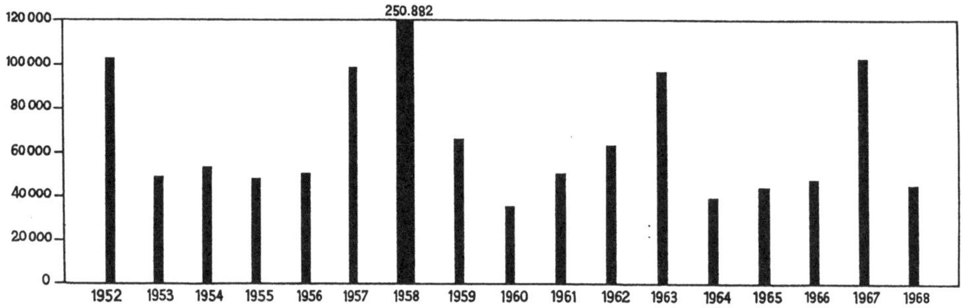

Abb. 10 Pockenerkrankungsfälle in Indien, Indonesien und Pakistan
1952–1966: Epidemiological and Vital Statistics Report
1967–1968: World Health Statistics Report Vol. 22 Nr. 4 1969
(Statistisches Bundesamt Wiesbaden)

Nach großen Massenimpfaktionen ist es stets zu einem Anstieg der gemeldeten Pockenfälle gekommen. Die WHO hat aus diesen Mißerfolgen gelernt und führte fortan ein sogenanntes »modifiziertes« Pockenausrottungsprogramm durch.

»Modifiziert« heißt: Es wurde auf unkontrollierte Massenimpfungen verzichtet. Das Hauptgewicht wurde auf sorgfältige Überwachung, exakte Isolierung der Erkrankten, Quarantänisierung der Kontaktpersonen (in kleinen Gruppen!) und sorgfältige Desinfektion aller mit Pockenkranken in Berührung gekommenen Gegenstände gelegt. Mit Hilfe dieser Maßnahmen gelang es, die Pocken in kurzer Zeit auf der Welt zum Verschwinden zu bringen. Erst nachdem die WHO diese Zusammenhänge erkannt hatte und danach handelte, führte das »modifizierte« Pockenausrottungsprogramm zum Erfolg.

Aufgrund zweier Fernsehsendungen im Süddeutschen Rundfunk Stuttgart, nämlich »Report« vom 2. Febr. 1970 und »PRO und CONTRA« vom 5. Febr. 1970, verstärkt durch meine Veröffentlichung »Postvakzinale Enzephalitis und postvakzinale Enzephalopathie« (Med. Welt 22, S. 1, 697 [1971]), war man bei uns mit Säuglingsimpfungen etwa seit dieser Zeit wesentlich zurückhaltender geworden. Eltern, die Impfungen nicht wünschten, wurden nicht mehr mit Polizeieinsatz in die Impflokale beordert. Kinder, die nicht vollkommen gesund waren, wurden zurückgestellt. Auf Einladung des Bundesministeriums für Familie und Gesundheit in Bonn habe ich anläßlich der Sitzung des Bundesgesundheitsrates (Ausschuß Seuchenbekämpfung und Hygiene) am 10. Juli 1973 einen Vortrag gehalten: »Wird durch Impfung mit dem Vacciniavirus ein individueller Schutz gegen eine Infektion mit dem Variola-vera-Virus hervorgerufen?« (Erfahrungsheilkunde 24, S. 61 [1975]). Dieses Referat führte zu einer noch größeren Impf-Zurückhaltung und schließlich 1983 zur Aufhebung der Pockenimpfpflicht.

Seit dem 31. 1. 1970 wurden Säuglinge nicht mehr gegen Pocken geimpft. Etwa um 1975, 1976 herum bemerkten die Frühförderungseinrichtungen der »Lebenshilfe« ein Zurückgehen der Anzahl der zur Aufnahme kommenden geistig behinderten Kinder. Aus den Erfahrungen der vergangenen Jahre war bekannt, daß auf Bundesebene mit einer bestimmten, ungefähr gleichbleibenden Anzahl von Neuaufnahmen zu rechnen war. Die Frühförderungseinrichtungen hatten sich auf diese errechnete Erfahrungs-Anzahl eingestellt.

In den o. e. Jahren aber gingen diese Neuaufnahmen deutlich zurück. Wie kam das?

Mit dem Ende der Pockenimpfung der Säuglinge (1970) fielen einige Jahre später (1975, 1976) die Kinder weg, deren geistige Behinderung die Folge eines unerkannten Hirnschadens war, hervorgerufen durch die Pockenimpfung, d. h. im

Lebensabschnitt des Säuglingsalters, in dem Impfschäden nicht – oder nur sehr schwierig – zu erkennen sind.

In der wissenschaftlichen Literatur wurden Spekulationen darüber angestellt, was die Ursache dieses unerklärlichen Rückganges sein könnte. Die offizielle Medizin fand keine Erklärung. Und doch ist diese Erklärung ganz einfach: Mit Einsetzen des Rückganges der Säuglingsimpfungen sank auch die Zahl der als Folge dieser Impfungen aufgetretenen unerkannten blanden postvakzinalen Enzephalopathien. Diese werden in der Zeit nach der Impfung nicht erkannt. Sie machen sich jedoch später bemerkbar, etwa ab dem 3. oder 4. Lebensjahr, d. h. zu einer Zeit, in der geistige Defekte überhaupt erst bemerkt werden können. Die körperliche Entwicklung eines solchen Kindes geht ungestört weiter. Häufig wird die Schädigung erst durch eine ungenügende Sprachentwicklung, eine Sprachverzögerung oder überhaupt durch das Ausbleiben der Sprache bemerkbar.

Ohne Schwierigkeiten ließe sich bei der Zentrale der »Lebenshilfe« in Marburg aus der Differenz der Aufnahmezahlen **vor** 1975 und **nach** 1976 die Anzahl der durch die Pockenimpfung verursachten **unerkannten** Hirnschäden errechnen.

So sehr sich bestimmte Kreise damals auch sträubten, in der BR Deutschland gab es keinen vernünftigen Grund mehr, weiterhin an der gesetzlichen Impfpflicht festzuhalten. Das alte Reichsimpfgesetz aus dem Jahr 1875 wurde aber nicht etwa ersatzlos gestrichen – nein, wegen der vielen Impfschäden wurde zunächst am 31. 1. 1975 offiziell nur die Erstimpfpflicht der Säuglinge aufgehoben. Dann wurde am 18. 5. 1976 ein neues Impfgesetz erlassen. Es hieß: »Gesetz über Pockenschutzimpfung«. Darin heißt es unter § 1 (1): »Einer Pockenschutzimpfung haben sich zu unterziehen…«, danach wurden in vier Punkten die Personengruppen aufgezählt, welche sich auch weiterhin impfen lassen mußten.

Es waren:
a) erfolgreich geimpfte Kinder in dem Kalenderjahr, in dem sie das 12. Lebensjahr vollenden;
b) Krankenhauspersonal;
c) Laborpersonal;
d) vorgesehenes Einzelpersonal für die »Pockenalarmpläne«.

In einem am 23. 9. 1977 vom Bundesrat an den Bundestag eingereichten Gesetzentwurf forderte der Bundesrat ein weiteres Impfgesetz, in dem nun auch die Zwölfjährigen sowie das Krankenhauspersonal von der Impfpflicht ausgenommen werden sollten. Für Laborpersonal sowie für bestimmte Einzelpersonen sollte die Impfpflicht weiterhin bestehen bleiben. Endlich aber machte der Bundestag »Nägel mit Köpfen« und hob am 27. November 1982 im »Gesetz zur Aufhebung des Gesetzes über die Pockenschutzimpfung« alle gesetzlichen Pflichtimpfungen auf. Dieses Gesetz trat am 1. Juli 1983 in Kraft (s. Abb. S. 58).

Die Behauptung jedoch, es gäbe in Deutschland keine Zwangsimpfungen, ist eine Halbwahrheit. Vor einigen Jahren wurden die von den Krankenkassen bezahlten »Vorsorgeuntersuchungen« aller Kinder eingeführt. Alle Mütter machen davon Gebrauch, weil sie glauben, es geschähe zum Besten ihrer Kinder, und sie glauben, ihren Kindern damit etwas Gutes anzutun.

Was die Mütter nicht wissen: Die Kinderärzte wurden von ihrer Standesorganisation angewiesen, bei jedem Arztbesuch einer Mutter mit ihrem Kind in einer kinderärztlichen Praxis zuerst den Impfpaß zu verlangen und sofort zu impfen, wenn eine der »empfohlenen« Impfungen nicht im Impfpaß vermerkt wurde. Die »Vorsorgeuntersuchungen« sind nur ein Vorwand, um die Kinder zum Kinderarzt zu bringen.

Es ist immer peinlich, wenn bei einem örtlichen Ausbruch

Bundesgesetzblatt 1529

Teil I Z 5702 A

1982 Ausgegeben zu Bonn am 27. November 1982 Nr. 44

Gesetz zur Aufhebung des Gesetzes über die Pockenschutzimpfung

Vom 24. November 1982

Der Bundestag hat das folgende Gesetz beschlossen:

§ 1

Das Gesetz über die Pockenschutzimpfung vom 18. Mai 1976 (BGBl. I S. 1216) wird aufgehoben.

§ 2

Dieses Gesetz gilt nach Maßgabe des § 13 Abs. 1 des Dritten Überleitungsgesetzes auch im Land Berlin.

§ 3

Dieses Gesetz tritt am 1. Juli 1983 in Kraft.

Die verfassungsmäßigen Rechte des Bundesrates sind gewahrt.

Das vorstehende Gesetz wird hiermit ausgefertigt und wird im Bundesgesetzblatt verkündet.

Bonn, den 24. November 1982

Der Bundespräsident
Carstens

Der Bundeskanzler
Dr. Helmut Kohl

Der Bundesminister
für Jugend, Familie und Gesundheit
Geißler

einer Kinderkrankheit, den es selbstverständlich immer wieder geben wird, womöglich nicht-geimpfte Kinder gesund bleiben, die geimpften jedoch erkranken. (Das läßt sich vermeiden, indem alle Kinder geimpft werden).

Heute finden sich ganzseitige Anzeigen in großen illustrierten Zeitschriften, in denen die pharmazeutische Industrie behauptet, dank der durchgeführten Impfungen sei es gelungen, die Pocken in der Welt auszurotten. Dieses behauptete beispielsweise Dr. med. J. Scholtholt vom Bundesverband der pharmazeutischen Industrie in der ZDF-Sendung: »Streitfreie Tierversuche«, Sonntag, den 3. 3. 1991 um 22.30 Uhr. In derartigen Pressemitteilungen findet sich zuweilen auch ein Bild des letzten an Pocken erkrankten Bewohners dieser Erde, einem Krankenhauskoch aus Merca bei Mogadischu in Somalia.

Dieser Koch heißt Ali Moaw Maalin. Er erkrankte 1977 an Pocken. Als er nach einigen Wochen wieder gesund war, gab es auf der ganzen Welt keinen einzigen Pockenkranken mehr. Die Pockenviren sind ausgerottet, dank Impfstoffen, deren Qualität laufend an Tieren überprüft wurde.

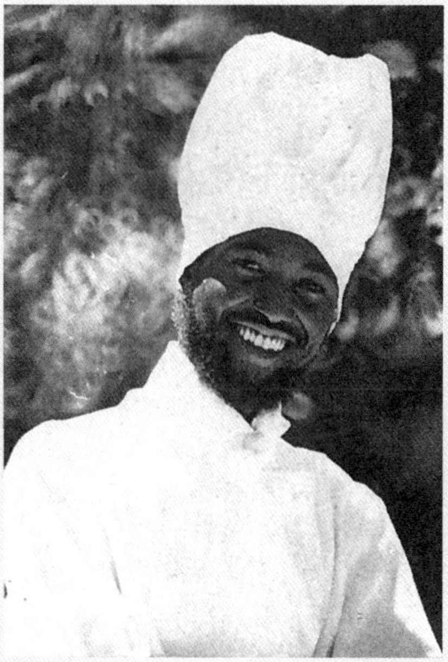

(Anzeigentext der pharmazeutischen Industrie)

Abb. e Der letzte Pockenkranke dieser Erde

Immer wird verschwiegen, daß dieser bei Bekanntwerden des Pockenausbruches geimpft worden war und daß diese Impfung den danach erfolgten Ausbruch der Pockenkrankheit bei ihm nicht verhindern konnte. Trotzdem wird behauptet: Prof. Gladtke, Artikel: »Eine Ungeheuerlichkeit«. Dtsch. Ärztebl. 87, Heft 51/52, 24. Dez. 1990/37. S. C-2369: »Die letzten Pockeneinschleppungen, es sei nur an Meschede erinnert, haben Todesopfer gefordert, aber nur bei Nichtimmunisierten«. (Nichtimmunisierte = Nichtgeimpfte) oder: »Die Pockenviren sind ausgerottet, dank Impfstoffen, deren Qualität laufend an Tieren überprüft wird.«

Als der Streit um die eventuelle Aufhebung des Impf-Zwanges gegen Pocken voll entbrannt war, konnte man in den Zeitungen und Zeitschriften manche Merkwürdigkeit lesen. So heißt es z.B. in Medical Tribune, Heft 49 (1985):

POCKEN-IMPFSCHUTZ
PROF. NASEMANN SIEHT GROSSEN LEICHTSINN
Hamburg – »Es ist ganz grober Leichtsinn, wenn der Pocken-Impfschutz der Bevölkerung völlig unter den Teppich gekehrt wird«, mahnt Professor. Dr. Theodor Nasemann von der Universitäts-Hautklinik Hamburg-Eppendorf auf der 26. Fortbildungstagung des Berufsverbandes der Deutschen Dermatologen.

Drei Jahre später steht in NATUR 11/88, Seite 107:

Noch im Herbst dieses Jahres erklärte der Hamburger Hautarzt Professor Theodor Nasemann, erst jetzt könne man über die Nebenwirkungen der Pockenimpfung offen sprechen – weil sie nicht mehr angewendet werde: Dazu zählten nicht nur neurologische Befunde wie Hirnhautentzündungen, sondern auch Gallenerkrankungen, Bronchiektasen (unheilbare Erweiterungen der Bronchien) und vor allem die Umwandlung der Impfnarben in bösartige Tumoren.

Das erste Impfopfer überhaupt, von dem ich Kenntnis erlangte, war Peleg Conklin. Sein Grab steht auf einem Friedhof im Fort Hill in Huntington, Long Island NY, USA

Die Inschrift lautet:

»In Memory of Peleg, Son of Thomas & Mary Conklin, who died of the Smallpox by Inoculation. Jany 27th, 1788. Aged 17 Years.«

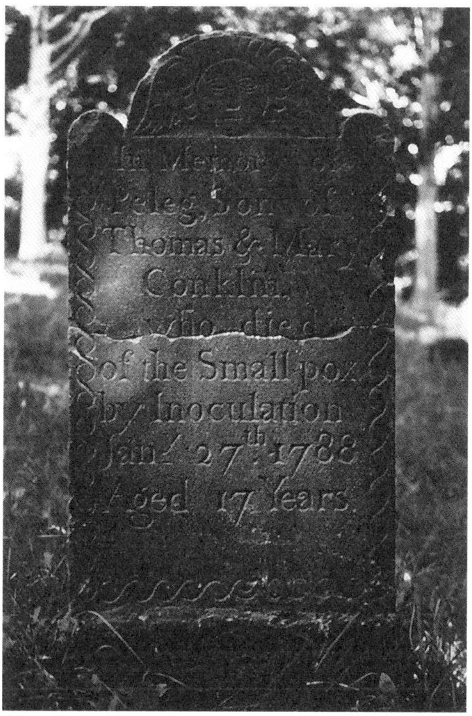

Wie zu ersehen ist, hat sich das unheilvolle Wirken der Impfärzte nicht nur auf Europa erstreckt. Auch in Amerika führten sie dieses schreckliche »Impfverfahren« durch.

Das Foto erschien in der Zeitschrift »THE LANZET« Vol. 348, p. 302 (18. 9. 1996)

4. Tuberkulose

Kurzportrait:
Weltweit verbreitete Infektionskrankheit, chronischer Verlauf, 90 % aller Primär-Tuberkulosen sind Lungentuberkulosen. Inkubations-Zeit: 4–6 Wochen. Der Verlauf wird von der Menge und Virulenz der Erreger sowie von der Widerstandskraft (Resistenz, Immunität, Allergie) des Organismus bestimmt. Häufigkeit ist wesentlich von sozialen Faktoren abhängig. Der Impfstoff (BCG = Bazillus Calmette-Guérin) besteht aus Rindertuberkulosebakterien, die durch Eikultur in ihrer Virulenz abgeschwächt wurden. Die Impfstoffdosis von 0,1 ml enthält 100 000 bis 180 000 Keime. Schutzwirkung nicht bewiesen.

4.a. Tuberkulose in Deutschland

Die Tuberkulose wird durch ein säurefestes Stäbchen (Mikrobakterium tuberculosis) hervorgerufen. Der Hauptinfektionsweg ist meines Erachtens nicht – wie immer behauptet wurde – der Weg über die Atmungsorgane, sondern der Weg über die Milch. Ich habe Jahrzehnte in Kliniken für Gelenkabnutzungserkrankungen gearbeitet. Es war erstaunlich, daß man bei älteren Patienten bei Röntgenaufnahmen der Lendenwirbelsäule in einem hohen Prozentsatz verkalkte Lymphknoten im Bauchraum fand. Es handelt sich um die Eintrittspforten der mit der Milch in unseren Organismus gelangten Tuberkelbazillen, die hier in den Lymphknoten abgefangen wurden und zu Verkalkungen der Lymphknoten führten. Derartige verkalkte Lymphknoten findet man bei Menschen, die etwa nach 1965 geboren wurden, nicht mehr.

Meines Wissens gibt es in Deutschland bzw. in ganz Mitteleuropa jetzt nur noch tuberkulosefreie Rinderbestände. Gleichgültig, ob nun eine solche Tuberkuloseinfektion über die Atmungsorgane oder über die Milch (und damit über den Bauchraum) ablief, blieb bei fast der Hälfte aller Menschen die Tuberkulose in einem Stadium des Lymphdrüsenbefalls stehen. Ob sich nun eine Tuberkulose weiterentwickelt, hängt zu einem hohen Maße vom sozialen Standard des Einzelwesens sowie der gesamten Bevölkerung ab. Sicher spielt auch das Alter des Betroffenen eine Rolle und die Stärke der Infektion, ob er lange Zeit oder nur kurzfristig nur wenige Tuberkelbazillen sowohl über die Atmungsorgane als auch über die Bauchorgane aufnimmt, oder ob es sich um massive Infektionen handelt. Entscheidend ist der Immunstatus des Infizierten. Je besser die körperliche und seelische Verfassung des Einzelwesens ist, um so besser kann ein solcher Mensch mit den Gefahren einer Tuberkuloseinfektion fertig werden. Über die Tuberkulose besitzen wir die am weitesten zurückreichen-

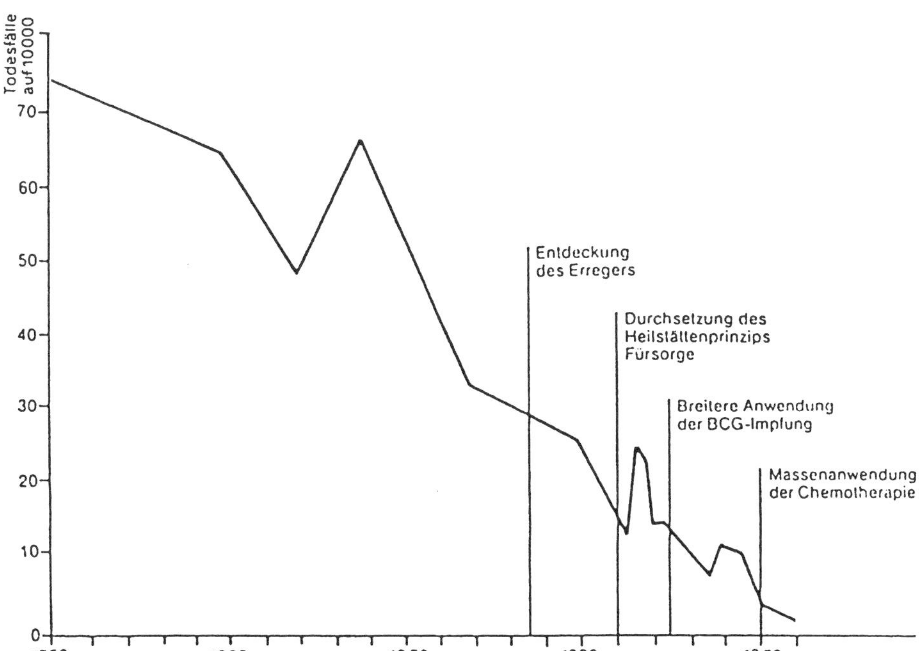

Abb. 11 Sterblichkeitskurve der Tuberkulose in Deutschland von 1750 bis 1950

Quelle: Weise, H.-J.: Epidemiologie der Infektionskrankheiten in der Bundesrepublik. Die gelben Hefte 1 (1984) 5

den Zahlen. Die Kurve über die Sterblichkeit an Tuberkulose in Deutschland von 1750 bis 1950 besagt, daß im Jahr 1750 von 10000 Menschen, die jährlich verstarben, 71 an einer Tuberkulose starben.

Diese Zahl ging – wie die Kurve zeigt – kontinuierlich zurück und sank bis 1955 auf 5 Tuberkulosefälle ab. Die Kurve stammt von Prof. Weise vom Bundesgesundheitsamt in Berlin, und **dieser** vermerkt, daß die Entdeckung des Erregers der Tuberkulose im Jahr 1875, die Einrichtung und die Durchsetzung der Heilstättenbehandlung, die Einführung der BCG-Impfung und die breite Anwendung der heute üblichen medikamentösen Behandlung – auf das Seuchengeschehen ohne jeden Einfluß geblieben sind. Das heißt, selbst wenn

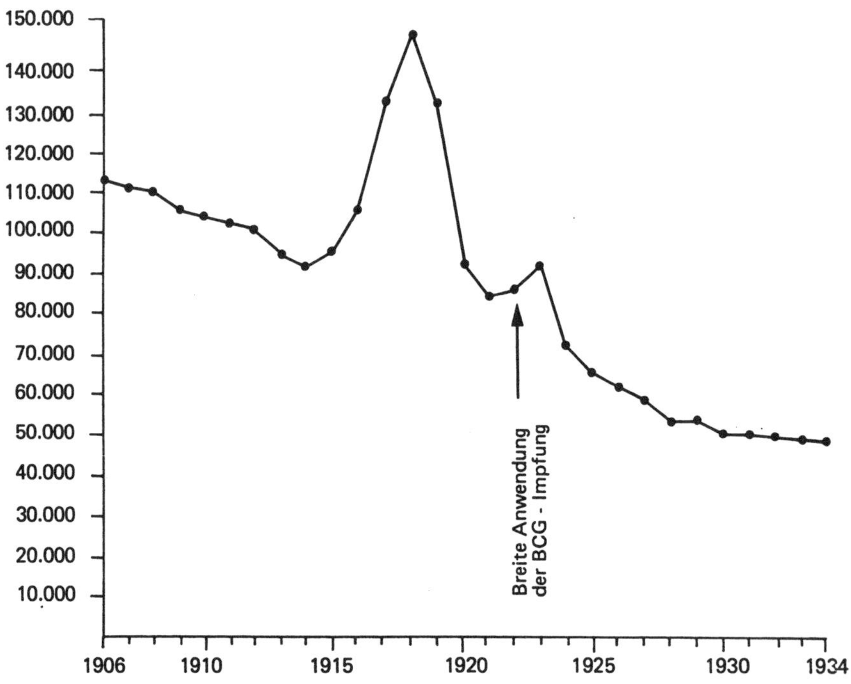

Abb. 12 Todesfälle an Tuberkulose 1906–1934
Quelle: Statistisches Bundesamt Wiesbaden Gruppe VII D

nichts gegen die Tuberkulose getan worden wäre, hätten wir heute die gleiche günstige Seuchensituation.

Die Kurve über Tuberkulose-Todesfälle von 1906 bis 1934 (Abb. 12, S. 64) zeigt eine große Anstiegszacke, die dem Ersten Weltkrieg entspricht. Die kleine Anstiegszacke fällt in die Zeit des Beginns einer breiten Anwendung der Impfung gegen die Tuberkulose, die sogenannte BCG-Impfung. Wie aus dem weiteren Verlauf der Kurve zu ersehen ist, brachte die Einführung dieser Impfung keine Änderung der Verlaufsrichtung. Die Anstiegszacke nach Einführung der Impfung findet sich auch bei anderen Impfungen.

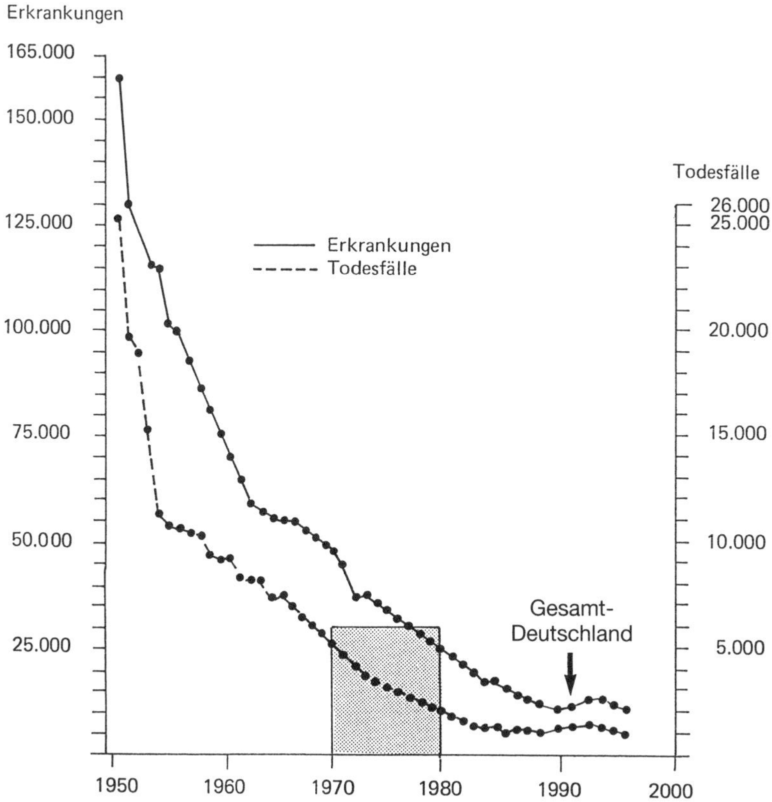

Abb. 13 Erkrankungen und Todesfälle an Tuberkulose seit 1949
Quelle: Statistisches Bundesamt Wiesbaden Gruppe VII D

Diese Kurve zeigt Erkrankungen und Todesfälle an Tuberkulose seit 1950. Maßstab für Erkrankungen links, Maßstab für Todesfälle rechts im Bild (s. Abb. 13, S. 65).

Erstmalig ist auf dieser Graphik eine Rasterung zu sehen, die von 1970 bis 1980 reicht (auf den folgenden Seiten wird sich dieses Rasterfeld bei vielen Kurven wiederfinden). Die Rasterung symbolisiert ein großangelegtes Massenexperiment der deutschen Gesundheitsämter in den Jahren 1970 bis 1980. Damals ereignete sich folgendes:

Vor 1970 wurden Impfungen vorwiegend von den Gesundheitsämtern durchgeführt. In dieser Zeit verstand es die Lobby, das Impfgeschäft durch entsprechende Vereinbarungen an die praktischen Ärzte und ganz besonders an die Kinderärzte übergehen zu lassen. Nach den ungünstigen Erfahrungen, die mit der gesetzlich durchgeführten Pockenimpfung gemacht worden waren, sollte ein erneuter gesetzlicher Impfzwang vermieden werden. Durch sogenannte »Vorsorgeuntersuchungen« – die damals schon geplant waren – glaubte man, daß es gelingen würde, die Kinder so fest an den Arzt bzw. an den Kinderarzt zu binden, daß eine möglichst lückenlose Impfung aller Kinder erreicht werden würde. Dies war nötig, um zu verhüten, daß bei eventuell auftretenden Seuchen oder Epidemien – deren Auftreten von den Impfärzten immer noch befürchtet wurde – womöglich Geimpfte an der Seuche erkrankten und eventuelle Ungeimpfte möglicherweise nicht erkrankten.

Als bekannt wurde, daß das Impfgeschäft etwa ab 1980 an die niedergelassenen Ärzte und damit besonders an die Kinderärzte infolge vertraglicher Vereinbarungen übergehen solle, haben die Gesundheitsämter noch einmal zeigen wollen, was sie können und führten von 1970 bis 1980 die letzten großen Massenimpfaktionen durch.

Die Rasterungen, die auf vielen Kurven eingezeichnet wurden, umfassen den Zeitraum dieser Massenimpfaktionen. Übereinstimmend zeigen alle Kurven, daß sie keine Richtungsänderungen der Kurvenabläufe bewirkt haben. Es ist kein Steilerwerden der abfallenden Tendenz zu verzeichnen, was einem schnelleren Rückgang entsprechen würde. Im Gegenteil, die Kurven flachen ab und werden unregelmäßig. An Hand der Kurven ist zu ersehen, daß die Massenimpfaktionen eher negative Auswirkungen auf den Seuchenablauf hatten.

Die genauen Zahlen dieser Impfaktion sind vorhanden, sie wurden im »Bundesgesundheitsblatt« veröffentlicht und sind jedermann zugänglich. Sind aber die Zahlen der durchgeführten Impfungen bekannt, so lassen sich auch die Kosten der gesamten Massenimpfaktion – zumindest annähernd – berechnen.

	Diphtherie	Pertussis	Tetanus	Tuberkulose	Masern	Röteln
1970	742 383	186 354	975 249	499 029		
1971	653 752	197 433	866 389	497 371		
1972	881 097	310 764	993 643	510 588	30 352	
1973	935 014	321 964	1 069 528	390 857	16 936	
1974	848 039	275 069	1 023 379	415 501	12 468	
1975	643 835	119 233	784 462	152 018	4 410	
1976	717 982	40 212	839 857	5 273	7 588	60 376
1977	582 574	8 888	690 806	13 710	15 188	389 796
1978	588 868	6 702	712 129	101 075	15 409	316 596
1979	589 494	24 628	703 555	154 945	33 404	330 023
1980	580 906	3 895	690 905	155 881	43 709	328 847
	7 763 944	1 495 142	9 349 902	2 896 248	179 464	1 425 628

Tabelle 3: Schutzimpfungen durch den öffentlichen Gesundheitsdienst in der Bundesrepublik Deutschland von 1970–1980
Quelle: Bundesgesundheitsblatt 26 S.148/1983

Die Tabelle zeigt, mit welcher Vehemenz die Gesundheitsämter die letzten großen Impfaktionen von 1970 bis 1980 durchgeführt haben (s. Tab. 3, S. 67).

Diphtherie	8,40 DM	(7763944 × 8,40 DM =	65217129,60 DM
Keuchhusten	11,95 DM	(1495142 × 11,95 DM =	17866896,90 DM
Wundstarr-krampf	4,48 DM	(9349902 × 4,48 DM =	41887560,96 DM
Tuberkulose	38,75 DM	(2896248 × 38,75 DM =	112229610,00 DM
Masern	35,82 DM	(179464 × 35,82 DM =	6428400,48 DM
Röteln	27,75 DM	(1425628 × 27,75 DM =	39561127,00 DM
			283190724,94 DM

Tabelle 4 Sie zeigt, was diese Impfungen ungefähr gekostet haben: Aus den Einzelverkaufspreisen allein der durch die Gesundheitsämter verbrauchten Impfstoffe ergibt sich rechnerisch (nicht in praxi, weil sich die Impfstoffe durch Großeinkauf verbilligen), eine Summe von 25744611,35 DM pro Jahr. Endverkaufspreise verschiedener Impfstoffe.
Quelle: Rote Liste

Die zweite Tabelle läßt erkennen, was diese Impfungen ungefähr gekostet haben, nämlich rund 280 Millionen Deutsche Mark. Buchstäblich von den Krankenkassen vergeudetes und zum Fenster hinausgeworfenes Geld – bei dem es sich um die Mitgliedsbeiträge der Versicherten gehandelt hat!
Seit Beendigung des letzten Krieges gingen die Tuberkulose-Todesfälle kontinuierlich Jahr für Jahr zurück.

Um diese Rückgänge deutlich zu machen, zunächst eine Kurve über Todesfälle an Tuberkulose von 1949 bis 1965. Nicht zu übersehen ist der Rückgang sowie die Abflachung der Kurve nach verstärktem Einsatz der BCG-Impfung seit etwa 1953 (s. Abb. 14, S. 69).

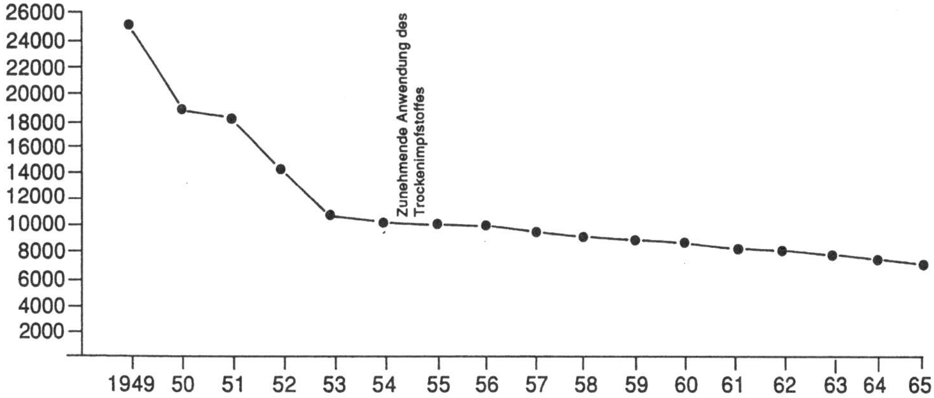

Abb. 14 Todesfälle an Tuberkulose in der Bundesrepublik Deutschland von 1949 – 1965

Quelle: Statistisches Bundesamt

Hier der weitere Rückgang der Tuberkulosesterblichkeit von 1966–1995.

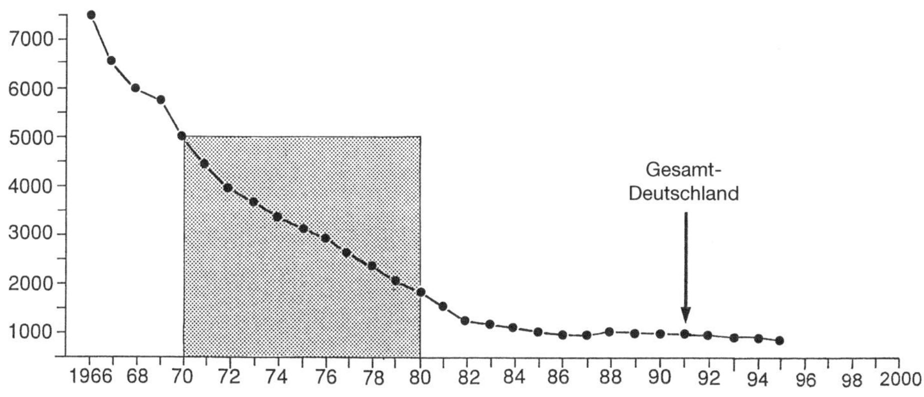

Abb. 15 Todesfälle an Tuberkulose in der Bundesrepublik Deutschland von 1966 – 1995
Todesfälle in Deutschland seit 1991

Quelle: Statistisches Bundesamt Wiesbaden

Das nächste Kurvenbild zeigt die Neuerkrankungen an Tuberkulose von 1949 bis 1995. Wie daraus ersichtlich, ging die Tuberkulose viele Jahre um ca. 10 % zurück. Von 160 000 Neuerkrankungen im Jahre 1949 also ein Rückgang in 40 Jahren auf ca. 10000 Fälle im Jahre 1990. Der »Anstieg« im Jahre 1991 (siehe Abb. 17) beruht auf dem Hinzutreten der 5 »Neuen Bundesländer« zur alten Bundesrepublik. Wenn zu einem Staat mit 64 Millionen Einwohnern 16 Millionen neue Bürger hinzukommen, dann müssen die Kurven über Erkrankungen und Todesfälle von da an höhere Zahlen aufweisen.

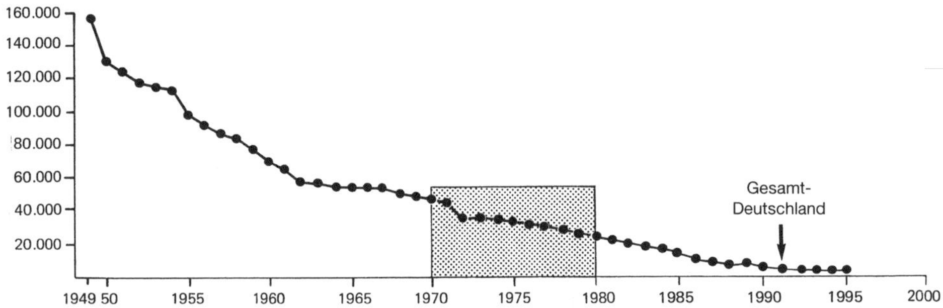

Abb. 16 Zugänge der an aktiver Tuberkulose Erkrankten in der Bundesrepublik Deutschland von 1949–1995
Quelle: Statistisches Bundesamt Wiesbaden Gruppe VII D

Bei einem veränderten Maßstab wird uns, wie die Kurve der Neuerkrankungen von 1980 bis 1995 sichtbar macht, dieser Anstieg deutlich vor Augen geführt.

Im vergangenen Jahrhundert war die Diagnose »Schwindsucht« fast in jedem Fall ein Todesurteil. D.h., die Zahl der Erkrankungen war gleich der Anzahl der Todesfälle. Im Jahre 1901 gab es im damaligen Deutschen Reich 117596 Tuberkulose-Todesfälle. Wie bei allen Infektionskrankheiten gingen die statistischen Zahlen sowohl der Erkrankungen als auch der Sterbefälle Jahr für Jahr zurück.

Unterbrochen von den beiden Kriegszacken zeigten die Kurven seit Anfang des Jahrhunderts einen deutlichen Abwärtstrend, sowohl bei den Erkrankungen als auch den Sterbefällen.

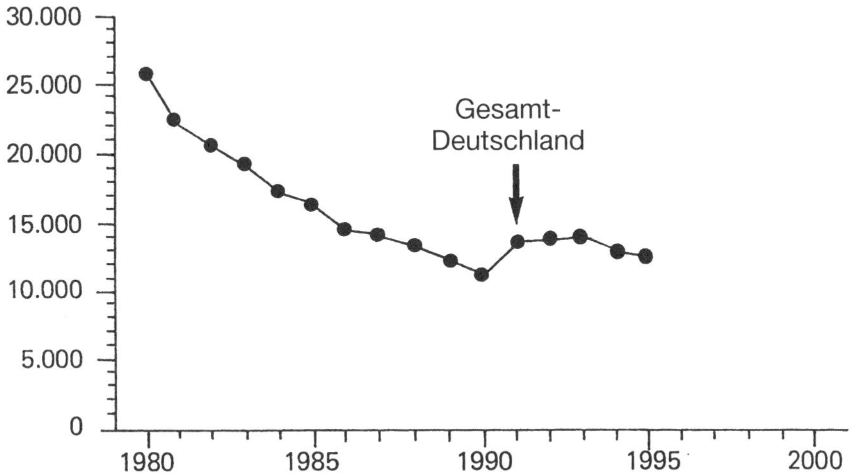

Abb. 17 Zugänge der an aktiver Tuberkulose Erkrankten in der Bundesrepublik Deutschland von 1980–1995
Quelle: Statistisches Bundesamt Wiesbaden Gruppe VII D

Als 1946 auf 160000 Neuerkrankungen noch 45000 Todesfälle kamen, bedeutete dies ein Verhältnis von 4:1. D.h. von 4 Erkrankten starb einer, drei wurden wieder gesund. Dabei wurden die Sterbefälle fast ausschließlich von den schweren Formen (Miliar- und Hirnhauttuberkulose) verursacht. Aber gerade sie gingen rascher zurück als »normale« Tuberkulosen. Dies führte zu einer weiteren Verbesserung der Überlebenschancen. Die neuen Bundesländer brachten 1989 nicht nur 16 Millionen neue Bürger, sondern auch ihre Kranken in den neuen Staatsverband ein. Der geringfügige Anstieg der statistischen Kurven war nach ca. 3 Jahren ausgeglichen, der kontinuierliche Rückgang sowohl der Erkrankungen als auch der Todesfälle hielt an. Für 1994 meldete das Statistische Bundesamt in Wiesbaden 14000 Neuerkrankungen bei 1014 Sterbefällen. D.h., 1994 starb von 14 Erkrankten noch einer, 13 wurden wieder gesund. Ich war nun sehr gespannt, ob und wann in Deutschland mit ca. 80 Mio. Einwohnern die magische

Todesfallzahl »1000« unterschritten sein würde. Deshalb im Juni 1996 Anruf in Wiesbaden: Zahlen noch nicht eingetroffen. Im Juli: Zahlen noch nicht vollständig. Im August: Ein Bundesland fehlt noch. Im September erhielt ich die erfreuliche Nachricht, daß die Zahl der Tuberkulose-Todesfälle des Jahres 1995 nur noch 935 betrage.

Hier soll wiederholt werden: 1901 = 117596. 1995 = 935!! Eine Leistung unserer Bauern sowie unserer sozialen Gesetzgebung – und deshalb wurde weder im Fernsehen noch im Radio oder in irgendeiner Zeitung über ein so wichtiges Ereignis berichtet. Es zeigt den Unsinn, der heute mit Tuberkulose-Testungen, Röntgenaufnahmen bei Kindern (die mehr schaden als nützen) sowie mit durchgeführten Impfungen betrieben wird: Die Tuberkulose ist eine soziale Krankheit. Sie folgt ihrem Eigenrhythmus. Solange es der deutschen Bevölkerung so gut geht wie heute, wird der Rückgang – trotz all unserer unsinnigen Maßnahmen – weiter anhalten. Die letzte Tuberkulose-Graphik möge dies verdeutlichen: Sie zeigt den Rückgang sowohl der Neuerkrankungen als auch der Sterbefälle seit Ende des letzten Krieges.

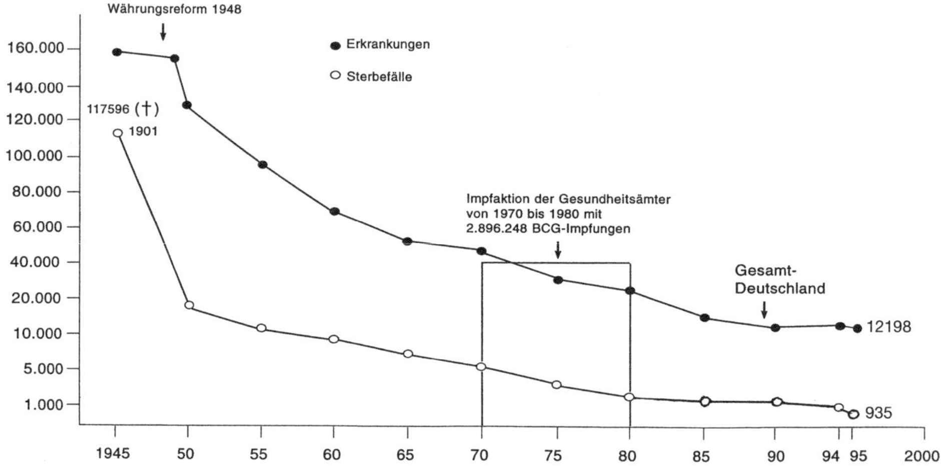

Abb. 18 a Erst- und Wiedererkrankungen sowie Sterbefälle an Tuberkulose seit 1945. Quelle: Statistisches Bundesamt Wiesbaden

Während meiner Tätigkeit in großen Lungenheilstätten fielen Patienten auf, die trotz durchgeführter BCG-Impfung an Tuberkulose erkrankt waren. Dies erstaunte uns damals sehr, hatten wir doch auf den Universitäten gelernt, daß Impfungen gegen die Erkrankung schützen, gegen die sie gerichtet sind. Und so glaubten wir damals, daß die BCG-Impfung einen Schutz vor der Tuberkulose hinterließe. Besonders erstaunt waren wir darüber, daß sich die Tuberkuloseformen der Geimpften in keiner Hinsicht von denen der Ungeimpften unterschieden. Allmählich wurde dann zugegeben, daß die BCG-Impfung nicht vor der Infektion schützt. Es wurde aber behauptet, sie schütze vor den Komplikationen der Tuberkuloseerkrankung, zum Beispiel vor der tuberkulösen Meningitis oder der Miliartuberkulose. Zur Begründung führte man auf, daß diese Tuberkuloseformen seit vielen Jahren nicht mehr gesehen wurden.

Daß diese Erklärung nicht stimmen kann, soll anhand dieser Kurve aus England gezeigt werden (Abb. 18b, S. 74). Ich betone ausdrücklich, daß sie zwar nicht die Tuberkulose, sondern den Keuchhusten betrifft, aber die in ihr gezeigten Verhältnisse treffen auf alle Impfungen zu. Die gestrichelte Linie entspricht den schweren Fällen; und ohne Zweifel sind Todesfälle schwere Fälle. Die durchgezogene Linie entspricht den Erkrankungen an Keuchhusten. Wie man sieht, gehen zunächst die **schweren** Fälle zurück, danach folgt ein Rückgang der Gesamterkrankung. So verhält sich das auch bei der Tuberkulose. Daß in den Jahren von 1950 bis 1980 kaum noch tuberkulöse Hirnhautentzündungen bzw. Miliartuberkulosen auftraten, ist nicht Folge der damals wieder verstärkt einsetzenden BCG-Impfungen, sondern Folge des allgemeinen Rückganges der Tuberkulose. 1989 wurden in der ganzen Bundesrepublik 1066 Sterbefälle an allen Formen der Tuberkulose registriert. Unter deutschen Kindern und Jugendlichen gab es keinen einzigen Todesfall. Die 1066 Fälle betrafen nur

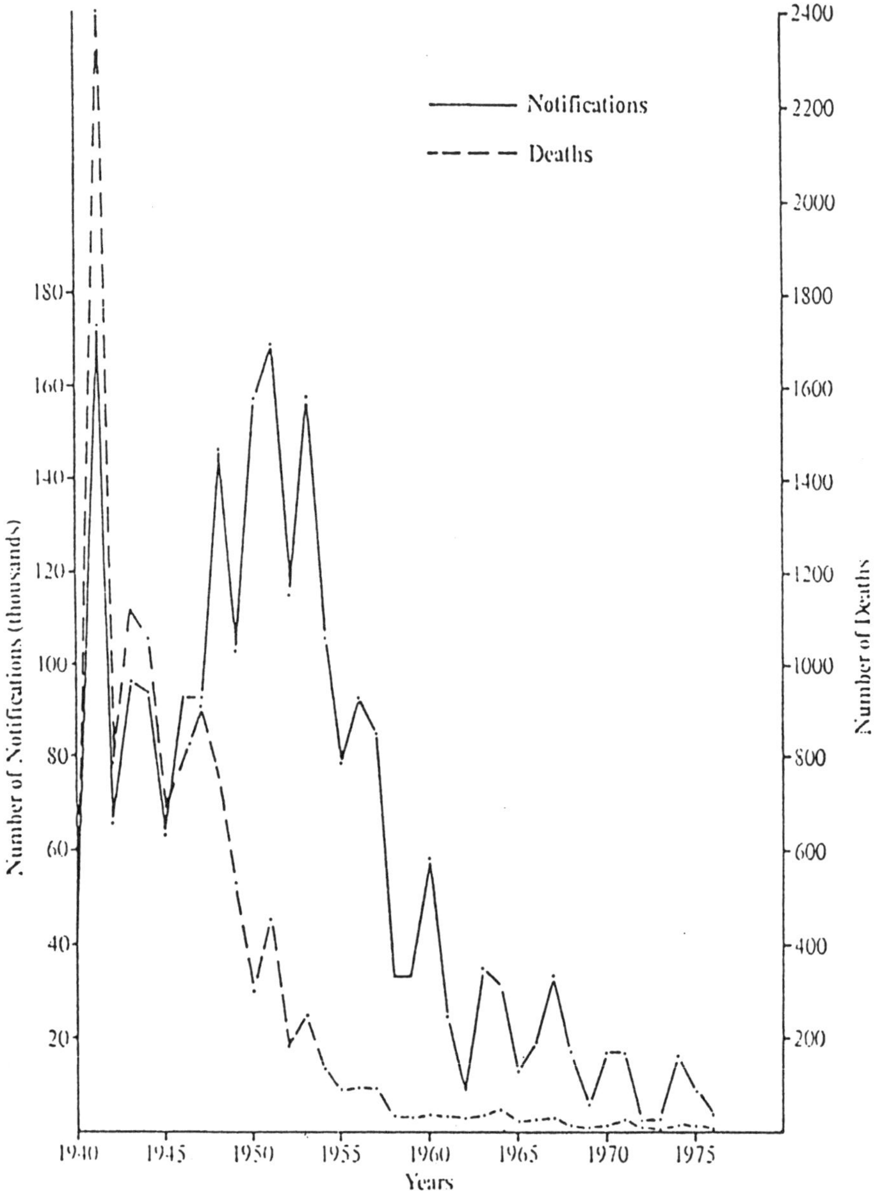

Abb. 18 b Erkrankungen und Todesfälle an Keuchhusten 1940 – 1975 in England

Quelle: Ehrengut, Wolfgang. Gedanken zum britischen Report über die Pertussis-Schutzimpfung

Bundesgesundheitsbl. 20 (1977) S. 397

Menschen ab dem 25. Lebensjahr. Schon aufgrund dieser Seuchensituation kann gesagt werden, daß BCG-Impfungen bei deutschen Kleinkindern unnötig sind.

Bei dem Impfstoff handelt es sich um Bazillen der Rindertuberkulose, das heißt attenuierte (künstlich abgeschwächte) Lebendkeime. Das Wort BCG bedeutet »Bacillus-Calmette-Guérin«. In der BR Deutschland wird der Stamm 1331 Kopenhagen verwendet. Geimpft wird mit 0,1 ml des BCG-Impfstoffes. Nicht geimpft werden sollten Personen mit Tuberkuloseerkrankungen in der Anamnese, Menschen mit positiver Tuberkulinreaktion oder bei bestehender Schwangerschaft.

Um nun auszuschließen, daß sich ein Mensch schon mit Tuberkulose infiziert hat, wird bei uns die Impfung am ersten Tag nach der Geburt vorgenommen. Das ist unnötig und stellt ein erhöhtes Risiko dar, denn in einem Land, in dem die Tuberkulose keine Rolle mehr spielt, in dem es zum Beispiel seit Jahren keine schweren Tuberkuloseformen bei Kindern mehr gegeben hat, ist eine solche Vorsichtsmaßnahme unnötig. Die Rückgänge sind unseren Funktionären aufgefallen, und es entstand ein Streit über die Ursachen. Drei Theorien wurden diskutiert:

a) Die Ansteckungslehre
Sie verbreitete sich nach der 1882 erfolgten Entdeckung des Tuberkelbazillus durch Robert Koch. Es wurde daher versucht, durch Absonderung der Erkrankten in Heilstätten weitere Ansteckungen zu verhüten. Ihre Anhänger sahen in den seinerzeit einsetzenden ärztlichen Maßnahmen die Ursache des Rückganges. Eine Erklärung für den ca. 130 Jahre vor Entdeckung des Tuberkelbazillus einsetzenden Rückganges hatte man nicht.
b) Die Lehre von der Widerstandskraft
Deren Anhänger führten das Auftreten der Tuberkulose auf eine erblich bedingte Empfänglichkeit zurück: Die

Empfänglichen starben, die weniger Empfänglichen überstanden die Erkrankung, die Unempfänglichen blieben gesund. Die Vertreter dieser Auffassung warfen den Anhängern der Ansteckungslehre sogar vor, durch ihre Hilfsmaßnahmen (Tuberkulosefürsorge, Heilstättenbehandlung usw.) dem natürlichen Ausleseprozeß im Wege zu stehen.

c) Die Sozialhygieniker sahen in den sozialen Umständen des Menschen den wesentlichen Faktor, nämlich in einer Verbesserung der Arbeitsverhältnisse, Verbesserung der Wohnbedingungen und in einer vollwertigeren Ernährung.

In der letzten Zeit ist nun behauptet worden, die Tuberkulose käme zurück. Von 1990 zu 1991 sei es zu einem beträchtlichen Anstieg sowohl der Erkrankungen als auch der Todesfälle gekommen. Vergleicht man die Zahlen des Statistischen Bundesamtes, so scheint diese Auffassung zu stimmen. Gab es 1990 etwa 11 000 Erkrankungen pro Jahr, so weisen die Zahlen aus Wiesbaden für das Jahr 1991 13 000 Erkrankungen auf. Das hat aber einen ganz anderen Grund. Die Zahlen des Jahres 1990 betreffen die alte Bundesrepublik mit elf deutschen Ländern; in den Zahlen des Jahres 1991 sind aber erstmalig die fünf neuen Bundesländer dazugekommen, so daß die Zahl von 13 000 Neuzugängen zu 80 Millionen Einwohnern in Beziehung gesetzt werden muß. Wenn bedacht wird, daß zur alten Bundesrepublik 16 Millionen Bundesbürger hinzugekommen sind, so zeigt die Zahl von jetzt 13 000 Neuerkrankungen, daß der Rückgang weitergegangen ist.

An dieser Stelle soll die Herkunft der statistischen Zahlen erklärt werden.

Zwar hat es schon in der »Kaiserzeit« Gesetze zur »Bekämpfung gemeingefährlicher Krankheiten« gegeben, aber die Nachkriegssituation mit ihrem enormen Anwachsen der Erkrankungs- und Todesfallzahlen durch ansteckende Krankheiten machten in der BR Deutschland einheitliche Bekämpfungsmaßnahmen notwendig. Nach längeren Beratungen wurde daher 1961 das Bundes-Seuchengesetz erlassen. Der Paragraph 3 gliedert sich in fünf Unterabsätze, wobei Absatz 1 die gefährlichsten Erkrankungen erfaßt, bei denen Krankheitsverdacht, Erkrankung sowie Tod meldepflichtig sind. Absatz 2 umfaßt weniger gefährliche Infektionskrankheiten, bei denen Erkrankung und Tod meldepflichtig sind. Absatz 3 betrifft relativ ungefährliche Erkrankungen, hier müssen nur noch die Todesfälle gemeldet werden. Dazu gehören die Virusgrippe, Keuchhusten, Masern, Puerperal-Sepsis und Scharlach. Absatz 4 betrifft die Meldepflicht von Ausscheidern, und Absatz 5 befaßt sich mit der Tollwut.

Hermann Forschepiepe, damals Vorsitzender des »Schutzverbandes für Impfgeschädigte e.V.«, hat sich sehr bemüht, daß in dieses Gesetz auch ein Absatz über die Meldepflicht von Impfschäden aufgenommen werden sollte – es war vergeblich.

Die Länder errichteten nun Statistische Landesämter. In Wiesbaden entstand das Statistische Bundesamt. Dort laufen die Fäden zusammen, und als Folge des Gesetzes kamen aus Wiesbaden erstmals genaue und verläßliche Zahlen. Alle **vor** dieser Zeit genannten Zahlen waren mehr oder weniger Schätzungen oder Phantasiezahlen. Lediglich bei einigen Infektionskrankheiten, wie zum Beispiel bei der Tuberkulose, vielleicht auch bei der Diphtherie, waren einigermaßen zuverlässige, länger zurückreichende amtliche Zahlen – meist über Todesfälle – vorhanden. Woran bei Inkrafttreten des Bundes-Seuchengesetzes wahrscheinlich niemand gedacht hatte, zeigte sich in der Folgezeit: Alle Infektionskrankheiten ließen einen gleichartigen Rückgang erkennen, und zwar so gleichmäßig, daß man aus dem Kurvenverlauf – beispielsweise der ersten 10 Jahre – das Erreichen des Nullpunktes abschätzen konnte.

Die Schulmedizin hat von diesen Zahlen des Statistischen Bundesamtes kaum Gebrauch gemacht. Daher konnten zu den verschiedensten Infektionskrankheiten in den folgenden Jahren Phantasiezahlen genannt und eine Impfung nach der anderen entwickelt und eingeführt werden. Wahrscheinlich wurden diese statistischen Kurven nirgendwo veröffentlicht, weil aus ihrem Verlauf die Unnötigkeit der Einführung entsprechender »Schutz«-Impfungen abzulesen war. Die Tuberkulose ist hierfür ein typisches Beispiel.

Die ersten Impfversuche gegen Tuberkulose unternahm Robert Koch mit Tuberkulin. Es besteht aus gelösten Giften und Zerfallstoffen der Tuberkelbakterien. Bei der Anwendung dieses Verfahrens verschlechterten sich aber bestehende Erkrankungen an Tuberkulose, deshalb mußte das Verfahren aufgegeben werden. 1921 wurde die BCG-Impfung (Bakterium-Calmette-Guérin) eingeführt. Es handelt sich dabei um lebende Rindertuberkelbakterien. Etwa 1930 wurde auch sie eingestellt.

Während und nach dem letzten Krieg kam es zu einem Anstieg der Erkrankungen an Tuberkulose, was zu einer erneuten Aufnahme der BCG-Impfung führte. Als sich nicht mehr verheimlichen ließ, daß auch BCG-Geimpfte an Tuberkulose erkrankten, wurde der bis dahin zur Züchtung der BCG-Bakterien verwendete Impfstoff »Göteborg« 1977 durch den stärker wirksameren Stamm »Kopenhagen« ersetzt. Besonders intensiv erfolgten in Berlin und Württemberg Impfungen mit diesem neuen Impfstoff. Als es dann Meldungen über tiefe und eitrige Geschwüre an den Impfstellen gab, wurde der Impfstoff zunächst zurückgezogen, die Impfungen der Säuglinge unterblieben. Bis dahin impfte man nämlich Säuglinge – ohne die Eltern zu fragen – in den ersten Lebenstagen mit BCG. Diese Impfung – daran besteht kein Zweifel – schützt nicht vor einer Infektion mit echter Tuberkulose.

Aus Skandinavien sind nach der BCG-Impfung folgende Impfkomplikationen bekannt:

1. Abszesse an der Impfstelle und an der Haut.
2. Schäden an den Augen.
3. Lymphknotenschwellungen mit Rötungen in der Umgebung.
4. Vereiternde Lymphknotenentzündungen.
5. Schäden am Knochengerüst, nämlich Ostitis und Osteomyelitis (Knocheneiterungen), bevorzugt in den langen Röhrenknochen. Es können aber auch mehrere Knochen sowie Rippen befallen sein. Das Intervall zwischen Impfung und Auftreten dieser Reaktionen an den Knochen beträgt im Mittel zwölf Monate, es kann aber auch bereits 6 Monate nach der Impfung auftreten, manchmal aber erst nach vielen Jahren. Es sind Fälle bekannt, in denen es erst nach sechs Jahren zum Auftreten dieser Osteomyelitis gekommen ist.
6. Auch über Ausbreitung der Impfgeschwüre über den ganzen Körper und über Erkrankungen aller Körperorgane an Tuberkulose (eine sogenannte Generalisation), meist mit tödlichem Verlauf, ist berichtet worden.
7. Den nach BCG-Impfungen aufgetretenen Hirnschäden sind bei uns bisher die Anerkennungen als »Impfschaden« verweigert worden.

Der Streit über die Wirksamkeit der BCG-Impfung wurde von der WHO (Welt-Gesundheitsorganisation) eindeutig entschieden: Sie führte in Indien einen weiträumig angelegten Feldversuch durch. Ein großes Kollektiv wurde BCG-geimpft, ein gleich großes blieb ungeimpft. Es gab unter dem geimpften Kollektiv wesentlich mehr Tuberkulosefälle als unter dem ungeimpften Kollektiv. Unter dem Eindruck dieser WHO-Meldung wurde die sogenannte »öffentliche Empfehlung« der BCG-Impfung 1975 zurückgezogen. Dieser so

Impfung gegen	Hamburg	Bremen	Berlin	Schleswig-Holstein	Niedersachsen	Hessen	Nordrhein-Westfalen	Rheinland-Pfalz	Saarland	Baden Württemberg	Bayern
Tuberkulose	●	○ 3	○ 3	◐ 1/3	◐ 2/3	○ 3	●	◐ 1/3	◐ 1/3	○ 3	◐ 1/3
Diphtherie	◐ 4/10	◐ 9	◐ 10	◐ 4/10	◐ 4/9	◐ 10	◐ 4/10	◐ 10	◐ 4/10	◐ 4/10	◐ 10
Tetanus	●	●	●	●	●	●	●	●	●	●	●
Pertussis	◐ 8	○ 11	◐ 8	○ 11	○ 11	◐ 8	◐ 4/8	◐ 8	◐ 8	○ 11	◐ 8
Poliomyelitis	●	●	●	●	●	●	●	●	●	●	●
Masern	◐ 5	◐ 6	◐ 5	◐ 5	◐ 6	◐ 5	◐ 5	◐ 5	◐ 5	◐ 5	◐ 5
Mumps	◐ 5	◐ 6	◐ 5	◐ 5	◐ 6	◐ 5	◐ 5	◐ 5	●	◐ 5	◐ 5
Röteln	○ 12/15	○ 12/15	○ 12/15	○ 12	○ 12	○ 14/16	○ 13/16	○ 14/16	○ 13/16	○ 12/15	○ 12
Influenza	●	●	●	●	●	●	●	●	●	●	●
Tollwut	●	●	●	●	○ 17	●	●	○ 17	○ 17		●

Abb. 19 Öffentlich empfohlene Schutzimpfungen in den Bundesländern (Stand 1. 1. 1979)

Quelle: Bundesgesundhbl. 22 Nr. 8 vom 12. April 1979 S. 147

Erläuterungen:

voller Kreis: für alle Bevölkerungskreise empfohlen
halbvoller Kreis: für bestimmte Altersgruppen empfohlen
offener Kreis: nur für bestimmte Bevölkerungsgruppen empfohlen.

Die Ziffern weisen auf die Anmerkungen hin:

1. für alle Neugeborene
2. für alle tuberkulin-negativen Kinder und Jugendliche bis zur Vollendung des 18. Lebensjahres
3. für tuberkulin-negative Personen, die durch ihre Umgebung besonders Tuberkulosegefährdet sind (in Bremen »bei denen eine Tuberkuloseansteckungsgefahr nicht mit an Sicherheit grenzender Wahrscheinlichkeit ausgeschlossen werden kann«)

4. ab 3.–4. Lebensmonat
5. ab vollendetem 1. Lebensjahr
6. ab 15. Lebensmonat
7. entfällt
8. bis zum vollendeten 2. Lebensjahr
9. bis zum vollendeten 10. Lebensjahr
10. bis zum vollendeten 12. Lebensjahr
11. nur für Risikofälle (Säuglinge in Gemeinschaftseinrichtungen oder unter ungünstigen sozialen Verhältnissen oder bei denen eine Keuchhustenerkrankung eine besondere Gefährdung darstellt) im 1. Lebensjahr, Auffrischimpfung bis zum 2. Lebensjahr
12. für Mädchen ab vollendetem 10. Lebensjahr
13. für Mädchen von 10–14 Jahren
14. für Mädchen vom 10. Lebensjahr an bis zum Eintritt der Geschlechtsreife (Menarche)
15. für weibliche Personen bis zum Ende der Gestationsfähigkeit
16. für Frauen, die auf Grund ihrer beruflichen Tätigkeit engen Kontakt mit Kindern haben (z. B. Lehrerinnen, Kindergärtnerinnen und Krankenschwestern)
17. für besonders gefährdete Personengruppen

eindeutig und so überzeugend ausgegangene Feldversuch der WHO in Indien ist den deutschen Kinderärzten zwar bekannt, sie halten aber trotzdem an ihrer Forderung nach Wiedereinführung der BCG-Impfung als »empfohlene Impfung« fest. Wie die Kurven zeigen, haben die durchgeführten Massenimpfungen auf die Anzahl der Todesfälle keinen Einfluß gehabt. Mit der Impfung gegen Tuberkulose (BCG-Impfung) impfen wir somit gegen eine Erkrankung, die in unserem Land Jahr für Jahr um mehr als 10 Prozent abnimmt und nur noch eine geringe Rolle spielt. Um sich mit Tuberkulose anzustecken, bedarf es eines engen Kontakts, wobei der Gesundheitszustand des Empfängers die ausschlaggebende Rolle spielt. Wenn sich keine Ansteckungsmöglichkeit in näherer Umgebung befindet, ist eine Impfung überflüssig.

Nicht nachvollziehbar ist für mich folgendes:

Obwohl die STIKO (Ständige Impfkommission) die BCG-Impfung – also die Impfung gegen Tuberkulose – aus der

Liste der öffentlich empfohlenen Impfungen herausgenommen hat, ist es in Deutschland üblich, diese Impfung weiterhin am ersten Tag nach der Geburt durchzuführen – auch gegen den ausdrücklichen Wunsch der Eltern.

Das hat zur Folge, daß bei Zwischenfällen nicht mehr der Staat für Entschädigungen aufkommt, sondern der impfende Arzt haftbar gemacht werden muß.

Wie aus Abb. 19, S. 80 festgestellt werden kann, kommt zu allem Übel noch hinzu, daß das Durcheinander der sog. »Öffentlichen Empfehlungen« wegen der Unterschiede in den einzelnen Bundesländern beträchtlich ist.

4.b. Tuberkulose in Österreich

– Sterbefälle

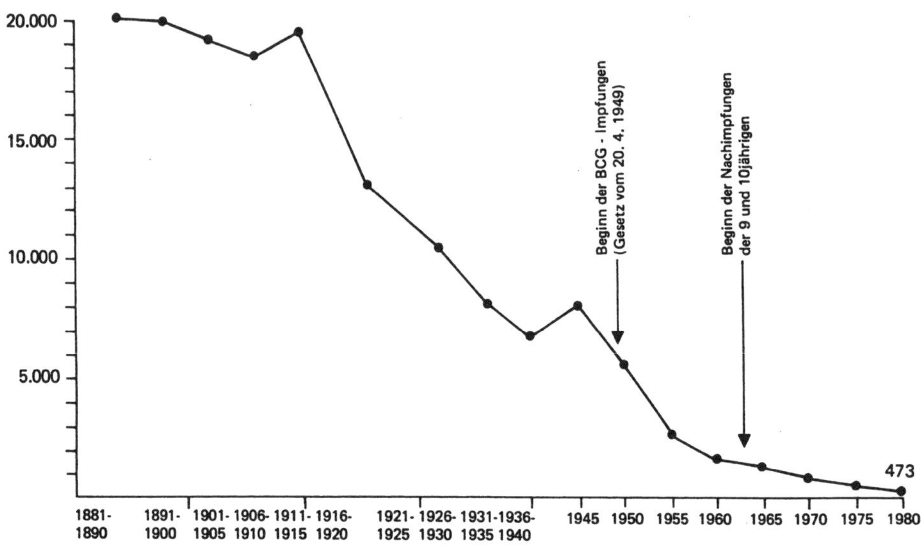

Abb. 20 Tuberkulosesterbefälle in Österreich von 1890 – 1980

Quelle: Junker, E.: Stellenwert der Tuberkulose als Volkskrankheit. Wien med. Wschr. 128, S. 573 (1978)

Wegen des BCG-Impfskandals, der sich 1990/91 in Österreich ereignete, wird auf die Tuberkulose in Österreich besonders eingegangen. Was bisher über die Verhältnisse in Deutschland gesagt wurde, trifft auch für Österreich zu.

Ab 1880 hat es in Österreich jährlich über 20 000 Todesfälle an Tbc gegeben. Das blieb so bis zum Ende des Ersten Weltkrieges. Dann setzte ein kontinuierlicher Rückgang ein. Diese Kurve (Abb. 20) reicht bis 1980.

Um diese Rückgänge zu verdeutlichen, hier noch ein zweites Schaubild, das die Jahre 1945 bis 1972 umfaßt.

Beide Kurvenverläufe zeigen, daß es etwa ab der Jahrhundertwende (20 000) bis zum Jahre 1950 (5000) zu einem beträchtlichen Rückgang an Todesfällen – ohne BCG-Impfungen –

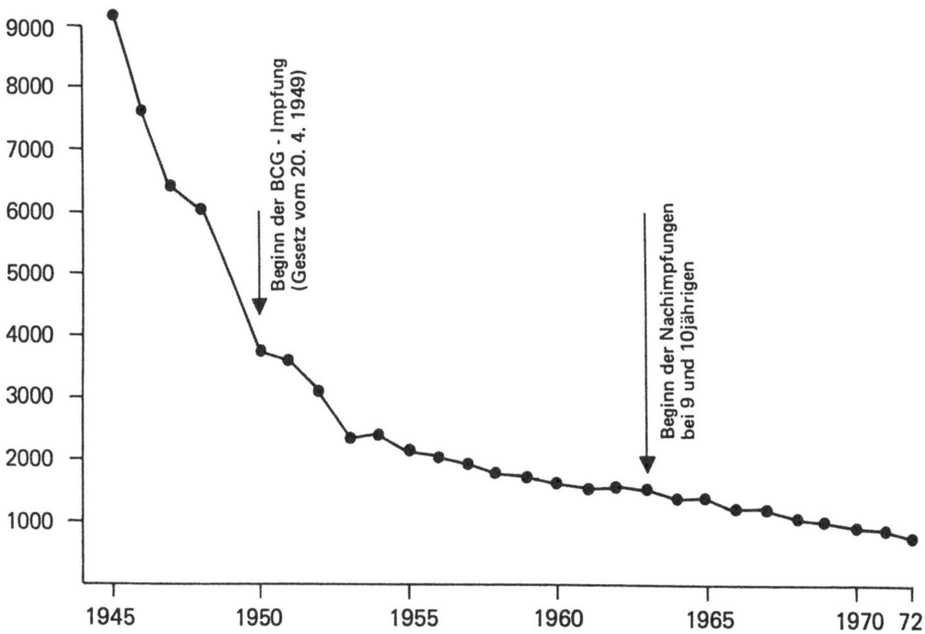

Abb. 21 Tuberkulosesterblichkeit in Österreich in den Jahren 1945–1972

Quelle: Junker, E.: Problematik der BCG-Impfung. Mitt. der österr. San. Verw. 75, S. 3 (1974)

gekommen ist. Auf beiden Abbildungen wurde der Beginn dieser Impfungen als Folge des Gesetzes vom 20. 4. 1949 eingezeichnet. Wie ersichtlich, haben sich die Impfungen ungünstig ausgewirkt. Der steile Abfall wurde unterbrochen, die Verlaufskurve wurde flacher, weil es auch bei den geimpften Menschen, die sich mit Tuberkulose infiziert hatten und die normalerweise mit der Infektion fertig geworden wären, nun zum Ausbruch der Erkrankung kam; denn bei ihnen mußte sich der Körper bzw. das Immunsystem gegen die eingeimpfte zweite Infektionskrankheit (die Impfung) zur

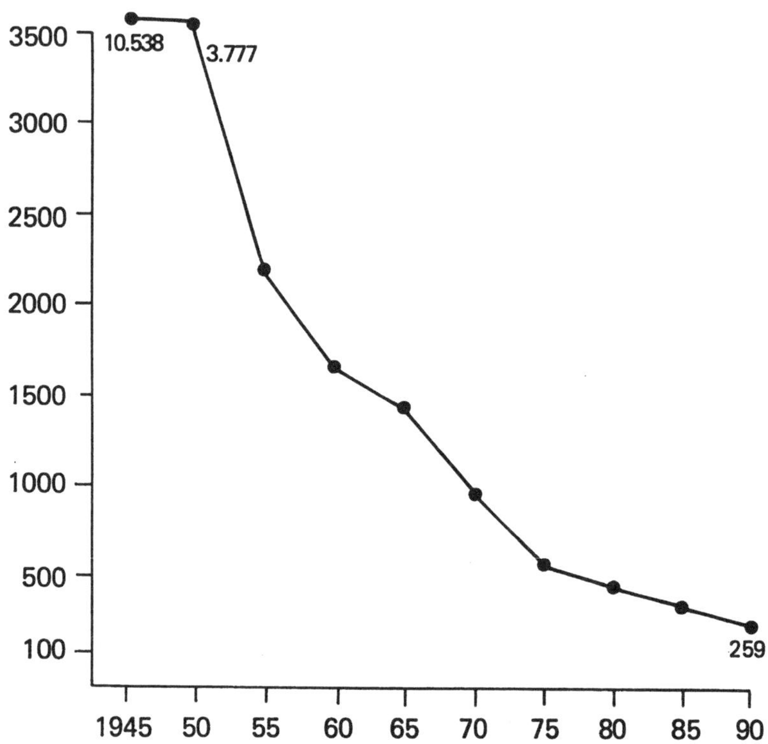

Abb. 22 Tuberkulosesterbefälle in Österreich 1945–1990

Quelle: Junker, E.: BCG-Impfung aus heutiger Sicht. Mitt. der österr. San. Verw. 91, S. 305 (1990)

Wehr setzen. Das heißt, viele von den BCG-Geimpften, die an Tuberkulose erkrankten, wären ohne die Impfung mit der Infektion fertig geworden. Anders ausgedrückt, sie wären gesund geblieben. Das ist der Grund, weshalb nicht nur in Österreich, sondern auch in Deutschland (und nicht nur bei der Tuberkulose, auch bei verschiedenen anderen Infektionskrankheiten) die Rückgangskurven nach dem Einsetzen von Impfmaßnahmen flacher werden und sich die Erreichung der Nullpunkte verzögert. Die Nachimpfungen (Abb. 21, S. 83) haben keine Wirkung – weder positiv noch negativ. Sie brachten nur Nutzen für die Impfstoffindustrie und für den impfenden Arzt.

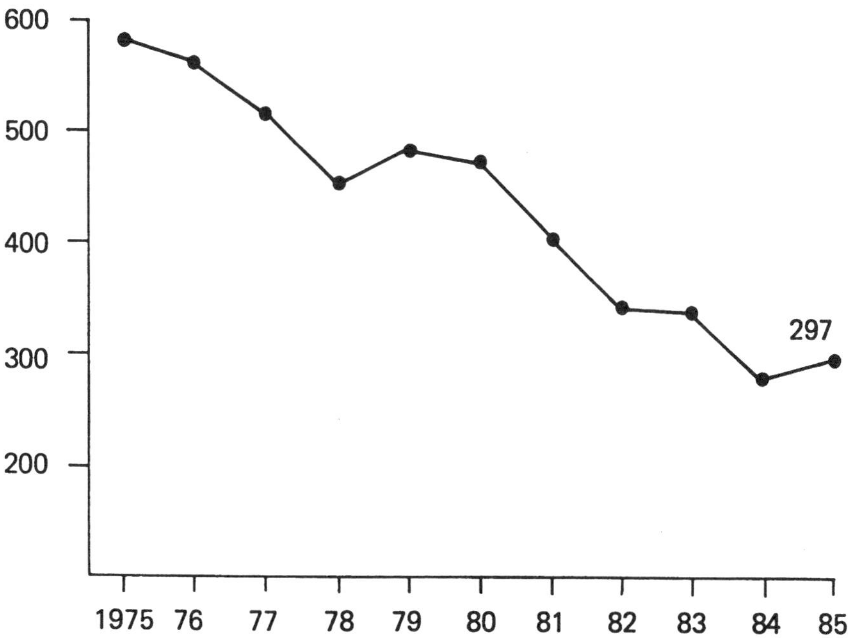

Abb. 23 Todesfälle an Tuberkulose in Österreich 1975–1985

Quelle: Matschek, L.: Die Tuberkulosesituation in Österreich im Jahre 1985. Mitt. der österr. San. Verw. 89, S. 1 (1988)

Auch die Abb. 22 (S. 84, 5-Jahres-Sprünge) und 23 belegen noch einmal unter anderen Gesichtspunkten den Rückgang der Tuberkulosesterbefälle von 20 000 (Abb. 20) seit Beginn dieses Jahrhunderts auf 259 im Jahre 1990 (Abb. 22).

Die ärztlichen Maßnahmen haben dabei eher bremsend auf die epidemiologischen Rückgangskurven gewirkt (Abb. 26).

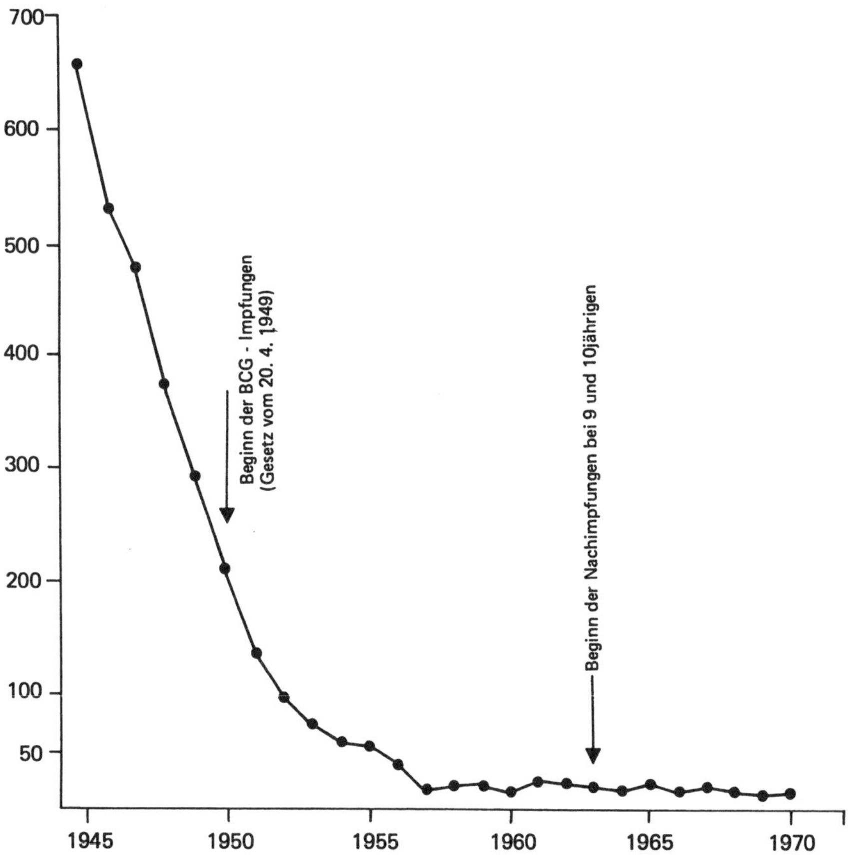

Abb. 24 Tuberkulosesterblichkeit in Österreich; Kinder von 0–14 Jahren 1945–1970

Quelle: Junker, E.: BCG-Impfung. – Kritische Auseinandersetzung mit den Gegebenheiten von heute. Mitt. der österr. San. Verw. 74, S. 3 (1973)

Aufschlußreich ist schließlich auch die Graphik Tuberkulose-Sterblichkeit bei österreichischen Kindern bis zum 14. Lebensjahr von 1945 bis 1970 (Abb. 24).
Jahr für Jahr ging die Zahl der an Tuberkulose gestorbenen Kinder zurück, um seit 1957 fast gleichmäßig bei niedrigen Werten zu liegen. Wenn die Geschehnisse um die BCG-Impfung des Jahres 1990 vielleicht dazu führen könnten, daß in Österreich mit dieser Impfung aufgehört wird, dann – davon bin ich überzeugt – wird der Nullpunkt rasch erreicht werden.

Handelt es sich bei diesen 5 Graphiken um Todesfälle, folgt eine Kurve über Neuerkrankungen an Tuberkulose in Österreich.

– Erkrankungen

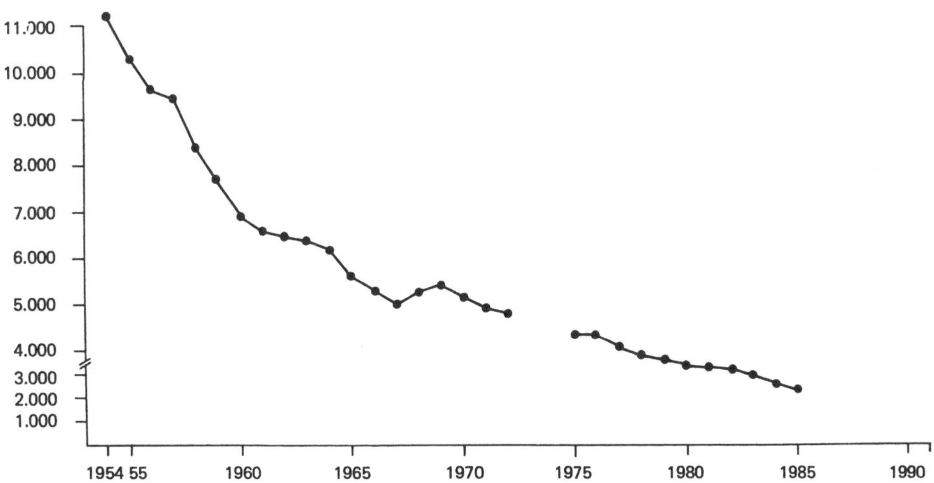

Abb. 25 Neuerkrankungen an Tuberkulose in Österreich in den Jahren 1954–1972, (und von 1975–1985 nach Matschel, L.: Die Tuberkulosesituation in Österreich im Jahre 1985. Mitt. der österr. San. Verw. 89, S. 1 (1988))

Quelle: Junker, E.: Problematik der BCG-Impfung. Mitt. der österr. San. Verw. 75, S. 3 (1974)

Aus dieser Darstellung ist zu ersehen, daß auch die Erkrankungen an Tuberkulose in Österreich kaum noch eine Rolle spielen. Wenn es zum Beispiel 1985 2873 Erkrankungen sowie 350 Todesfälle gab (nach Junker: BCG-Impfung aus heutiger Sicht), so kann – überschlagsmäßig gerechnet – gesagt werden: Von acht Menschen, die an Tuberkulose erkranken, überstehen sieben die Erkrankung, und einer wird daran sterben. Kurz nach dem letzten Krieg war das Verhältnis 1:2. Das heißt, damals starb von den Erkrankten jeder zweite. Daß bei den Erkrankungen an Tuberkulose häufig die Verhältnisse in den Großstädten eine unrühmliche Rolle spielen, sollen die folgenden 3 Übersichten (Abb. 26, 27, 28) am Beispiel der Stadt Wien belegen.

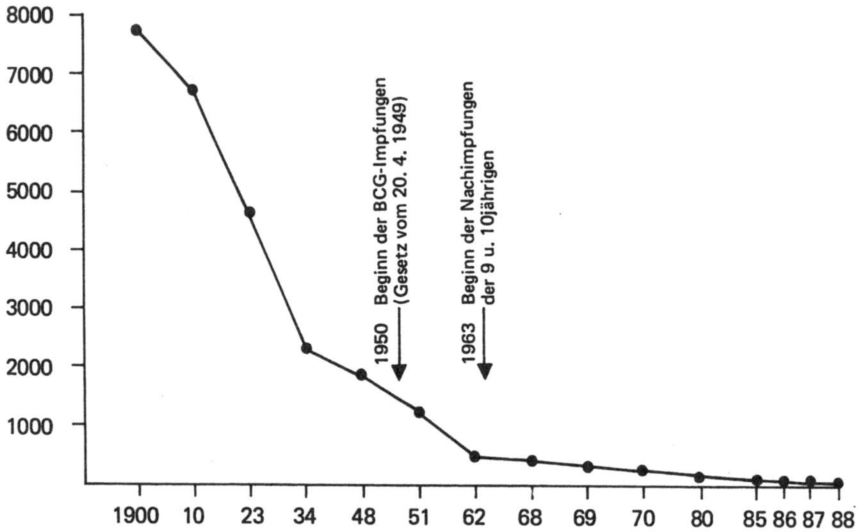

Abb. 26 Tuberkulosesterblichkeit in Wien 1900–1988

Quelle: Junker, E.: BCG-Impfung aus heutiger Sicht. Mitt. der österr. Sa. Verw. 91, S. 305 (1990)

Die Kurve zeigt den Rückgang seit der Jahrhundertwende und läßt gleichzeitig die Bremswirkung der BCG-Impfung erkennen.

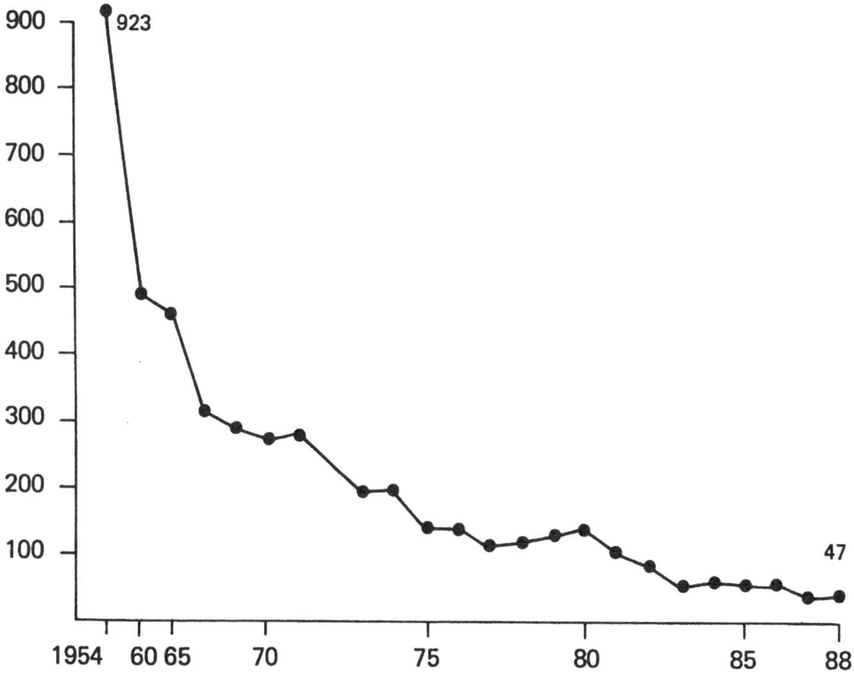

Abb. 27 Todesfälle an Tuberkulose in Wien 1954–1988
Quelle: Junker, E.: Zur Epidemiologie der Lungenerkrankungen in Wien. Mitt. der österr. San. Verw. 91, S.1 (1990)

Die Verbesserung der Lebensverhältnisse in den letzten Jahrzehnten hat den erfreulichen Rückgang von 923 Todesfällen im Jahre 1954 auf 47 Todesfälle im Jahre 1988 bewirkt.

Die Graphik (Abb. 28, S. 90) über die Tuberkulose-Erkrankungen in Wien macht auf den steilen Rückgang bis zum Jahr 1965 aufmerksam. (Beseitigung der Rindertuberkulose und damit der Ansteckungsquelle für tuberkulöse Infektionen im Bauchraum). Ab 1965 trat zwar eine Verlangsamung ein, die aber doch in 25 Jahren zu einer Halbierung führte. Gab es 1965 noch ca. 1000 Erkrankungen, so reduzierte sich die Zahl bis 1988 auf 515 Betroffene. 515 Erkrankungen und 47 Todesfälle (Abb. 27) bedeuten, daß 1988 von zehn Personen, die an

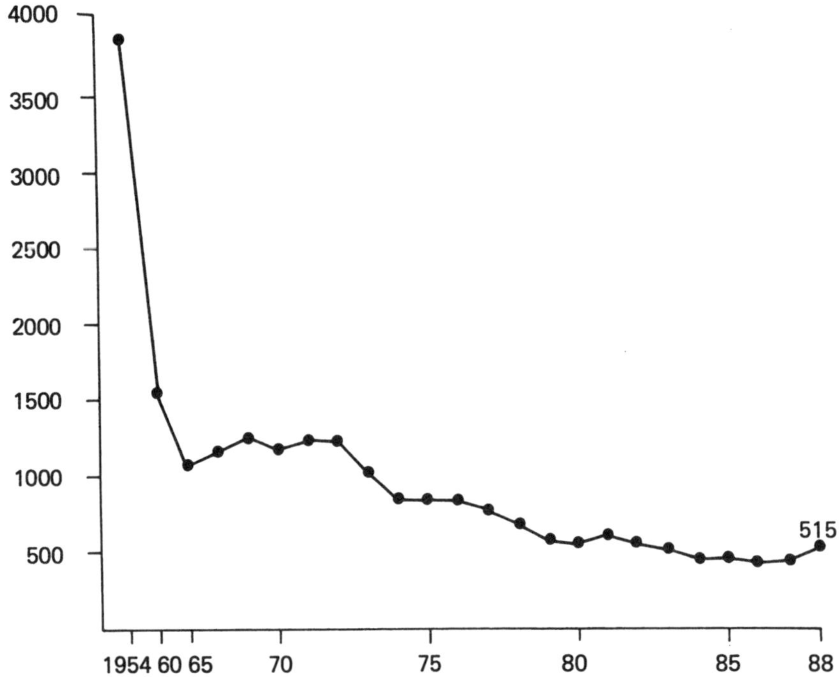

Abb. 28 Erkrankungen an Tuberkulose in Wien 1954–1988

Quelle: Junker, E.: Zur Epidemiologie der Lungenerkrankungen in Wien. Mitt. der österr. San. Verw. 91, S.1 (1990)

Tuberkulose erkrankten, neun die Infektion überstanden und wieder gesund wurden. Im Absinken dieser Verhältniszahl zeigt sich das Milderwerden der Gesamterkrankungen. Die epidemiologischen Rückgänge aber sind besonders bei der Tuberkulose ausschließlich Folge sozialer sowie hygienisch-technischer Verbesserungen. Die Tuberkulose ist – genau wie Pocken, Keuchhusten und Diphtherie – eine Folgeerscheinung menschlichen Elends, deshalb steigen diese Seuchen in Kriegszeiten so beträchtlich an. Wird das Elend überwunden, gehen sie zurück. Bleibt die soziale Lage einigermaßen stabil, ist mit ihrem Wiederauftreten nicht zu rechnen. Man wird kaum widersprechen können, wenn ich behaupte: Noch keiner Generation – in Österreich, in Deutschland sowie in vielen Ländern Europas – ist es jemals sozial so gut gegangen wie heute.

Die Geschichte der BCG-Impfung wird gleich in ihrer Anfangsphase von einem dramatischen Zwischenfall überschattet, dem Lübecker Impfunglück. Zwischen dem 10. Dezember 1929 und dem 30. April 1930 wurden in Lübeck 251 von 412 neugeborenen Säuglingen dreimal oral mit BCG-Impfstoff innerhalb der ersten zehn Lebenstage geimpft. 72 Säuglinge verstarben an generalisierter Tuberkulose, Meningitis tuberculosa, tuberkulöser Peritonitis, spezifisch-entzündlichem Darmverschluß und anderen Tuberkulosen, die Mehrzahl binnen zwei bis fünf Monaten nach der Impfung. Alle 72 Säuglinge bis auf einen, der wenig später verstarb, starben noch vor Ablauf ihres ersten Lebensjahres. 135 geimpfte Kinder erkrankten an Tuberkulose und 44 Impflinge wurden zwar tuberkulin positiv, blieben aber gesund. Keines der im gleichen Zeitraum in Lübeck geborenen, aber ungeimpft gebliebenen 161 Kinder erkrankte während der ersten drei Lebensjahre an Tuberkulose. In der Mehrzahl der Fälle erfolgte die Erstmanifestation der Tuberkulose im Magen-Darm-Trakt, entsprechend der oralen Verabreichung des Impfstoffs, bei einigen Kindern auch an der Lunge (offenbar durch Inhalation bedingt) bzw. in Form primärer Mittelohrkomplexe. Vom 12. Oktober 1931 bis zum 6. Februar 1932 wurde der Prozeß vor dem Strafgericht in Lübeck gegen die Angeklagten, Prof. Deyke und Mitarbeiter, geführt (das Deyke-Laboratorium hatte den Impfstoff hergestellt). In 70 Sitzungen, von denen eine sogar im Laboratorium stattfand, wurde um die Urteilsfindung gerungen. Die ersten drei Monate standen im Zeichen von medizinischen Experten und Gutachten, das Gericht wurde zum medizinischen Forum. Die Kernfrage: Hat sich der BCG-Stamm unter den Züchtungsbedingungen des Lübecker Laboratoriums gewandelt und eine Virulenzsteigerung erfahren, oder wurde der BCG-Stamm infolge mangelhafter Sorgfalt mit virulenten humanen Tb-Bakterien verunreinigt, blieb unbeantwortet. Sechzehn untersuchte Kulturen des Lübecker Laboratoriums entsprachen elfmal dem BCG, drei Stämme wiesen Merkmale im Sinne eines humanen virulenten Stammes, des sogenannten Kehl-Stammes auf. In den Jahren 1927 bis 1933 wurden insbesondere aus den USA und Kanada Veröffentlichungen bekannt, die die Instabilität des BCG und seine Fähigkeit, krankmachende Eigenschaften für das Tier wieder zu gewinnen, postulierten. Das Gericht verurteilte Prof. Deyke zu 1 Jahr und 10 Monaten Gefängnis, seinen Mitarbeiter zu 15 Monaten Haft. Der zur Aufklärung der Ursachen durchgeführte Prozeß stand im Mittelpunkt der medizinischen und nichtmedizinischen Öffentlichkeit in vielen Ländern der Welt. Das »Lübecker Impfunglück« beeinflußte die Entwicklung der BCG-Schutzimpfung für mehr als zehn Jahre nachhaltig. In einem Bericht heißt es: »Die daraufhin erarbeiteten Produktionskontroll- und -prüfvorschriften, die in den Requirements der WHO gipfeln, schufen die Voraussetzungen für eine sichere Produktion und Anwendung von BCG-Impfstoffen. Fast 50 Jahre Erfahrung mit der BCG-Impfung seit dem Lübecker Zwischenfall lassen die Aussage zu:

Die BCG-Impfung gehört zu den sichersten Impfungen überhaupt.«

Hier zeigt sich die deutsche Taktik: Hochjubeln des Impfstoffes, Verharmlosung seiner Schäden, im übrigen viel verschweigen und vertuschen.

Nicht verschweigen läßt sich der Impfskandal von 1990/1991 in Österreich. In den meisten Ländern Europas ist die Impfung gegen die Tuberkulose (BCG) – weil sie unnötig ist – schon vor Jahren aufgegeben worden. In Schweden ist diese Impfung seit 1985 verboten.

Österreich macht davon eine Ausnahme. Anfang 1990 hatte die Oberste Sanitätsbehörde dieses Landes entschieden, die

BCG-Impfung nicht mehr zu empfehlen. Da es dort keine Gesetze zur Regelung und Entschädigung von Impfschäden gibt, hatte die Auffassung der Obersten Sanitätsbehörde zunächst keine Auswirkungen. Wegen des langfristig zu erwartenden Rückgangs des Impfstoffverbrauchs stellte die Firma »BCG-Berna« den Vertrieb des bis dahin von ihr gelieferten Impfstoffs »BCG-Merieux« ein, weil der kleine Markt in Österreich keinen Gewinn mehr erwarten ließ. Daraufhin lieferte eine andere Firma, nämlich das »Sero-therapeutische Institut« der Firma »Pasteur« in Frankreich, Anfang März 1990 den Impfstoff »BCG-Pasteur« und ließ wissen, daß bei kurzfristigen Nachbestellungen nur ein aus einem anderen BCG-Impfstamm hergestellter Impfstoff geliefert werden könne.

Bezüglich der Anwendung dieses Impfstoffs waren Bedenken der WHO bekannt, da nach deren Meinung dieser Impfstoff nur für die Dritte Welt geeignet sei.

In Österreich galt der neue Impfstoff jedenfalls von den österreichischen Sanitätsbehörden als »nicht zugelassen«. Auf Drängen der impffreudigen Kinderärzte Österreichs fand man in dem Paragraph 12 des entsprechenden Gesetzes den gesuchten Ausweg. Dieser Paragraph besagt nämlich, daß zur Abwehr schwerer Gesundheitsschädigungen ein Medikament auch **ohne** Zulassungsverfahren freigegeben werden könne. Am 31. Juli 1990 gab die Abteilung 11 des österreichischen Gesundheitsministeriums den neuen, aus einem anderen BCG-Stamm hergestellten Impfstoff zur Anwendung frei. Im Beipackzettel des neuen Präparates aus Frankreich war die Dosierung mit 0,05 ml angegeben, jedoch stand **auf** der Verpackung als Dosierung – wie bisher – 0,1 ml. Das hatte man im Ministerium bei der Zulassung des Serums nicht bemerkt, und so wurden die meisten Kinder – vermutlich aus Gewohnheit – mit der bisher üblichen Dosis von 0,1 ml geimpft. Das heißt, sie erhielten die doppelte Dosis. Bald mehrten sich Meldungen über entsprechende Reaktionen. Zunächst entstanden nur beträchtliche Lymphknotenschwellungen. Als diese Lymphknoten Einschmelzungen zeigten und zu langwierigen Eiterungen führten, empfahlen die Gesundheitsbehörden, angeschwollene Lymphknoten operativ zu entfernen, ehe es zu Einschmelzungen komme. Anschließend solle für mehrere Monate eine Behandlung mit Medikamenten durchgeführt werden, wie sie zur Behandlung einer Tuberkulose üblich sind (INH = Isonikotinsäurehydrazit). In Österreich sind seitdem bei einer unbekannten Anzahl von Babys vergrößerte Lymphknoten unter allen Risiken einer Vollnarkose operativ entfernt worden; anschließend erfolgte eine Behandlung mit entsprechenden Medikamenten. In letzter Zeit wurde über so geimpfte Babys berichtet, bei denen es zum Ausbruch einer Tuberkulose gekommen war und die in Universitätskliniken behandelt werden mußten. Andere Babys erlitten Lungendefekte, Atemstillstand und trugen bleibende Gehirnschäden davon.

Im November 1990 wurde das Mittel aus dem Handel gezogen. Es stellte sich heraus, daß mindestens 5000 Portionen verimpft worden waren.

Teilweise besorgten sich die Kinderärzte den Impfstoff direkt aus der Apotheke selbst. Wegen der Ähnlichkeit des Namens (Impfstoff: »BCG-Pasteur intradermal P-Vaccine«) erhielten sie vielfach irrtümlich das Medikament »Immun BCG-Pasteur F«, das sie den Babys ebenfalls in der Dosis von 0,1 ml einimpften. Bei diesem Medikament aber handelte es sich um ein Krebsheilmittel, das bei Krebserkrankungen in die Blase gespritzt wird. Die österreichischen Ärzte benutzten diese Flüssigkeit als Impfstoff!

Dies alles ist für Österreich besonders peinlich, weil ein hervorragender Tuberkulose-Fachmann, der Oberstadtphysikus Hofrat Dr. Ermar Junker vom Gesundheitsamt der Stadt Wien, seit mindestens 20 Jahren in zahlreichen wissenschaftlich einwandfreien und unwiderlegbaren Arbeiten immer wieder auf die Unnötigkeit und Unwirksamkeit der BCG-Impfung hingewiesen und deren Einstellung gefordert hat. Seit Jahren haben die Kinderärzte und die Industrie an einer Maßnahme gut verdient, deren Nutzlosigkeit schon vor 20 Jahren einwandfrei nachgewiesen wurde. In einer Zeitschrift hieß es: »In Österreich muß immer erst etwas passieren, ehe etwas geschieht.«

Vom 31. 5. 1991 bis zum 1. 6. 1991 fand im Hotel »Bayerischer Hof« in München eine vom Deutschen Grünen Kreuz veranstaltete und organisierte Tagung statt.

Die dort gehaltenen Vorträge und Referate sind in Form eines Buches von Prof. H. Spiess in München und Prof. G. Maass in Münster herausgegeben worden. Das Buch heißt: »Neue Schutzimpfungen – Impfempfehlungen, Aufklärung – Widerstände«. Auf dieser Tagung wurde verkündet, daß die BCG-Impfung wieder in die Liste der »öffentlich empfohlenen Impfungen« aufgenommen werden wird. Das heißt, von diesem Zeitpunkt ab – gesprochen wurde vom Juli 1991 – werden Säuglinge wieder am Tag nach der Geburt, ohne die Eltern zu fragen, mit dem BCG-Impfstoff geimpft.

An der Tagung in München vom 31. Mai bis zum 1. Juni 1991 nahmen auch Kinderärzte aus Österreich teil. Sie stellten diese Ereignisse nur als böswillige Sensationsmache der Presse dar und behaupteten, in Österreich hätte es nur einige harmlose »Lymphadenitiden«, das heißt Anschwellung der Lymphknoten, gegeben. Hofrat Dr. Ermar Junker berichtete mir in einem Schreiben vom 13. August 1992: »Nach persönlicher Information wurden dem Ministerium bis Juli 1991 411 Fälle von Komplikationen nach BCG-Impfung gemeldet.«

Immerhin heißt es in einem Bericht der Zeitung »Die Presse« vom 19. Februar 1991: »Ein typischer ärztlicher Kunstfehler«. Der Gesundheitsminister Ettl verspricht Ent-

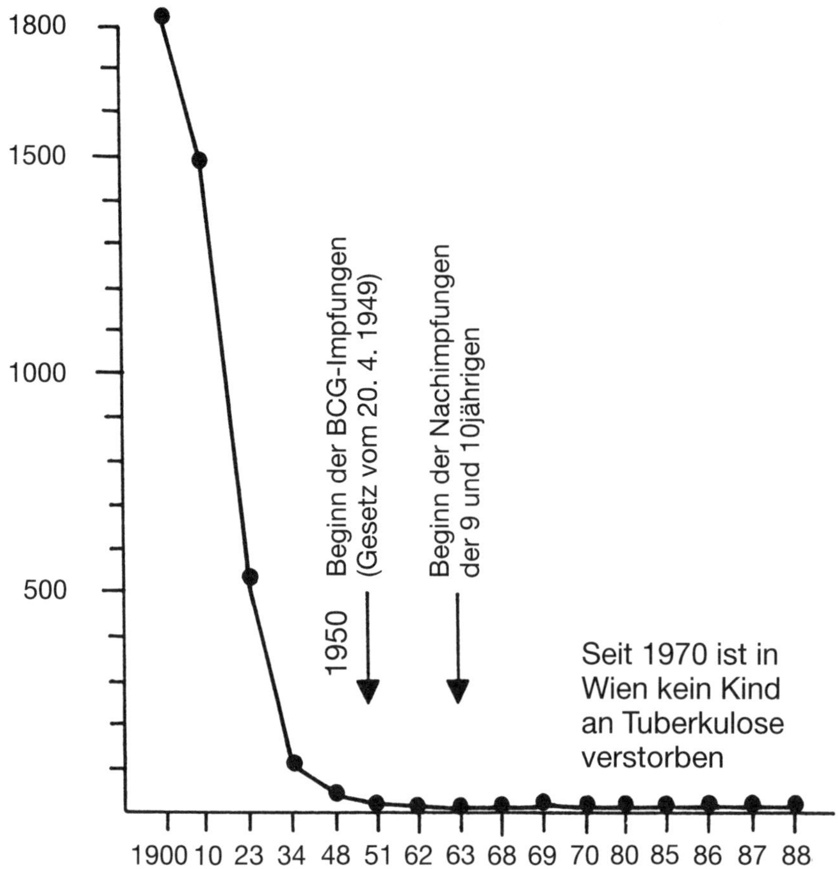

Abb. 29 Todesfälle an Tuberkulose in Wien. Kinder von 0–10 Jahren

Quelle: Junker, E.: BCG-Impfung aus heutiger Sicht. Mitt. der österr. San. Verw. 91, S. 305 (1990)

schädigung für Kinder, die mit Krebspräparat geimpft worden sind.

Zum Abschluß dieses Kapitels und zur Verdeutlichung des Unsinns der BCG-Impfung eine Kurve über Todesfälle an Tuberkulose in Wien (s. Abb. 29, S. 96).

Im Jahre 1900 starben in Wien demnach 1800 Kinder an einer Tuberkulose. Diese schreckliche Zahl ging von Jahr zu

Jahr zurück. In 50 Jahren bis kurz über den Nullpunkt. Als es 1950 noch zwei Todesfälle in ganz Wien gab, setzten die BCG-Impfungen ein. Da nun im darauffolgenden Jahr – wie zu erwarten war – die Kurve den Nullpunkt erreichte, löste dieses die Behauptung aus, das sei Folge der BCG-Impfung.

Man muß sich diesen Rückgang verdeutlichen. Im Jahr 1900 werden 1800 Todesfälle registriert, 70 Jahre später Todesfälle an Tuberkulose: 0.

Vom Gesundheitsamt der Stadt Wien wird im April 1994 in der Zeitschrift »Gesundheits-Wesen« S. 208 bestätigt, daß die geschürte Angst vor einem Übergreifen von Tuberkuloseerkrankungen bei Gastarbeitern auf die einheimische Bevölkerung unbegründet ist. Es heißt:

»Obwohl die Tuberkulosemorbidität (= Krankheitshäufigkeit) der ausländischen Arbeitnehmer und deren Angehörigen in der Folgezeit unverändert um das Doppelte höher war und sie auch häufiger an offener Lungentuberkulose erkrankten als die einheimische Bevölkerung, hat sich die Tuberkulose in der Schweiz und in der Bundesrepublik Deutschland in all den Jahren kontinuierlich zurückgebildet. Die anfänglichen Befürchtungen, daß relativ starke Ausländerbelastung einen epidemiologischen Niederschlag (= Ansteigen der Erkrankungen bei Einheimischen durch Ansteckungen bei Ausländern) über einen längeren Zeitraum haben könnte, fanden keine Bestätigung.«

5. Keuchhusten

Kurzfassung:
Erreger: Bordetella Pertussis
Inkubationszeit: 7–10 Tage, selten mehr als 2 Wochen
Infektionskrankheit, die mit gefährlichen Hustenattacken einhergeht. 10 % der Erkrankungen entfallen auf das Säuglingsalter, 80 % auf das Vorschulalter.
Der Pertussis-Impfstoff steht in Deutschland nur in Kombination mit dem Diphtherie- und dem Tetanusimpfstoff (»DPT«) zur Verfügung.
Pro Dosis werden etwa 9–11 Milliarden abgetötete Pertussisbakterien eingespritzt.

Ursache der Erkrankung ist das Keuchhustenbakterium (Bordetella pertussis), ein gramnegativer Keim, der unter anderem das für die Keuchhusten-Erkrankung bedeutsame Pertussis-Toxin bildet. Der Keuchhusten ist behandelbar, zum Beispiel mit Erythromycin, 50 mg pro kg/Tag. Antibiotika führen außerdem zu einer Minderung der Hustenattacken. Wenn heute ein Kind länger als drei Wochen »den Husten« hat, sollte daran gedacht werden, daß möglicherweise ein Keuchhusten vorliegt und entsprechend behandelt werden. Erkrankungen an Keuchhusten sind bei uns gering geworden, und der Keuchhusten ist auch so mild geworden, daß 1961 die Meldepflicht bei Erkrankungsfällen aufgehoben wurde.

Alle heute genannten Keuchhusten-**Erkrankungs**zahlen sind daher keine amtlichen Zahlen, sondern reine Phantasiegebilde. Wenn auch verläßliche Zahlen über Keuchhusten**erkrankungen** nicht genannt werden können, weil die Meldepflicht aufgehoben wurde, blieb für Keuchhusten-**Todesfälle** die Meldepflicht bestehen. Aus allen Todesfallkurven können ohne weiteres Rückschlüsse über den Verlauf auch der Erkrankungen gezogen werden.

Die Kurve über Keuchhusten-Todesfälle von 1970 bis 1995 zeigt, daß es seit etwa 20 Jahren nur noch bis zu 15 Todesfälle pro Jahr gegeben hat. Das Statistische Bundesamt in Wies-

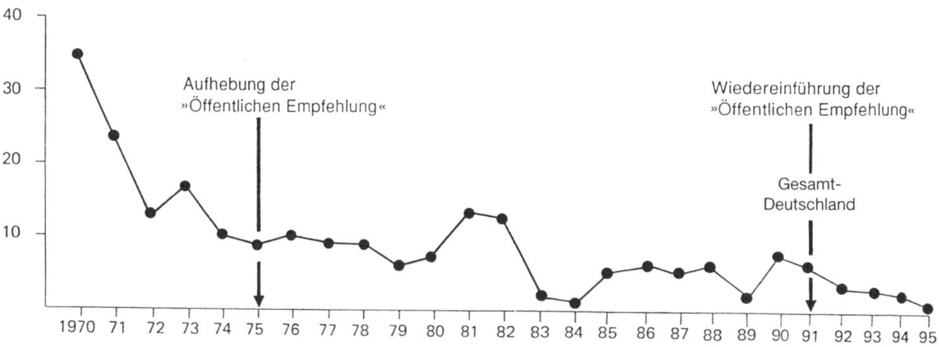

Abb. 30 Todesfälle an Keuchhusten in der Bundesrepublik Deutschland

Quelle: Statistisches Bundesamt Wiesbaden, Gruppe VII D

baden gibt für das Jahr 1995 für Gesamt-Deutschland (also für 80 Millionen Einwohner) keinen Todesfall mehr an.

Die Kurve zeigt aber auch den für viele Infektionskrankheiten typischen wellenförmigen Verlauf. Diese wellenförmigen Abläufe sind in der Abbildung über Pocken-Todesfälle gut zu erkennen. (Die Graphik soll an dieser Stelle lediglich die »Wellen« demonstrieren.

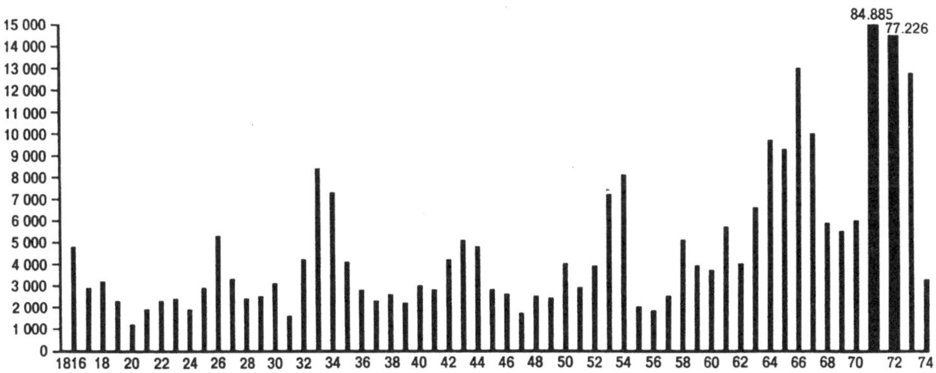

Abb. 31 Pockentodesfälle im Deutschen Reich nach Einführung der gesetzlichen Pflichtimpfung in den deutschen Ländern

Quelle: nach Lentz u. Gins: Handbuch der Pockenbekämpfung und Impfung

Etwas Ähnliches spielt sich auch beim Keuchhusten ab. Natürlich kommen diese Wellen bei Zahlen, die – wie bei den Pocken – in die Tausende gehen, besser heraus als auf einer Kurve, deren Verlaufszahlen sich im Zehnerbereich abspielen. Als es, wie aus Abb. 30 zu ersehen ist, 1981 zu einem Anstieg der Keuchhusten-Erkrankungen kam, erschienen damals Veröffentlichungen, die vor einem Anstieg des – angeblich wieder im Kommen begriffenen – Keuchhustens warnten und die Wiedereinführung der Keuchhustenimpfung als »empfohlene Impfung« forderten.

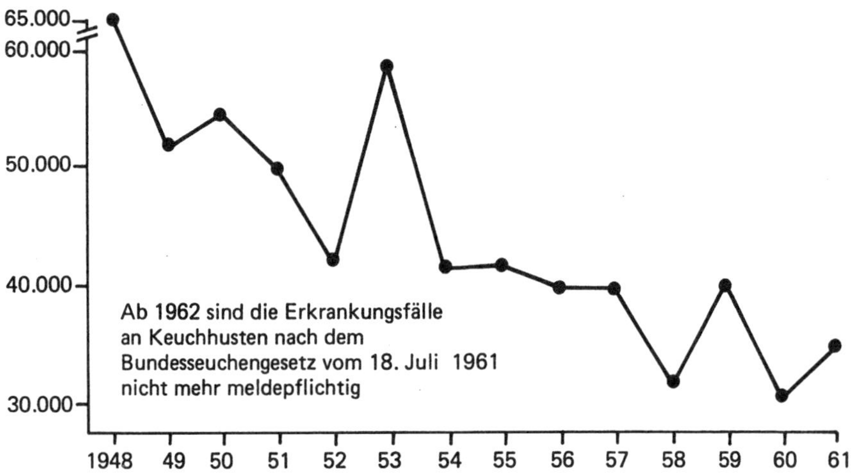

Abb. 32 Erkrankungen an Keuchhusten in der Bundesrepublik Deutschland von 1948–1961

Quelle: Statistisches Bundesamt Wiesbaden Gruppe VII D

Im Jahr 1975 ist die Keuchhusten-Impfung aufgrund der Untersuchungen, Arbeiten und Veröffentlichungen von Prof. Ehrengut von der Liste der »empfohlenen Impfungen« gestrichen worden. Prof. Ehrengut hatte in zahlreichen wissenschaftlichen Veröffentlichungen etwa seit 1969 auf die Gefahren der Keuchhusten-Impfung aufmerksam gemacht. Nach

1980 erschienen Arbeiten, die die Wiedereinführung der Keuchhusten-Impfung als »empfohlene Impfung« forderten (wie zum Beispiel die von Stickl und Pachler: »Die Keuchhustenepidemie seit 1978 und die Indikation zur Pertussis-Impfung«, Monatsschr. Kinderheilkd. 132, S. 493 [1984]). Darin berichten die Autoren, eine 1980 durchgeführte Umfrage habe ergeben, daß von 5485 stationär aufgenommenen Kindern 2614 noch unter zwölf Monate alt waren (47,6 %). 438 Kinder waren zwar gegen Keuchhusten geimpft, sie erkrankten aber trotzdem, und Stickl und Pachler mußten zugeben: »Darüber hinaus führt der Keuchhusten-Impfstoff bei fast jedem Säugling zu Nebenwirkungen und in seltenen Fällen zu schweren Komplikationen mit Dauerschäden... Auffallend ist die niedrige Letalität des Keuchhustens...« Trotzdem schließt der Bericht mit dem Satz: »Eine wirksame Keuchhusten-Prophylaxe in der augenblicklichen epidemiologischen Situation ist notwendig.« Damals war Prof. Ehrengut noch Mitglied der STIKO. An seinen Erkenntnissen über die Gefährlichkeit der Keuchhusten-Impfung konnte nicht vorübergegangen werden, und ehe die STIKO einen Entschluß fassen konnte, waren die angeblich so großen und gefährlichen Keuchhustenepidemien schon wieder im Abklingen.

Im Jahr 1990 hat es nun wieder einen »Anstieg« von Keuchhusten-Erkrankungen in Deutschland gegeben. Dabei stiegen die Sterbefälle von 2 im Jahre 1989 auf 8 in 1990, und sie blieben – diesmal allerdings für Gesamt-Deutschland – auch 1991 bei acht Fällen. Inzwischen ist Prof. Ehrengut in Pension gegangen. Er ist nicht mehr Mitglied der STIKO; damit sind die Chefärzte der Kinderkliniken in der STIKO unter sich. In diesem Gremium sitzen daher vorwiegend Ärzte, die oft nur wenig Ahnung von Impfschäden haben, aber an Impfungen verdienen. So ist zu verstehen, daß in den Impfempfehlungen 1991 die Keuchhusten-Impfung wieder in die Liste der »empfohlenen Impfungen« aufgenommen wurde.

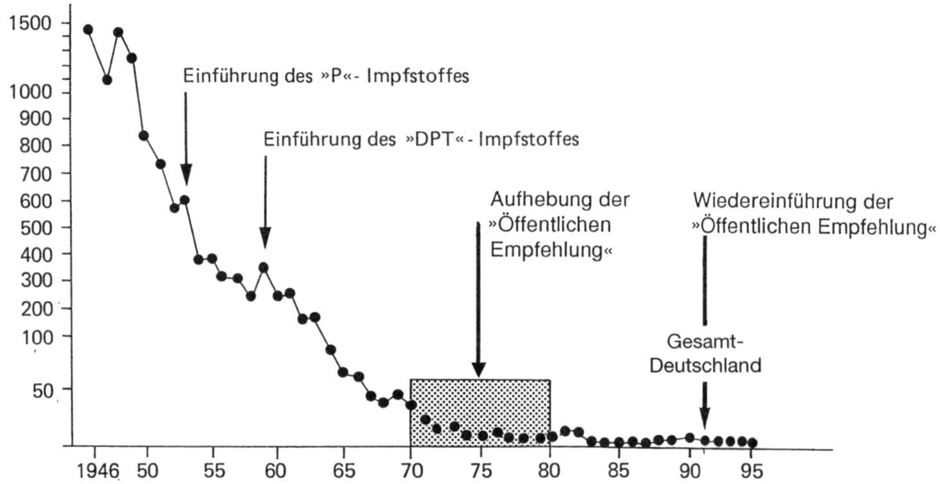

Abb. 33 Sterbefälle an Keuchhusten (Pertussis)
Quelle: Statistisches Bundesamt Wiesbaden, Gruppe VII D

Die Abb. 33 über Keuchhusten-Sterbefälle von 1946 bis 1995 belegt, daß der Keuchhusten in Wirklichkeit keine gravierende Rolle mehr spielt, weil es die früher so gefürchteten schweren Erkrankungen kaum noch gibt. Die schweren Keuchhusten-Erkrankungen sind es ja gewesen, die zu tödlichen Ausgängen führten, und aus der Kurve ist zu ersehen, daß seit 20 Jahren die Keuchhusten-Todesfälle im Fingerbereich lagen. Von 1990 bis 1995 ist ein Rückgang dieser Keuchhustenfälle zu erwarten; damit sind auch Berichte über die »hervorragende Wirkung« der jetzt wieder durchgeführten »Schutzimpfungen gegen Keuchhusten« vorprogrammiert. Weiterhin zeigt die Kurve ab Kriegsende einen kontinuierlichen Rückgang der Keuchhusten-Sterbefälle. Von 1946 bis 1952 waren sie von 1500 auf 500 Fälle zurückgegangen. Sowohl die Einführung des alleinigen Keuchhusten-Impfstoffs »P« im Jahre 1953 als auch die Einführung des kombinierten Diphtherie-Keuchhusten-Tetanus-Impfstoffs »DPT« hatte keinen sichtbaren Einfluß auf die fallende Tendenz des

Kurvenverlaufs, sie blieb unverändert. Durch Einführung der Impfung wurde die Kurve eher flacher. Die Schraffierung hebt wieder die Massenimpfaktion zwischen 1970 und 1980 hervor, die zur Stagnation der Todesfallzahlen führte und den Rückgang verlangsamte.

Da Infektionskrankheiten ein Spiegel des sozialen, hygienischen und technisch-zivilisatorischen Standards eines Landes sind, müssen sich in ähnlich strukturierten Ländern wie die BR Deutschland gleiche Kurvenabläufe finden.

Am Beispiel der Schweiz läßt sich diese Abhängigkeit gut sichtbar machen (s. Abb. 34).

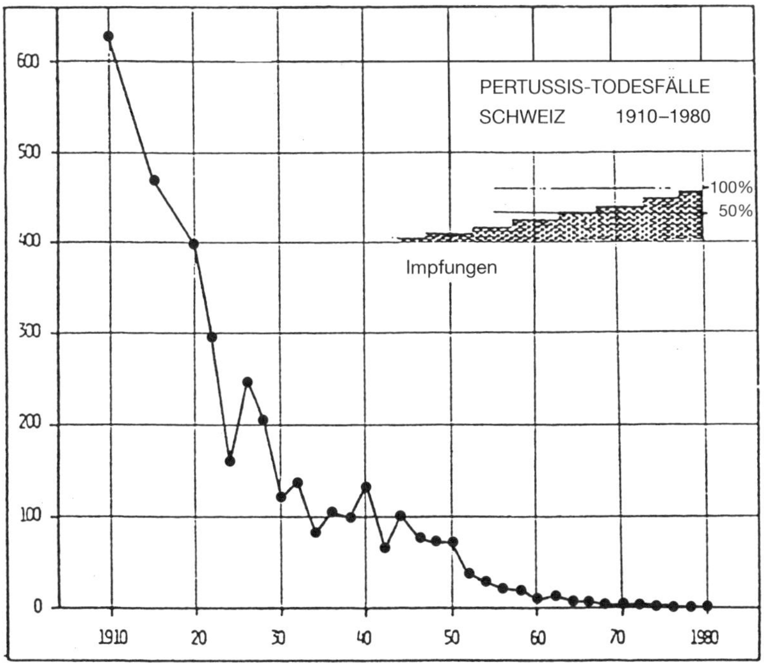

Abb. 34 Pertussismortalität in der Schweiz: über 600 Pertussis-Todesfälle zu Beginn des Jahrhunderts, keine Todesfälle in den letzten fünf Jahren. Die stärksten Rückgänge sind in der Zeit **vor** der allgemeinen Durchimpfung der Säuglinge eingetreten.

Quelle: Tönz, O.: Keuchhustenimpfung; Therapeut. Umschau 40 (1983), S. 203

In der Schweiz gab es 1910 über 600 Keuchhusten-Todesfälle. Das Land war in beiden Kriegen neutral, und so wurde die Kontinuität der Rückgangskurve – selbst in den Kriegsjahren – nicht unterbrochen. Jahr für Jahr gingen die Keuchhusten-Todesfälle zurück. 1945 wurde die Marke »100« erreicht. In diesem Jahr begannen langsam und zögerlich die ersten Impfungen, worauf der günstige Rückgangstrend unterbrochen wurde. Die Kurve wurde flacher, verlief aber trotz dieser ärztlichen Maßnahme weiter nach dem Nullpunkt hin. Ohne Impfung wäre dieser wahrscheinlich im Jahr 1950 erreicht worden, doch sie verzögerte das Erreichen um 20 Jahre.

Seit 1970 ist in der Schweiz kein Kind mehr an Keuchhusten gestorben. Von den »Wissenschaftlern« wird das jedoch als Folge der »flächendeckenden Durchimpfung der schweizer Kinder« gefeiert.

6. Diphtherie

Kurzfassung:
Erreger: Corynebakterium Diphtheriae.
Es ist eine Infektionskrankheit, die durch Lokal- und Fernwirkung der Toxine gekennzeichnet ist.
Lokal: Fibrinbeläge auf Haut- und Schleimhäuten.
Fern: Herzmuskelschädigung, Nervenlähmung.
Inkubationszeit: 2–7 Tage.
Häufig verlaufen Epidemien wellenförmig, die Ursache ist unbekannt. In den epidemiefreien Zeiten gibt es etwa 1% Keimträger und Dauerausscheider und in Epidemiezeiten ca. 50 % Keimträger und Dauerausscheider.
Wir kennen zwei Verlaufsformen: die gutartige und die maligne Form.
Impfstoff: Durch Formalin entgiftete, isolierte und gereinigte Diphtherietoxine, adsorbiert an Aluminiumverbindungen.
Impf-Dosis: 0,5 ml = 75 IE Diphtherie-Toxoid, bei Kombination mit Tetanus- und Pertussis-Impfstoff jedoch nur 50 IE. Seit 1984 gibt es einen Impfstoff für Erwachsene, der nur 5 IE Di.-Toxoid monovalent in Kombination mit Tetanus-Impfstoff enthält.

Die Diphtherie wird von dem Corynebakterium diphtheriae hervorgerufen, einem grampositiven Stäbchen mit keulenförmig verdickten Enden. Von Bedeutung sind die Toxine und Allergene. Die Inkubationszeit beträgt in der Regel zwei bis vier Tage, zuweilen bis zu einer Woche. Im vorigen Jahrhundert war die Diphtherie eine weit verbreitete Erkrankung mit einer hohen Sterblichkeitsrate. 1883 sollen 75 000 Menschen, vorwiegend Kinder, an der Diphtherie gestorben sein.

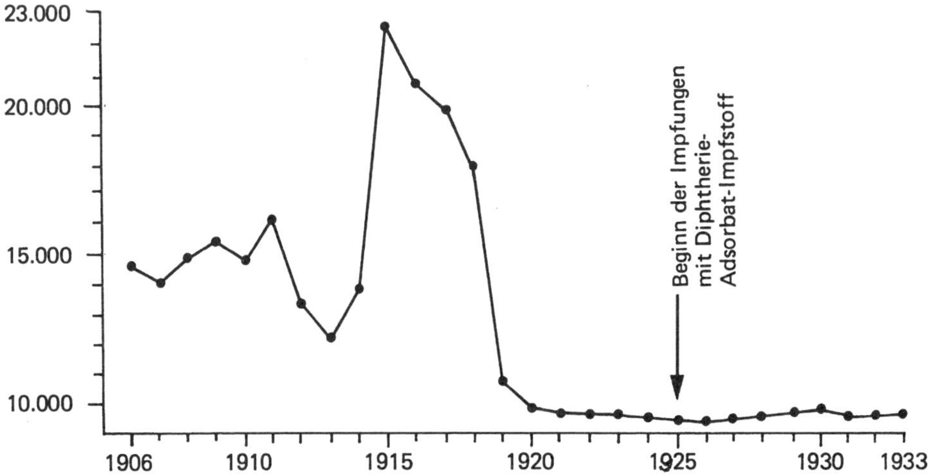

Abb. 35 Todesfälle an Diphtherie zwischen 1906 und 1933
Quelle: Statistisches Bundesamt Wiesbaden Gruppe VII D

Die Kurve zeigt, daß es vor dem Ersten Weltkrieg ca. 15 000 Todesfälle pro Jahr gegeben hat. In der Kriegszeit kam es dann zu einer deutlichen Zunahme, wie sie von fast allen Infektionskrankheiten bekannt ist. Nach Beendigung des Ersten Weltkriegs setzte ein steiler Rückgang ein und ab 1920 ein langsames jährliches Zurückgehen bis 1925. Hier wurde die Impfung mit Diphtherie-Adsorbat-Impfstoffen eingeführt. Die Zahl der Todesfälle nahm jedoch zu, erkennbar am leichten Anstieg der Kurve. Womit ist das Ansteigen nach Einführung einer Impfung – das bei vielen Infektionskrankheiten nachgewiesen werden kann – zu erklären? Wenn eine Erkrankung so häufig ist, wie das seinerzeit bei Diphtherie der Fall war, dann müssen nach dem Wahrscheinlichkeitsgesetz auch Kinder geimpft werden, die sich in der Inkubationszeit befinden, also in der Zeitspanne von der Ansteckung bis zum Ausbruch der Krankheit. Die Inkubationszeit beträgt bei Diphtherie zwei bis sieben Tage. Wird ein Kind in dieser Zeit geimpft, muß sich der kindliche Organismus gegen zwei Krankheiten zur Wehr setzen. Einmal gegen die sich im Inkubationsstadium befindliche Diphtherie, zum anderen gegen die künstliche Infektion, nämlich die Impfung. Diese Kinder erkranken schwer. Sie sind hoch infektiös, stecken andere Kinder an und sorgen so für den in der Kurve ersichtlichen Anstieg. Leider sind vom Statistischen Bundesamt in Wiesbaden

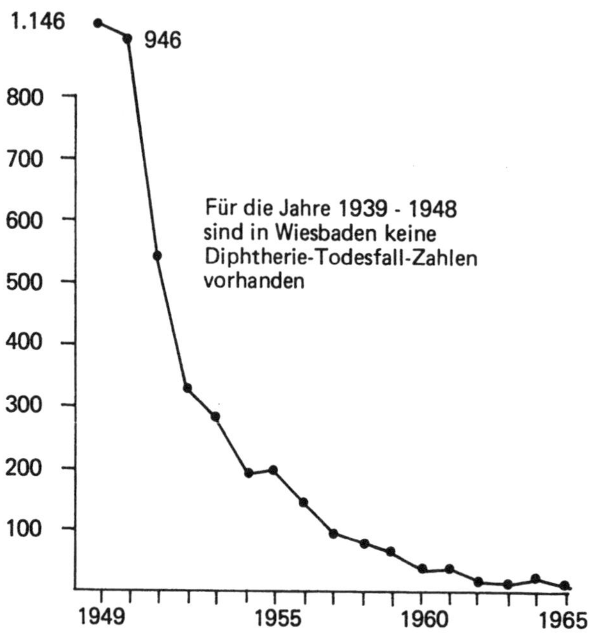

Abb. 36 Todesfälle an Diphtherie von 1949–1954

Quelle: Statistisches Bundesamt Wiesbaden

für die Jahre 1939 bis 1948 keine Angaben über Diphtherie-Todesfälle erhältlich; die Zahlen liegen wieder seit 1949 vor (Abb. 36). Damals starben 1146 Menschen an Diphtherie, und bereits diese Zahl zeigt den beträchtlichen Rückgang: Vor dem Ersten Weltkrieg ca. 15 000, zwischen den beiden Kriegen zwischen 5000 und 10 000 und 1949 etwas über 1000 Todesfälle. In der folgenden Zeit setzte nun ein steiler Rückgang ein.

Acht Jahre später lagen die Diphtherie-Todesfälle bei etwa 100 pro Jahr.

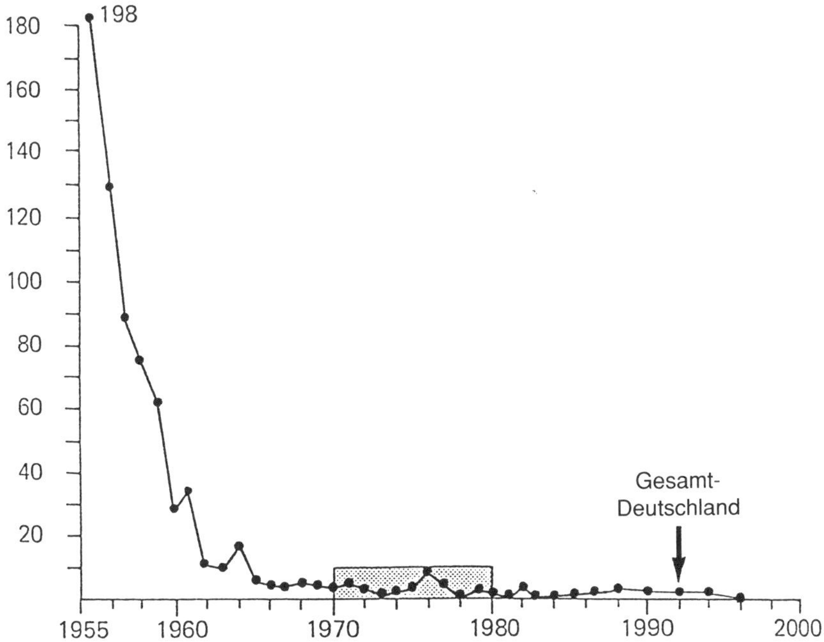

Abb. 37 Todesfälle an Diphtherie seit 1955
Quelle: Statistisches Bundesamt Wiesbaden Gruppe VII D

Der Rückgang ging weiter. Zehn Jahre später, also etwa ab 1965, lagen die Diphtherie-Todesfälle im Bereich zwischen 5 und 15 pro Jahr. Zeigten die bisherigen Graphiken das Verhalten bei den Diphtherie-Todesfällen, so sollen die nächsten den Verlauf bei Diphtherie-Erkrankungen sichtbar machen.

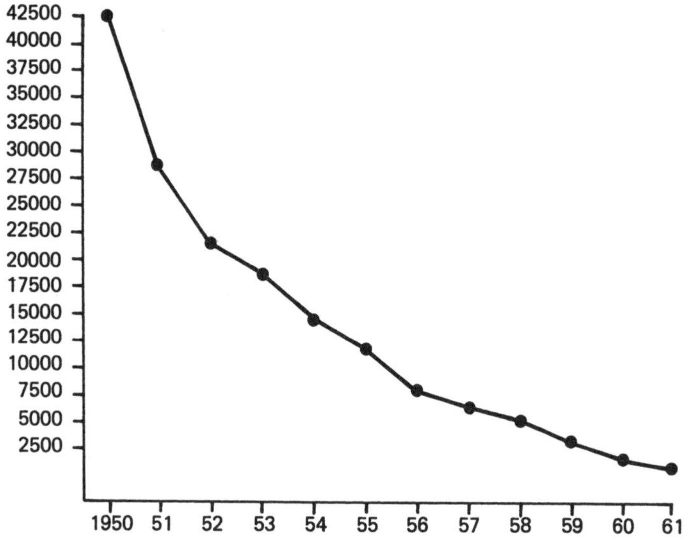

Abb. 38 Erkrankungen an Diphtherie in der Bundesrepublik Deutschland von 1950–1961

Quelle: Statistisches Bundesamt Wiesbaden Gruppe VII D

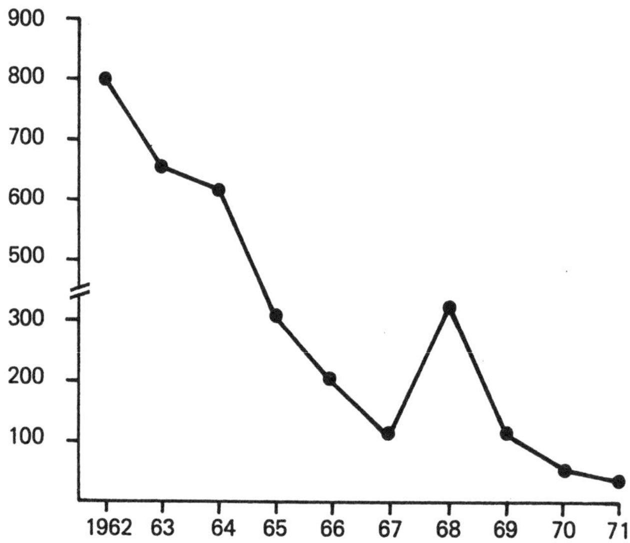

Abb. 39 Erkrankungen an Diphtherie in der Bundesrepublik Deutschland von 1962–1971

Quelle: Statistisches Bundesamt Wiesbaden Gruppe VII D

Erkrankten 1950 noch 42500 Personen an einer Diphtherie, so ging diese Zahl im Verlauf von nur zehn Jahren auf 2500 pro Jahr zurück (Abb. 38).

1962 war die Zahl 800 erreicht, und 1972 wurden nur noch ca. 35 Krankheitsfälle registriert (Abb. 39 u. 40).

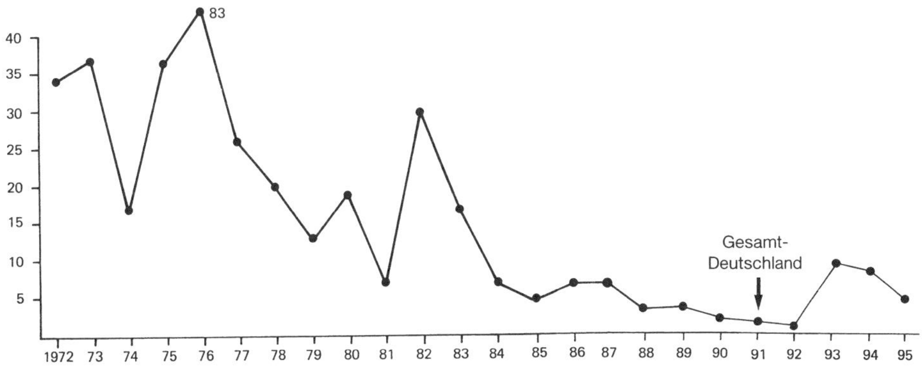

Abb. 40 Erkrankungen an Diphtherie in der Bundesrepublik Deutschland
Quelle: Statistisches Bundesamt Wiesbaden Gruppe VII D

Seit 1972 ist ein weiterer Rückgang zu verzeichnen, der zunächst eine ziemliche Unruhe erkennen läßt (das ist die Folge der Massenimpfaktionen der deutschen Gesundheitsämter von 1970 bis 1980). Ab 1984 wird die Kurve sehr ruhig, die Diphtherie-Erkrankungen liegen jetzt etwa um fünf pro Jahr. 1990 gab es einen einzigen Diphtherie-**Todesfall** und im wiedervereinigten Deutschland wurde 1992 nur ein einziger Diphtherie-**Erkrankungsfall** gezählt.

Welchen Schaden Impfungen anrichten – nicht nur in Beziehung auf das Einzelwesen, das durch die Impfung einen Impfschaden erleiden kann, sondern ebenso in Beziehung auf die Gesamtsituation des Seuchenrückgangs – läßt sich am Beispiel der Diphtherie eindrucksvoll zeigen. Aus Abb. 41 ist zunächst der gleiche steile Rückgang ersichtlich, wie er bei

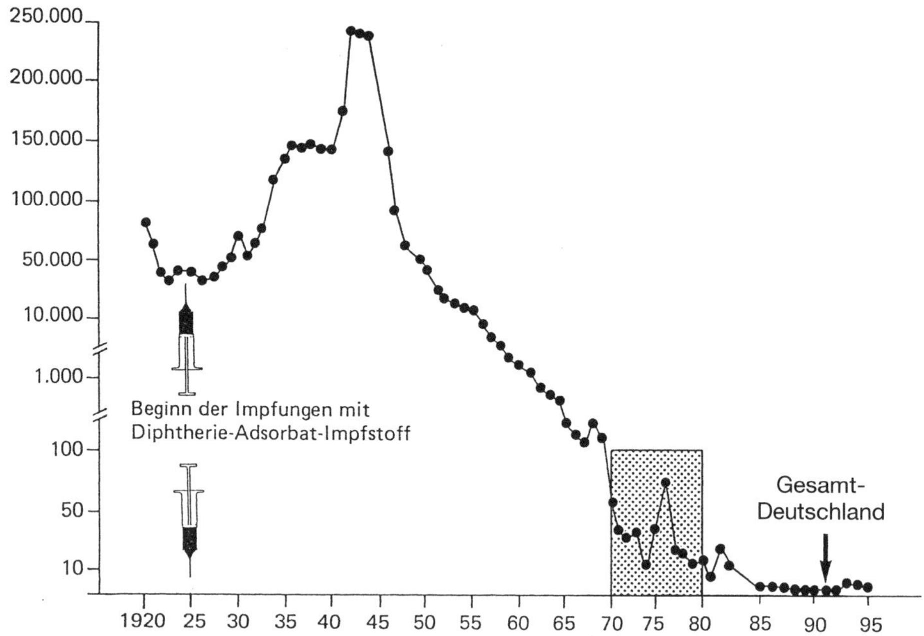

Abb. 41 Erkrankungen an Diphtherie
Quelle: Statistisches Bundesamt Wiesbaden

allen Infektionskrankheiten nachzuweisen ist. Erkrankungen an Diphtherie waren seit 1918 in wenigen Jahren von ca. 100 000 bis auf 25 000 zurückgegangen. Im Jahr 1925 wurde die Diphtherie-Impfung eingeführt, stark propagiert und auch häufig angewandt. Daraufhin stiegen die Erkrankungszahlen unaufhörlich an. Sie erreichten 1945 mit 250 000 Fällen pro Jahr ihren Höhepunkt, um nach Beendigung des Krieges steil abzufallen, obwohl in der Nachkriegszeit zunächst kaum oder nur sehr wenig geimpft wurde. Erneut ist zu sehen, daß Not, Hunger und Elendsjahre Nährböden für Infektionskrankheiten sind, wie es bereits aus den Kurvenverläufen bei Pocken, Tuberkulose und Keuchhusten abgelesen werden konnte.

Auch bei der Diphtherie blieben die eingezeichneten Massenimpfaktionen von 1970 bis 1978 ohne ersichtliche Wirkung. Im Gegenteil, der bis dahin regelmäßige Rückgang wird unterbrochen, die Kurve wird zunächst unruhig und läßt von 1980 bis 1985 einen verlangsamten Rückgang erkennen.

In Amerika waren die Impfstoffhersteller für Impfschäden haftbar gemacht worden. Da in Amerika der Wert der menschlichen Gesundheit wesentlich höher veranschlagt wird als in Deutschland, gingen die Entschädigungsleistungen, zu denen die Impfstoffhersteller verurteilt wurden, meist in die Millionen Dollar. Dies führte dazu, daß kleinere Impfstoffhersteller in Konkurs gingen oder die Produktion einstellten. Die großen Firmen schlugen die Entschädigungskosten meist auf den Verkaufspreis ihrer Erzeugnisse, so daß diese in Amerika immer teurer wurden. Die Firma SmithKline Beecham verlegte ihre Aktivitäten deshalb nach Deutschland, denn hier werden die Entschädigungen für die Impfopfer von der Allgemeinheit getragen. Bei den Propagandaveranstaltungen begründete diese Firma die Notwendigkeit der Diphtherie-Impfung in Deutschland damit, daß gerade hier eine Diphtherie-Epidemie mit Todesfällen aufgetreten sei. Außerdem habe es auch in Schweden Diphtherieepidemien gegeben. Wenn man dieser Behauptung nachgeht, stellt sich heraus, daß in Deutschland im Februar 1989 bei einem einjährigen ungeimpften Kind die Diagnose Diphtherie gestellt worden war. Das Kind ist wenige Tage später verstorben. Die Einzelheiten wurden vom Gesundheitsamt Reutlingen im Deutschen Ärzteblatt unter der Überschrift: »Diphtherieausbruch in Reutlingen« berichtet. Mehrfach wird in diesem Bericht erwähnt, daß dieses Kind aus einer »Gemeinschaftseinrichtung« stammt – nirgendwo aber ist erklärt, was unter einer »Gemeinschaftseinrichtung« zu verstehen ist. Sieht man sich die Originalarbeit über den Diphtherieausbruch in Schweden an, so lautet die Überschrift (ins Deutsche übersetzt): »Diphtherieausbruch unter schwedischen Alkoholikern«.

In beiden Fällen kann von Randgruppen unserer Gesellschaft gesprochen werden. Bei dem Kind in Reutlingen handelt es sich nicht um ein wohlbehütetes, von seinen Eltern geliebtes und im Familienverband aufgewachsenes Kleinkind, sondern um ein Kind aus einer »Gemeinschaftseinrichtung«. Die schwedischen Diphtheriefälle stammen aus dem Alkoholikermilieu. Diese beiden Tatsachen, denen meines Erachtens eine entscheidende Bedeutung zukommt, sind in den Einführungsvorträgen der Impfpropagandisten der Firma Smith-Kline Beecham wohlweislich nicht erwähnt worden.

7. Wundstarrkrampf (Tetanus)

Kurzfassung:
Erreger: Clostridium tetani.
Akute, meist schwere Infektionskrankheit, die durch das Toxin der Tetanusbazillen hervorgerufen wird und sich in einer krampfhaften Starre der Muskulatur äußert.
Inkubationszeit: 4–14 Tage, selten mehrere Monate.
Pferde enthalten im Darmtrakt große Mengen vegetativer Keime der Tetanusbazillen. Diese können sich nur unter anaeroben Bedingungen (= unter Luftabschluß) vermehren, daher kann es bei großen, gut blutenden Wunden nie zu einem Tetanus kommen. Der Impfstoff besteht aus der 50fach tödlichen, durch Formol entgifteten Toxinmenge.
Adjuvans: Aluminiumhydroxyd sowie Natriumtrimerfonat p-(äthylmercuri-thio)-benzol-sulfonsäure. Natrium-Salz. »Grundimmunisierung zwischen dem 10. bis 16. Lebensmonat mit 0,5 ml; zwei Injektionen im Abstand von 4–12 Wochen (optimal 6 Wochen) und einer 3. Gabe frühestens nach 8 Wochen bis Jahresfrist.

Der Wundstarrkrampf wird durch das Gift eines Bazillus – Clostridium tetani – hervorgerufen. Die von diesem Bazillus gebildeten Gifte (Toxine) haben ein besonderes Verhältnis (Affinität) zum Nervensystem. Sie kommen besonders im Pferdemist vor, aber auch bei verschiedenen anderen Weidetieren sowie in alter Gartenerde, an rostigen Metallgegenständen, im Straßenstaub, an Holzsplittern und in getragener Bekleidung. Sie können auch in landwirtschaftlich genutzten, schweren und wenig wasserdurchlässigen Erden, in Reitställen usw. auftreten. In der Dritten Welt hingegen entsteht der Tetanus häufig durch die dort üblichen Durchstechungen und Durchbohrungen von Ohren und Nasenflügeln sowie von anderen künstlich herbeigeführten Verletzungen, teils aus kosmetischen, teils aus religiösen Gründen, besonders bei Mädchen im Alter zwischen 12 und 24 Monaten. Der Wundstarrkrampf äußert sich in einer krampfhaften Starre der Muskulatur. Die Inkubationszeit beträgt vier bis vierzehn Tage, selten mehrere Monate.

Das Überstehen einer Tetanuserkrankung hinterläßt keinen Schutz vor einer erneuten Erkrankung an Wundstarrkrampf. Für diese Merkwürdigkeit hat die Schulmedizin – wie für die meisten Impffragen – eine scheinbar einleuchtende Erklärung. Die tödliche Tetanustoxinmenge sei so gering, daß das Immunsystem darauf noch nicht durch Bildung von antitoxischen Immunkomplexen antworte. Sie überzeugt mich nicht. Genaugenommen müssen wir sagen, daß es unbekannt ist, warum das so ist.

Im Straßenstaub der Großstädte ist ein Rückgang des Vorkommens der Tetanusbazillen nachgewiesen worden. Dies ist eine Folge der zunehmenden Mechanisierung des Verkehrswesens. Mit Ersatz der Pferde durch Traktoren verschwand der Pferdemist als Dünger von unseren Feldern. Die Roßäpfel verschwanden von der Straße. Zu einer Infektion kommt es nur nach direktem Kontakt zwischen dem Erreger und dem Organismus. Aus einer solchen Einzelinfektion entwickelt sich keine Epidemie; die Erkrankung ist nicht ansteckend. Es kommt auch nur bei solchen Wunden zu einer Infektion, die von der Luft abgeschlossen sind, weil die Tetanusbazillen sich nur unter Luftabschluß entwickeln können. Daher sind verklebende Nadelstichverletzungen oder Dornenverletzungen an den Füßen gefährlicher als oberflächliche, gut blutende Wunden. Aus Abschürfverletzungen (beispielsweise an den Knien bei »wilden« Jungen) entsteht nie ein Tetanus.

Während Tetanus-**Todesfälle** dem Statistischen Bundesamt in Wiesbaden seit längerer Zeit gemeldet wurden, sind Tetanus-**Erkrankungen** erst seit 1962 nach den Bestimmungen des Bundes-Seuchengesetzes vom 18. Juni 1961 meldepflichtig. Daher sind **amtliche** Zahlen aus der Zeit vor 1962 über Tetanus-**Erkrankungen** vom Statistischen Bundesamt in Wiesbaden nicht erhältlich.

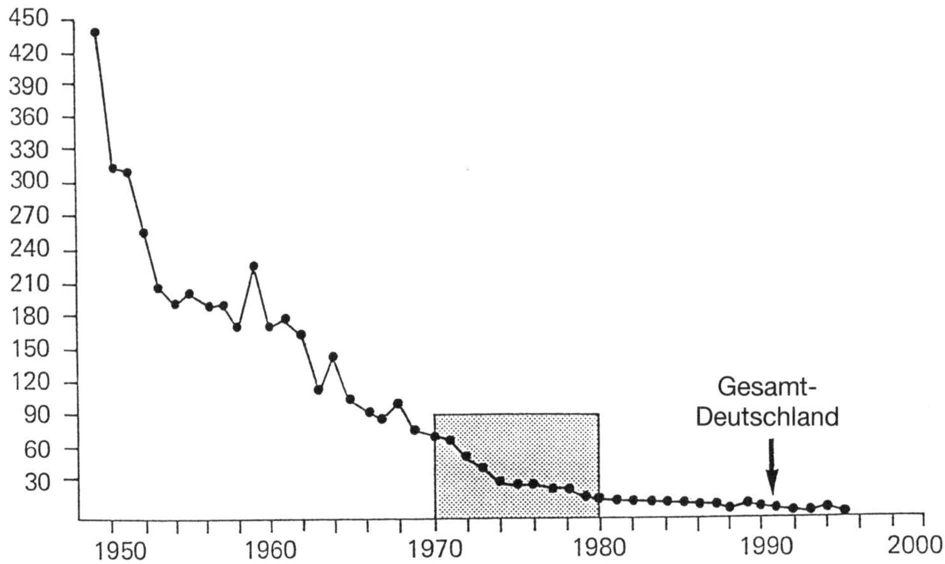

Abb. 42 Todesfälle an Tetanus seit 1949

Quelle: Statistisches Bundesamt Wiesbaden Gruppe VII D

Auffallend bei diesem Bild ist der schnelle Rückgang der Tetanus-Todesfälle in den fünfziger Jahren und die Tatsache, daß die Massenimpfungen von 1970–1980 keinen positiven Einfluß auf den Kurvenverlauf gehabt haben – im Gegenteil, er zeigt einen Knick und wird flacher.

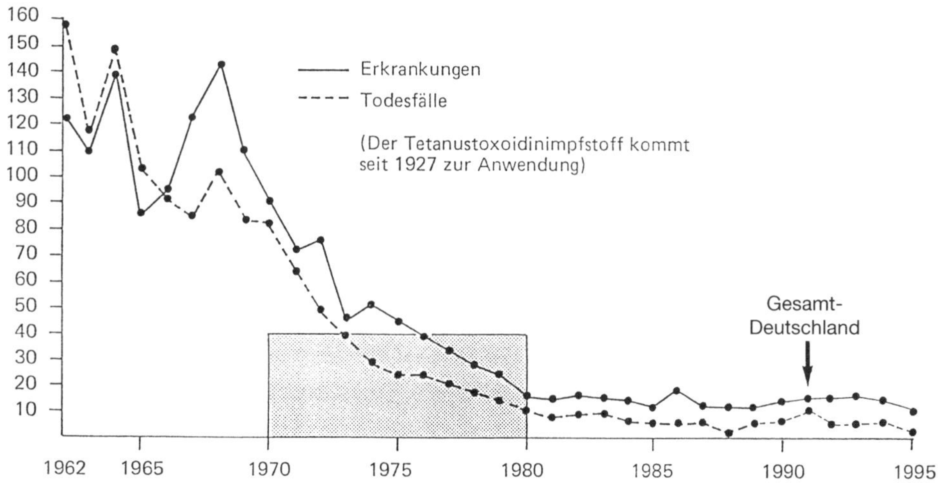

Abb. 43 Erkrankungen und Todesfälle an Tetanus seit 1962

Quelle: Statistisches Bundesamt Wiesbaden, Fachserie 12, Reihe 2

Die Abb. 43 zeichnet die Todesfälle und Erkrankungen seit 1962 auf; aus ihr ist der zunächst ungünstige Verlauf der Tetanus-Erkrankungen abzulesen. Bis etwa 1965 gab es kaum Überlebenschancen, der Kurvenverlauf der Erkrankungs- und

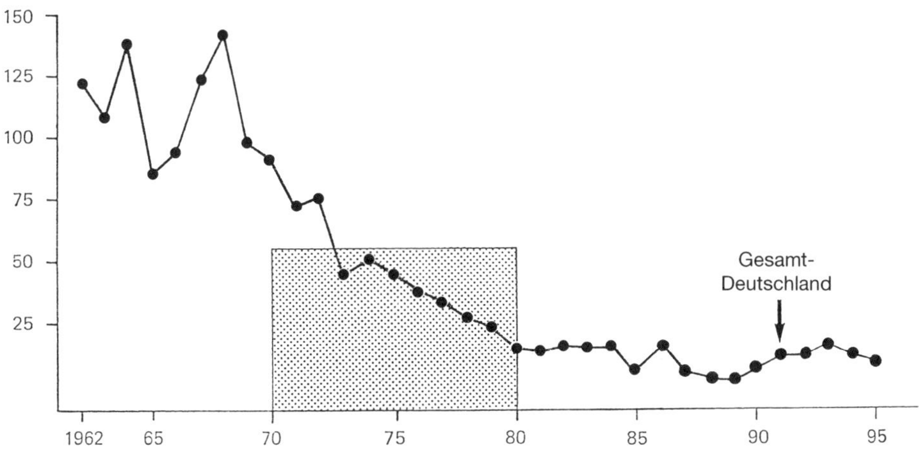

Abb. 44 Erkrankungen an Tetanus in der Bundesrepublik Deutschland

Quelle: Statistisches Bundesamt Wiesbaden Gruppe VII D

Todesfallzahlen ist fast deckungsgleich. 1965 kam es dann zu einer Änderung: Die Überlebenschancen wurden durch Antibiotika-Behandlung besser. Die schon erwähnten Massenimpfungen von 1970–1980 lassen aber auch hier weder bei den Erkrankungen noch bei den Todesfällen eine positive Auswirkung erkennen (s. Abb. 43, S. 115).

Das Kurvenbild (Abb. 44, S. 115) über die Tetanus-Erkrankungen von 1962 bis 1995 zeigt – bezogen auf den Verlauf und den Einsatz von Massenimpfungen – das gleiche Verhalten, wie es schon bei Tuberkulose, Diphtherie und Keuchhusten erwähnt wurde.

Die nächsten Kurven basieren nicht auf Zahlen des Statistischen Bundesamtes, sondern entstammen einer Arbeit von Herrn Allerdist aus Hamburg.

Abb. 45 zeigt die Tetanus-Todesfälle von 1959 bis 1978 in der BR Deutschland. Trotz umfangreicher Impfungen mit

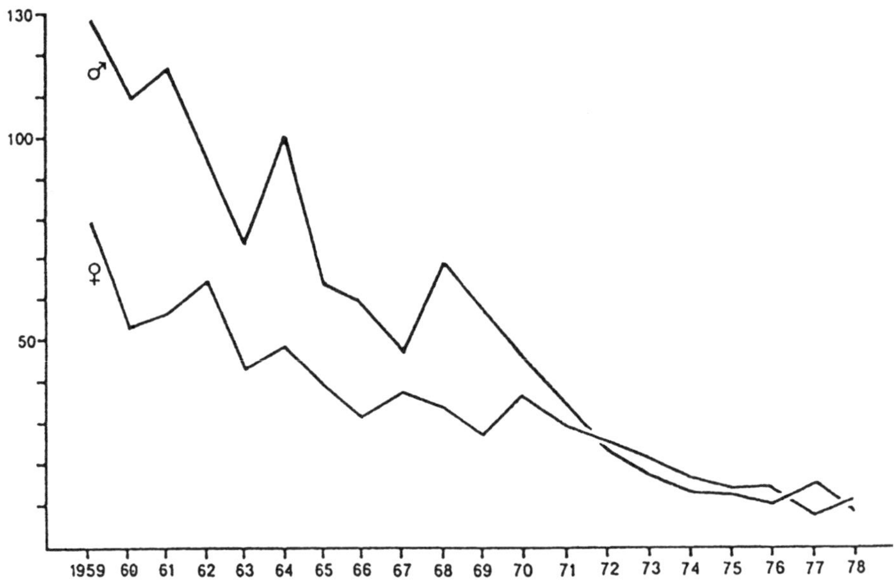

Abb. 45 Tetanustodesfälle von 1959 bis 1978 (Bundesrepublik Deutschland)

Quelle: Allerdist, H.: Die gelben Hefte 1, S. 26 (1981)

dem 1939 eingeführten Wundstarrkrampf-Impfstoff Tetanol gab es von 1959 bis 1978 doch noch 1784 Tetanus-Todesfälle. Das Kurvenbild läßt den gleichen rückläufigen Verlauf erkennen wie bei allen übrigen Infektionskrankheiten. Zunächst gehen die schweren (oft tödlich verlaufenden) Erkrankungsformen zurück, dann folgen auch die leichteren Fälle.

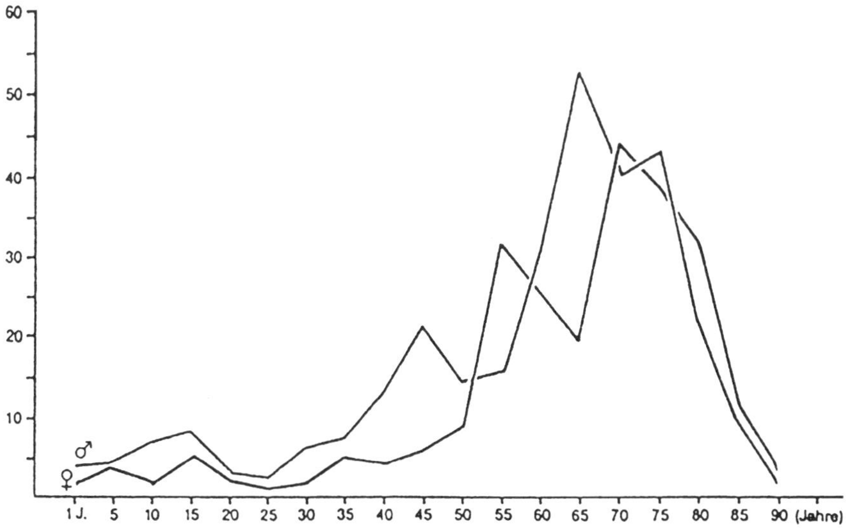

Abb. 46 Tetanustodesfälle von 1968 bis 1978, nach Alter und Geschlecht (Bundesrepublik Deutschland)

Quelle: Allerdist, H.: Die gelben Hefte 1, S. 26 (1981)

Abb. 46 zeigt die Altersverteilung der von 1968 bis 1978 in der Bundesrepublik gemeldeten Tetanus-Todesfälle. Der Tetanus ist danach offensichtlich ein Problem des älteren Menschen. Eltern, die vor der Frage stehen, bei ihren Kindern eine Tetanus-Impfung durchführen zu lassen, sollten sich überlegen, wie groß die Gefahr ist, daß sich ihr geliebtes, wohlbehütetes Kind in seinen **ersten Lebensjahren** Wunden und Verletzungen zuziehen kann, die die Gefahr einer Tetanusinfektion in sich bergen. Ob die – theoretisch möglichen – wenigen Ausnahmefälle an Tetanus-Erkrankungen eine Durchimpfung der gesamten Bevölkerung rechtfertigen, und die geforderten regelmäßigen Auffrischimpfungen von Geburt an bis ins hohe Lebensalter nötig sind, sollte ernsthaft geprüft werden.

Wenn es in der Millionenstadt Hamburg von 1945 bis 1950, also in einer Zeit, in der die Kriegsauswirkungen auf die Bevölkerung gerade im Abklingen waren, innerhalb von fünf Jahren insgesamt nur 85 Tetanusfälle nach Bagatellverletzungen gegeben hat, so steht der heutige Impfaufwand in keinem Verhältnis dazu. Außerdem sind die Heilungsaussichten für jüngere Menschen dank ihrer robusteren Gesundheit bei modernen Behandlungsmethoden verhältnismäßig günstig. Ahmadsyah E. und Mitarbeiter berichten im Brit. med. Jour. 291 (1985), S. 648–650, daß selbst in Entwicklungsländern mit modernen Behandlungsmethoden bei jüngeren Patienten in 93 Prozent Heilungen bei mittelschweren Tetanusfällen erreichbar sind. Die Behandlung erfolgt mit Penicillin und Metronidazol. Der Schlußsatz der Arbeit lautet: »Hierbei scheint Metronidazol (Clond, Flagyl u. a.) in einer offenen, nicht randomisierten Studie dem Penicillin zumindest bei mittelschweren Erkrankungen an Tetanus überlegen zu sein.« Die Kurve über Erkrankungen und Todesfälle an Tetanus seit 1962 (Abb. 43) belegt dies deutlich: Die Überlebenschancen wurden ab 1966 wesentlich besser.

Wenn wir nun in der Bundesrepublik in den letzten Jahren ziemlich konstant vom Statistischen Bundesamt die Meldung erhalten, daß es zwölf Tetanus-Erkrankungen mit jeweils sechs Todesfällen gegeben hat, so entsteht die Frage, warum in Entwicklungsländern 93 Prozent Heilungen möglich sind, bei uns hingegen nur 50 Prozent! Und hier muß auch die Frage gestellt werden, ob bei uns die Behandlung unter Umständen nicht optimal war.

In diesem Zusammenhang dürfte auch von Interesse sein, was mir der bekannte Professor Hackethal als Chirurg zur

Tetanusimpfung schrieb: »Seit mindestens 30 Jahren habe ich mit der allgemeinen Empfehlung gebrochen, bei jeder offenen Verletzung gegen Tetanus zu impfen, auch zu einer Zeit, als ich noch D-Arzt war. Fast nie wollten die Pat. die Impfung, nachdem ich meine Bedenken geäußert hatte. Es ist mir kein einziger Fall von Wundstarrkrampf-Erkrankung bekannt geworden!«

Eltern, die eine Tetanusimpfung wünschen, rate ich nicht von dieser Impfung ab. Die Tetanusimpfung wird mit den Giften (Toxine) der Tetanusbazillen durchgeführt. Pro Impfstoffdosis wird die 50fach tödliche, jedoch entgiftete Toxinmenge in den Körper gespritzt. Es handelt sich also weder um lebende noch um abgeschwächte Erreger. Die Impfung muß anders gesehen werden als die übrigen Impfungen mit abgeschwächten oder lebenden Erregern, die direkt in den Körper eingebracht werden. Ich empfehle den Eltern aber, die Impfung erst dann ausführen zu lassen, wenn das Kind sicher sprechen kann. Deshalb sollte die Impfung erst ab dem dritten Lebensjahr ausgeführt werden. Impfschäden (die im Kapitel X behandelt werden) sind dann nämlich erkennbar und können nicht abgestritten werden.

Die Impfung gegen Diphtherie, Keuchhusten und Tetanus (die sogenannte »Dreifachimpfung« oder auch »DPT-Impfung«) enthält im Impfstoff 12 Milliarden Keuchhustenbakterien, 50 IE Diphtherie-Antitoxin sowie eine 50fach tödliche, jedoch entgiftete Tetanus-Toxinmenge. In den letzten Jahren, als bei uns der Pertussis-Impfstoff von der Liste der »empfohlenen Impfungen« gestrichen wurde, enthielt der Impfstoff nur das Diphtherie-Tetanus-Toxin. Der Keuchhustenimpfstoff – als Impfstoff allein – ist bei uns nicht erhältlich. Es gibt ihn aber in der Schweiz.

In einer Leserumfrage, veröffentlicht in der Zeitschrift **Pädiatrische Praxis 45,** S. 48 (1993), fragte ein nicht genannter Arzt: »Kann ich ohne rechtliche Komplikationen den schweizer monovalenten Pertussisimpfstoff verwenden?« Antwort: »Grundsätzlich dürfen in der BR Deutschland nur Arzneimittel, wozu Impfstoffe gehören, verordnet und appliziert werden, die vom Bundesgesundheitsamt zugelassen worden sind.« »... Für Impfungen mit in Deutschland nicht zugelassenen Impfstoffen haftet der Staat **nicht.** Die Haftung liegt allein beim impfenden Arzt.«

Mit der Besprechung der Impfungen gegen Tuberkulose, Diphtherie und Keuchhusten soll die Besprechung der »Krankheiten des Elends« abgeschlossen sein. Sie sind bei uns soweit zurückgegangen, daß sie bedeutungslos geworden sind. Der Rückgang kann nicht als ein Erfolg der gegen sie gerichteten Impfungen gewertet werden, denn die Kurven zeigen, daß die Rückgänge lange **vor** Impfeinführung einsetzten und daß Impfungen auf diese Rückgänge keine positiven, sondern eher negative Ergebnisse gezeitigt haben. Die Ursachen dieser Rückgänge werden im Kapitel V besprochen.

8. Kinderlähmung (Poliomyelitis)

Kurzfassung:
Erreger: Neurotropes Enterovirus
Wir kennen 3 Typen, genannt Typ I, Typ II und Typ III. Häufig biphasischer Verlauf: Zunächst grippaler Infekt – dann Besserung.
Inkubationszeit 3–14 Tage. Die Erkrankungswahrscheinlichkeit bei einer eventuellen Infektion ist stark abhängig vom sozioökonomischen Standard der Bevölkerung.
90–95 % aller Poliomyelitisfälle verlaufen klinisch inapparent (d. h. symptomarm oder ganz symptomlos). Diese Menschen sind aber lebenslang immun gegen eine Neuinfektion. Bei 5 % kommt es zum Symptom eines grippalen Infekts, es kann auch zu einer aseptischen Meningitis kommen. Gesundung innerhalb weniger Tage. Auch diese Menschen sind lebenslang gegen eine erneute Infektion immun. Die Erkrankung kann in jeder Phase enden.

Bei 0,1 bis 1,0 % der Infizierten treten die typischen Symptome der Poliomyelitis auf, meist in Form der spinalen Paralyse (= Gliedmaßenlähmung), jedoch erfolgt bei der Mehrzahl der Patienten eine Rückbildung der Symptome innerhalb eines Jahres.

Die Kinderlähmung wird hervorgerufen durch drei Typen eines neurotropen Enterovirus: durch die Polioviren Typ I, Typ II und Typ III. Die Inkubationszeit beträgt bis zum Ausbruch der Frühsymptome 9 bis 12 Tage, bis zu Beginn der Lähmungen im Mittel 11 bis 17 Tage. Man rechnet auf einen Lähmungsfall etwa fünf bis sieben abortive, das heißt klinisch nicht ohne weiteres erkennbare Poliomyelitiserkrankungen und 100, unter Umständen sogar 1000 inapparente (= symptomlos, symptomarme) Infektionen. (Danach besteht lebenslange Immunität.) Detailliert meldepflichtig wurde die Poliomyelitis erst mit Inkrafttreten des Bundes-Seuchengesetzes. Nach § 3 (1) ist bei der Poliomyelitis sowohl der Krankheitsverdacht als auch die Erkrankung sowie der Tod meldepflichtig. Bei den vor diesem Zeitpunkt gemeldeten Zahlen handelt es sich um Schätzungen. Es war üblich, auch Verdachtsfälle zu melden. Daher sind auch solche Fälle gemeldet und gezählt worden, bei denen keine Lähmungen bestanden, bei denen aber aufgrund anamnestischer oder klinischer Daten »Verdacht auf Poliomyelitis« geäußert wurde – oder bei denen im Rachenabstrich oder im Stuhl Poliomyelitisviren nachzuweisen waren. **Das sollte bei allen Zahlenangaben aus der Vor- und Nachkriegszeit bis zum Jahr 1962 in Rechnung gezogen werden.** Ohne Zweifel hat die Poliomyelitis aber vor dem letzten Krieg schon eine Rolle gespielt und wie bei allen Infektionskrankheiten gab es auch bei der Poliomyelitis in dieser Zeit einen Anstieg. Über die Kriegszeit selbst besitzen wir leider keine Zahlen. Für 1961 wurde von 4500 Poliofällen gesprochen, wobei es sich um Lähmungen und Verdachtsfälle handelt. Ab 1962 gibt es durch die in diesem Jahr in Kraft getretene Meldepflicht genaue Zahlen. Auffälligerweise fällt der Rückgang der Poliomyelitiszahlen in die Zeit der Einführung der gesetzlichen Meldepflicht.

Da es in allen westlichen Industriestaaten in der Nachkriegszeit Kinderlähmungsfälle gab, beschlossen die Impfstoffproduzenten, einen Impfstoff gegen die Poliomyelitis zu entwickeln. Sie blieben dabei im Hintergrund und stellten ihre sogenannten »Forscher« in den Vordergrund. Einer dieser Forscher war Hilary Kobrowski. Dieser begann 1946 in Pearl River, New York, in den Lederle Laboratories mit den Arbeiten an einer Polio-Lebendvakzine. Das Virus wurde in Hühnereiern gezüchtet und passierte dann Rattenhirne. Ein anderer Forscher namens Jonas Salk führte eine Totvakzine ein, die auf Affennierengewebe gezüchtet worden war. Lange dauerte es, bis man herausfand, welche Tierart zur Züchtung des Poliovirus geeignet war. Dafür mußten ungezählte niedere Tiere, wie Mäuse, Meerschweinchen, Kaninchen, Katzen, Hunde usw. ihr Leben lassen, bis man wußte, daß die Polioviren auf Affennieren wachsen. Den amerikanischen Forschern Enders und Weller gelang die Züchtung des Poliovirus, wofür sie den Nobelpreis erhielten. Dies führte dazu, daß in Indien ungezählte Rhesusaffen gefangen und nach Amerika in die sogenannten Primatencenter gebracht wurden. Man schätzt, daß 10 Prozent der Affen auf dem Transport starben. Sie wurden in Einzelkäfigen eingeperrt, was für die in Familienverbänden lebenden Affen eine unvorstellbare Streßsituation bedeutete. Ob man den Affen jeweils nur eine Niere (sie könnten mit der zurückgebliebenen Restniere leben) oder beide Nieren entnommen und die Affen getötet hat, entzieht sich meiner Kenntnis. Trotz eingehender Nachforschung habe ich darüber nichts finden können. Die Jagd nach den Affen nahm solche Ausmaße an, daß die indische Regierung 1955 die Ausfuhr von Rhesusaffen verbot. Von da an beziehen die amerikanischen Impfstoffproduzenten ihre Affen aus Hinterindien. Seit 1957 züchtete auch Herr Kobrowski seinen Impfstoff auf Affennieren. Im gleichen Jahr führt er den ersten Test in Belgisch-Kongo durch. Mehr als 240 000 Menschen wurden geimpft. 1958 wurden in Leopoldville (jetzt Kinshasa/Zaire) 75 000 Kinder mit dem von Kobrowski entwickelten, auf Affennieren gezüchteten Impfstoff geimpft. Ein anderer Forscher, der aus Israel stammende Herr Sabin, hatte ebenfalls einen Impfstoff entwickelt, mit dem seit 1956 getestet wurde. 1959 berichtete Herr Sabin, daß ein unbekanntes Affenvirus die Kobrowskische Kongovakzine verunreinigt hatte, sie wurde daraufhin eingefroren. 1960 kam es dann zu kriegerischen Auseinandersetzungen in Belgisch-Kongo. Bis dahin waren bereits 325 000 Kongolesen geimpft. Unter den bislang unbekannten Viren hatten die Wissenschaftler M. R. Hillemann und B. H. Sweet 1960 entdeckt und festgestellt, daß in 70 % der Nierenkulturen von Rhesusaffen auch das SV 40 Virus vorkommt. Es war Virus Nr. 40, welches aus Affennieren gezüchtet werden konnte und erhielt deshalb den Namen »SV 40« (»S«-lat. simia = Affe und »V« = Virus). Spritzt man dieses Virus neugeborenen jungen Hamstern ein, so entstehen bösartige, krebsartige Geschwülste, nämlich Fibrosarkome. Damit gehört das SV 40-Virus zu den sogenannten onkogenen (= krebserzeugenden) Viren. Etwa 1961 bis 1962 wurde der Sabin-Impfstoff in den Vereinigten Staaten lizenziert und weltweit zur Vakzine der Wahl. In allen Ländern dieser Erde wurden viele Millionen Menschen mit diesem Impfstoff geimpft.

1980 begann sich eine neue soziale Krankheit unter amerikanischen Homosexuellen zu zeigen, die später als »AIDS« bezeichnet wurde. 1983 wurde das AIDS-Virus durch Luc Montagnier in Paris isoliert. 1985 fanden Forscher HIV-Viren (Human Immunodeficiency Virus) unter Einwohnern im Kemu-District in Ost-Zaire. Es wird seit 1991 wieder von einem neuen Virus gesprochen, dem sogenannten Simian Immunodeficiency Virus (jetzt SIV), und es wurde festgestellt, daß dieses mit dem HIV-II Virus identisch ist: die Virusform, welche bei der AIDS-Erkrankung in Westafrika gefunden wurde.

Auf die AIDS-Erkrankung wird später eingegangen werden. Jetzt zunächst zurück zur Poliomyelitis.

Die Graphik (Abb. 47) zeigt:

a) 1954 Einführung der Virelon-Impfungen, daraufhin Anstieg der Todesfälle.
b) 1955 Einstellung der Virelon-Impfungen (wegen gehäufter Zwischenfälle in den USA), daraufhin Rückgang der Todesfälle.

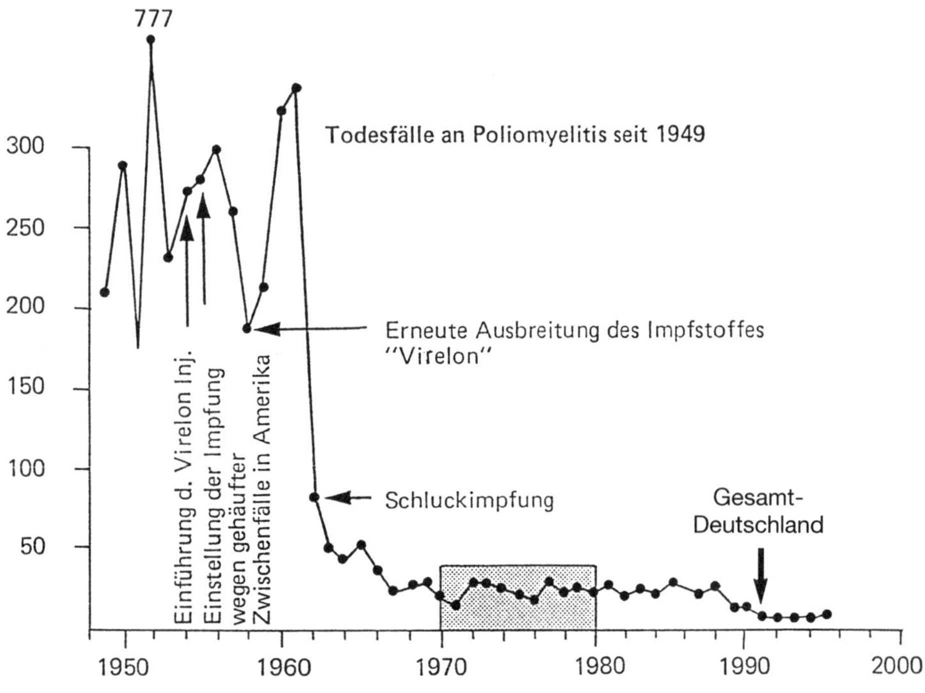

Abb. 47 Todesfälle an Poliomyelitis seit 1949
Quelle: Statistisches Bundesamt Wiesbaden Gruppe VII D

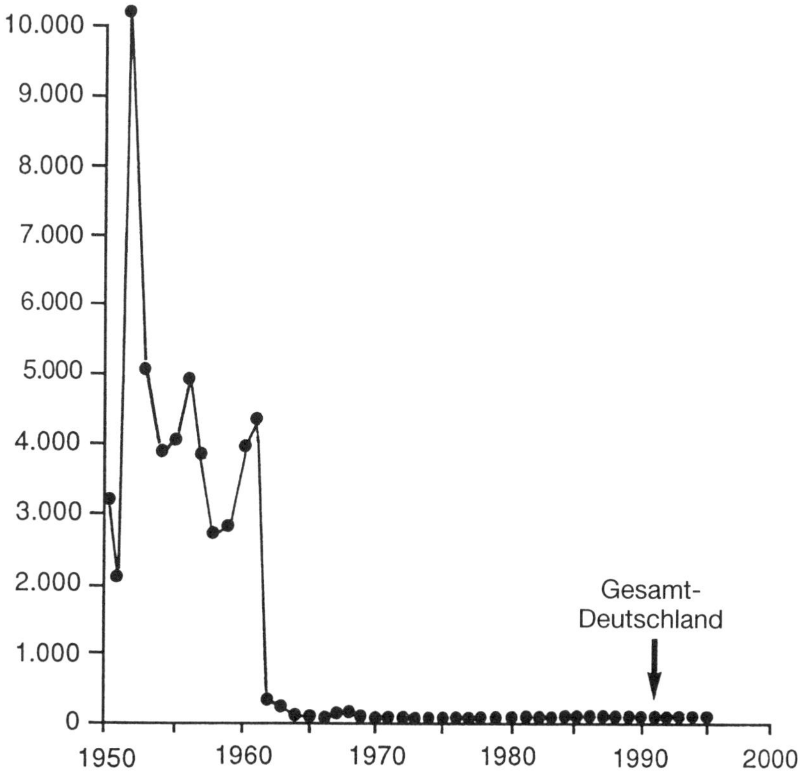

Abb. 48 Poliomyelitis-Erkrankungen in Deutschland seit 1950
Quelle: Bundesgesundheitsblatt 8, S. 409 (1992)

c) 1958 erneute Virelon-Massenimpfungen, daraufhin wieder Anstieg der Todesfälle bis etwa 1960, dann setzte ein deutlicher Rückgang der Todesfälle ein.
d) Als 1961 die Schluckimpfungen langsam begannen, waren die Todesfälle bereits erheblich zurückgegangen. Die Schluckimpfung kann daher nicht, wie immer behauptet wird, die alleinige Ursache des Rückgangs der Poliomyelitis-Todesfälle gewesen sein.

Hier zwei Kurven über Erkrankungen an Poliomyelitis (Abb. 48 u. 49).

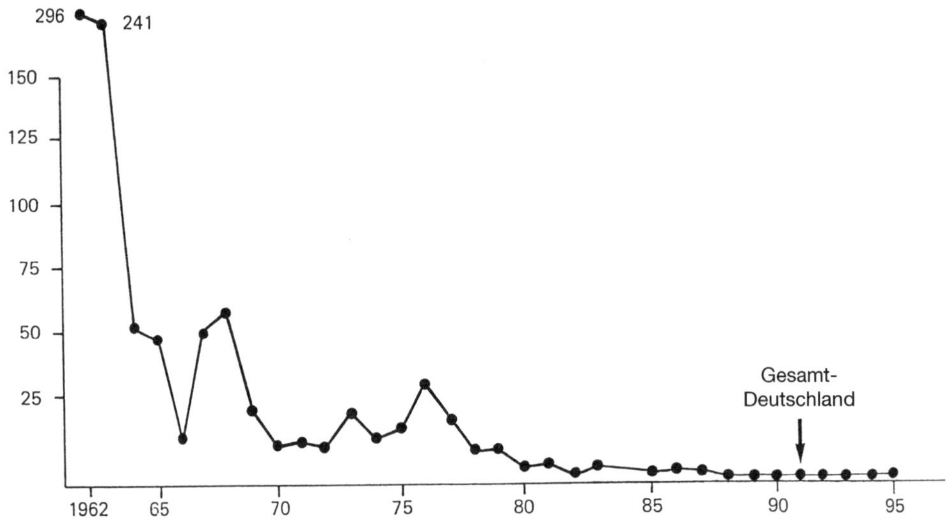

Abb. 49 Erkrankungen an Poliomyelitis

Quelle: Statistisches Bundesamt Wiesbaden Gruppe VII D

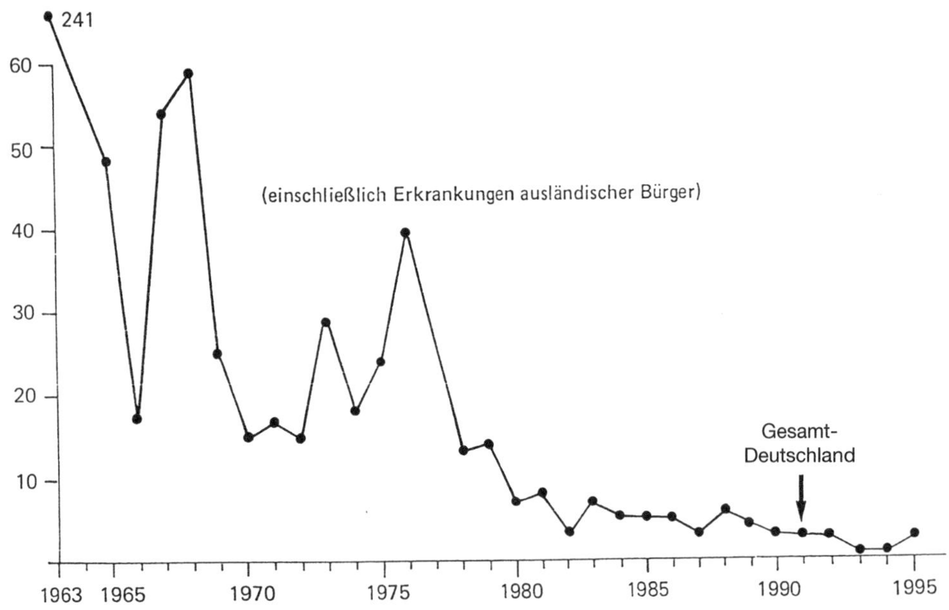

Abb. 50 Poliomyelitis-Erkrankungen in der Bundesrepublik Deutschland

Quelle: Statistisches Bundesamt Wiesbaden

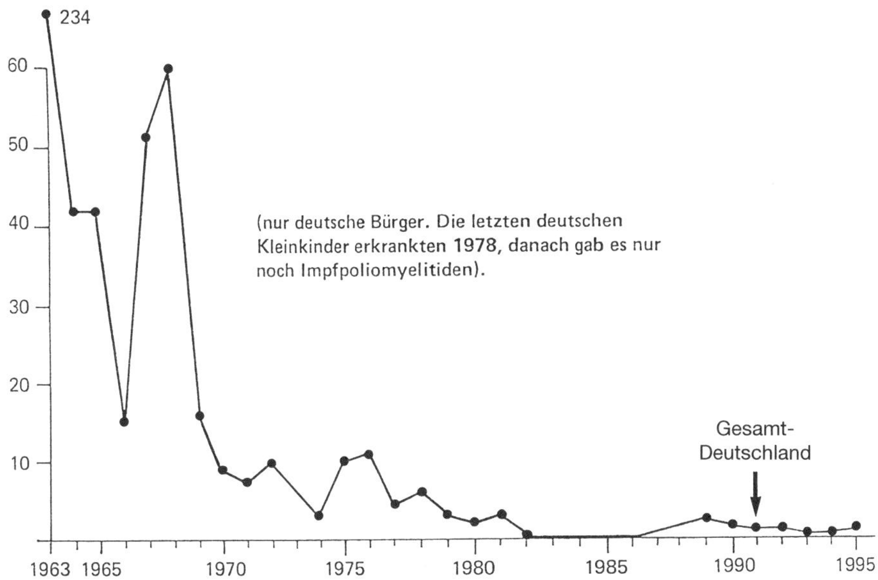

Abb. 51 Poliomyelitis-Erkrankungen in der Bundesrepublik Deutschland

Quelle: Weise, H. J. u. H. Ph. Pohn, Epidemiologie der Poliomyelitis. Münch. Med. Wschr. 126, S. 269 (1984).

Die zwei (Abb. 49 u. 50) Kurven, im veränderten Maßstab, zeigen Erkrankungen an Polio seit 1963. Abb. 50 deutsche und ausländische Bürger, Abb. 51 – nur deutsche Bürger.
Das letzte deutsche Kleinkind erkrankte 1978 an Poliomyelitis. Seitdem hat es nur noch Lähmungsfälle gegeben, die nach der Poliomyelitis-**Impfung** aufgetreten sind und als »Impfpoliomyelitiden« bezeichnet wurden.

Wenn seit 16 Jahren kein deutsches Kind an Polio erkrankt ist, muß doch die Frage erlaubt sein, ob die Impfung gegen Polio überhaupt noch notwendig ist, denn sie hinterläßt zwar wenige, aber besonders folgenschwere Impfschäden. Meines Erachtens kann auch diese Impfung ohne Bedenken zumindest in ein späteres Lebensjahr verlegt werden. Wir kennen heute das Impfverfahren, wir leben nicht in den 50er Jahren, in denen es damals noch viele Poliofälle gab. Wenn die Polioimpfung wirklich einen Schutz hinterläßt, dann könnten beim Wiederauftreten der Polio in kürzester Zeit die gefährdeten Regionen geimpft werden. Dann müßte sich zeigen, ob die Impfung eine Schutzwirkung hat oder nicht.

Jahre nach dem Rückgang der Polio, der bei uns der Impfung zugeschrieben wird, kamen Meldungen, die Anlaß gaben, diese als gesichert geltende Lehrmeinung zu revidieren. Die Kinderlähmungsfälle gehen nämlich in Europa kontinuierlich zurück, und zwar sowohl in Ländern mit absolutem Impfzwang (die damalige DDR) als auch in Ländern mit indirektem Impfzwang (BR Deutschland) sowie in Ländern mit völliger Freiwilligkeit (Skandinavien) und auch in Ländern, in denen nur wenige Polioimpfungen durchgeführt werden (England).

In der Dritten Welt kam es zunächst ohne Impfkampagnen zu einem Rückgangstrend, wie er zum Beispiel in der BR Deutschland bei allen Infektionskrankheiten nachzuweisen war. In armen, unterentwickelten und auf hygienisch-technisch-zivilisatorischem Gebiet rückständigen Ländern mit sozio-ökonomisch niedrigem Standard der Bevölkerung wird zwar noch und noch geimpft, aber immer wieder wird von erneuten Ausbrüchen berichtet, wobei für das Versagen der Impfungen mehr oder weniger glaubhafte Begründungen genannt werden. So berichtete Dr. Giert in Heft 36 des Deutschen Ärzteblattes vom 7.9.1989 im Artikel »Kinder unter Apartheid« über Infektionskrankheiten in Südafrika. Hier kann nachgelesen werden, daß die Polio-Epidemie des Jahres 1982 in Gazankulu ausbrach, obwohl bei 61% der zweijährigen Kinder »kompletter« Impfschutz vorhanden war. Trotz Impfung von 200000 Kindern brach in Natal und Kwa Zulu 1988 ebenfalls eine neu Polio-Epidemie aus. Von den im Hospital verstorbenen Kindern hatten 30% einen »kompletten« und 30% Prozent einen »inkompletten« Impfschutz. Als

Ursache beider Epidemien wird ein durch Unterbrechung der Kühlkette verdorbenes Impfmaterial angegeben. In der ausländischen Literatur fand ich in »JAMA«, in »The Lancet« und in den »Bull. Welt. Health Org.« Veröffentlichungen über Poliomyelitisausbrüche in total durchgeimpften Ländern, das heißt, auch in Finnland, Norwegen, in den Niederlanden und in Taiwan hat es Poliomyelitis-Erkrankungen bei geimpften Menschen gegeben. Damit ist auch bei der Poliomyelitis-Impfung Skepsis angebracht. Ich empfehle den bei mir anfragenden Eltern die Polioimpfung trotzdem mit der Einschränkung, daß ich rate, die Impfung nicht vor dem dritten Lebensjahr ausführen zu lassen. Da wir keine Poliomyelitisfälle haben, gibt es auch keine Ansteckungsmöglichkeit. Daher kann ohne weiteres bis zum dritten Lebensjahr gewartet werden. In diesem Alter erzeugt die Polioimpfung nicht nur weniger Impfschäden, sondern – und das ist besonders wichtig – wenn es zu einem Impfschaden kommt, wird dieser erkennbar.

Die Polioimpfung ist die einzige Impfung, die den natürlichen Infektionsweg nachahmt. Infektionen entstehen bei uns auf vier Wegen:

a) über die Haut (Pocken).
b) über die Lunge durch Tröpfcheninfektion (Tuberkulose).
c) über den Magen-Darm-Kanal durch verschlucktes Material (zum Beispiel Salmonellen).
d) über das Harn-Ausscheidungs-System.

Die Polioimpfung ist bei uns eine **Schluckimpfung.** Es kommt damit **nicht** zur Einführung von artfremdem Eiweiß **direkt** in den Körper. Die Impfungen mit Lebendimpfstoff und mit Totimpfstoff sind als Einführung von »artfremdem Eiweiß« direkt in den Organismus anzusehen. Da dies bei der Polio-**Schluck**impfung nicht der Fall ist, fallen die Gefahren dieser Einbringung von artfremdem Eiweiß weg. Wenn Eltern trotz der vielen Bedenken, die gegen die Polioimpfung bestehen, glauben, auf diese Impfung nicht verzichten zu können, so rate ich ihnen davon nicht ab.

9. Masern

Kurzfassung:
Erreger: Masernvirus, RNS-Virus der Morbillivirusgruppe.
Inkubationszeit: 10–14 Tage (11 Tage).
Akute Infektionskrankheit, die durch katarrhalische Erscheinungen sowie durch ein typisches Exanthem gekennzeichnet ist.
Die Masernerkrankung führt zu einer toxischen Permeabilitätssteigerung von Gefäß- und Zellwänden.
Masernimpfstoff: Vermehrungsfähige, durch Zellkulturpassagen in ihrer Virulenz abgeschwächte Impfviren.
Impfzeitpunkt: 15. Lebensmonat, angeblich, weil mütterliche Antikörper bis zum 12. Lebensmonat wirksam sind.

Bei den Masern handelt es sich um eine akute Infektionskrankheit, die durch katarrhalische Erscheinungen sowie durch typische Hautveränderungen und Verfärbungen gekennzeichnet ist (Masernexanthem). Die Inkubationszeit beträgt 10 bis 14 Tage (im Mittel elf Tage). Das Durchmachen der Masernerkrankung führt zu einer lebenslangen Immunität. Säuglinge von Müttern, die echte Masern gehabt haben, erkranken in den ersten Lebensmonaten nicht. Sie sind durch die von der Mutter übertragenen Schutzstoffe vor Ansteckungen geschützt; Säuglinge von geimpften Müttern hingegen können an Masern erkranken. Die Strategie bzw. die Taktik der Impfstoffhersteller zeigt sich bei den Masern besonders deutlich. Galt diese Erkrankung früher als eine harmlose Kinderkrankheit, deren Durchmachung als notwendig für die weitere Entwicklung eines Kindes nicht nur von seiten der Eltern, sondern auch von seiten vieler Ärzte angesehen wurde, so wurde nach der Herstellung eines Impfstoffes gegen die Masern aus dem bis dahin harmlosen Ereignis eine schreckliche Krankheit mit schlimmen Nebenwirkungen gemacht. Die Zahlen dieser Nebenwirkungen – wobei in erster Linie die Gehirnentzündung (Enzephalitis) genannt wurde – wurden immer erschreckender. Wie stets, wenn die Schreckensbilanz in Deutschland nicht ausreicht, mußte das Ausland herhalten.

In dem Buch »Schutzimpfungen« von Stickl und Weber wird auf Seite 22 behauptet: »Heute liegt das Risiko der ZNS-Beteiligung nach Masern bei 1:800. Diese letztere Entwicklung war in nicht zerstörten Städten mit hohem Zivilisationsgrad (z.B. Zürich und Philadelphia) bereits zwischen 1945 und 1950 ersichtlich geworden.«

In der Zeit vor dem letzten Krieg erkrankte fast jedes Kind an Masern. Eltern legten Wert darauf, daß Kinder vor Schuleintritt die Masern gehabt hatten, und schickten ihre Kinder, wenn die Erkrankung bis zum sechsten Lebensjahr nicht durchgemacht war, zum Spielen zu masernkranken Kindern. Einmal, um den Schulausfall zu verhüten, und zum anderen, weil bereits damals bekannt war, daß in diesem Alter die Erkrankungen komplikationsloser abliefen, und man schon wußte, daß mit zunehmendem Alter die Masern gefährlicher wurden. (Noch heute wird das in Familien mit mehreren Kindern praktiziert!) Den älteren Bürgern sind Masern, Mumps und Röteln vertraut, das waren unsere Kinderkrankheiten. 1938 hatten über 80 % aller Kinder die Masern bis zum 4. Geburtstag überstanden. Ich entsinne mich, daß meine Großmutter eines Tages sagte: »Der Junge kommt im nächsten Jahr zu Ostern in die Schule und hat die Masern noch nicht gehabt.« Ich wurde daraufhin zu einem an Masern erkrankten Kind geschickt, um mit diesem Kind zu spielen. Prompt bekam ich die Masern. Großmutter machte Wadenwickel, in die wunderbaren Betten, die es damals gab, wurde seitlich eine Kuchendecke hineingesteckt, damit ich nicht herausfiel. Das Zimmer wurde verdunkelt, ich bekam schöne Säfte zu trinken, lauter gute Sachen zu essen und wurde von Oma liebevoll umsorgt. Nach wenigen Tagen war die Sache vorüber. Als ich als junger Assistenzarzt im Krankenhaus von Zeitz, südlich von Leipzig, fast zwei Jahre lang eine Infektionsstation mit etwa 100 an den verschiedensten Infektionskrankheiten leidenden Kindern zu führen hatte, habe ich oft und voll Dankbarkeit an meine Großmutter gedacht. Obwohl ich selbst als Kind nur die Masern gehabt hatte, hat mich keine der anderen Kinderkrankheiten, die dort behandelt wurden, anstecken können.

Zunächst wurde mit einem Masern-Totimpfstoff geimpft, dessen Wirksamkeit nur kurze Zeit anhielt. Dadurch wurden aber die Masern in das Schulalter verdrängt, und weil die Wirksamkeit dieses Impfstoffes bald nachließ, erkrankten die Kinder in der Schulzeit. Die Komplikationsrate stieg an. Aus früheren Jahren gibt es weder über Masern-Erkrankungen noch über Masern-Todesfälle Zahlenmaterial. Wozu auch sollten Zahlen gesammelt werden bei einer harmlosen Erkrankung, die fast jeder durchmachte? Erst durch die Bestimmungen des Bundes-Seuchengesetzes wurden seit 1961 Masern-Todesfälle meldepflichtig.

Wie aus der Abb. 52 ersichtlich, sind die Todesfälle an Masern genauso wie bei allen anderen Infektionskrankheiten von Jahr zu Jahr zurückgegangen, das heißt, auch die Erkrankung an Masern verläuft bei allen Kindern wie bei allen anderen Infektionskrankheiten von Jahr zu Jahr leichter. Wenn heute behauptet wird, auf 1000 Masernfälle komme ein Fall mit Hirnbeteiligung, so zeigt diese Kurve, daß dies nicht stimmt. Wenn Todesfälle zurückgehen, so bedeutet das, daß die Komplikationen dieser Erkrankungen, in diesem Fall die Enzephalitis, zurückgehen, denn die schweren Fälle sind es, die oft tödlich ausgehen. Anders ausgedrückt: Das Argument, gegen

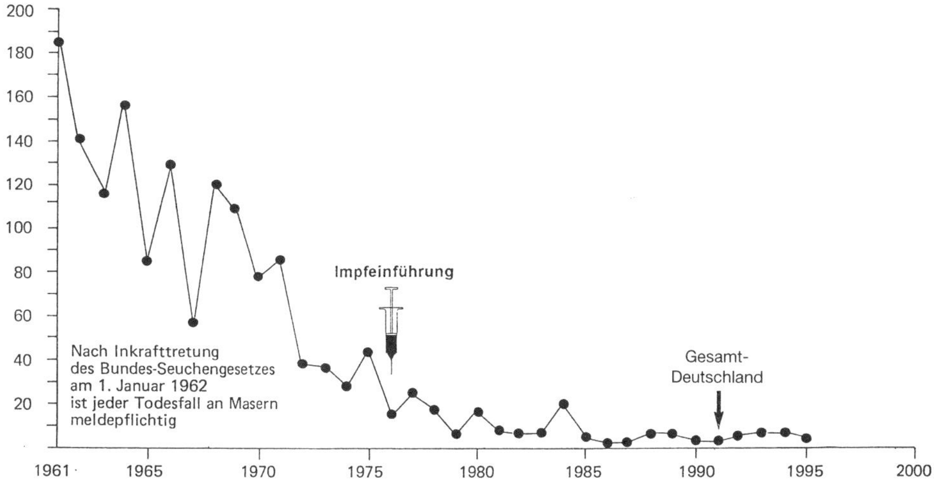

Abb. 52 Sterbefälle an Masern
Quelle: Stat. Bundesamt Wiesbaden

Masern wird geimpft, um die Hirnbeteiligung zu verhüten, ist nicht stichhaltig. Deshalb wird behauptet, nicht die Krankheit an sich, sondern die Nebenwirkungen seien der Grund für die Einführung der Impfung. Dabei wird folgendes vergessen: Die schwerste Gefahr dieser Impfung liegt auf epidemiologischem Gebiet. Falls sich eine Schutzwirkung herausstellen sollte, wird dieser Schutz – wie die Erfahrung mit den zuerst eingeführten Totimpfstoffen gezeigt hat – nur kurze Zeit andauern. Das heißt, die Menschen werden dann nicht in der Kindheit an den Masern erkranken, sondern als Erwachsene. Tatsächlich verschob sich durch das Einsetzen der Masern-Impfung das Erkrankungsalter. Da in diesem Lebensabschnitt, wie bereits erwähnt, Komplikationen häufiger sind, muß auch mit einem verstärkten Auftreten der Hirnbeteiligung gerechnet werden. Das heißt, Hirnentzündungen, derentwegen die Impfkampagnen gestartet wurden, werden mit zunehmender Impfdichte häufiger werden. Als Mittel gegen diese Entwicklung werden von den Impfärzten Wiederholungen der Masernimpfungen im Abstand von zehn Jahren gefordert – bei fast einer Million Geburten pro Jahr und Kosten einer Masern-Mumps-Impfung von 54,70 DM – ein gutes Geschäft! Sollen die Vorzüge von Impfungen ins rechte Licht gerückt werden, so wird auf Amerika verwiesen. Soll hingegen die Furchtbarkeit der Erkrankungen oder die Erfolge des sogenannten »Impfschutzes« gezeigt werden, so muß die Dritte Welt herhalten. So wurde zum Beispiel behauptet, daß es in Amerika seit vielen Jahren wegen der dort erzielten »hohen Durchimpfungsrate« von 98 % keine Masern mehr gäbe. Derartige Äußerungen zu überprüfen, die die Dritte Welt oder Amerika betreffen, ist wegen der Entfernung und den damit verbundenen Kosten leider nicht möglich.

Durch Zufall erhielt ich die »Los Angeles Times« vom 14. April 1990 (Tab. 5).

Wie ersichtlich, ist die Behauptung von der Masernfreiheit Amerikas unrichtig. In allen amerikanischen Staaten gibt es Masern, und in allen diesen Staaten ist sogar ein Anstieg zu erkennen. Die »Los Angeles Times« stammt vom April 1990 und weist nach, daß es in den ersten Monaten des Jahres 1990 zum Teil bereits mehr Masernfälle gegeben hat als im ganzen Jahr zuvor. Über Impfungen im allgemeinen und über Masernimpfungen im besonderen sagt der amerikanische Arzt Dr. med. Robert S. Mendelsohn in seinem Buch »Trau keinem Doktor«, erschienen im Verlag Mahajiva: »Bei manchen Impfungen zum Beispiel kann die Gefahr, die von der Impfung selbst ausgeht, weit größer sein als die Gefahr, die mit der Erkrankung, gegen die geimpft wird, verbunden ist. ... Masernimpfungen sollen die Gehirnentzündung ›Enzephalitis‹ verhindern, die angeblich in einem von tausend Masernfällen auftritt. Jeder Arzt, der ein paar Jahrzehnte Erfahrung mit Masern hat, weiß indes, daß solche häufige Gefährdung vielleicht unter Kindern vorliegt,

Aus »Los Angeles Times« vom 14. April 1990, Frontpage
Staatlich gemeldete Masernfälle

Staat	1988 Anzahl der Fälle	1989 Anzahl der Fälle	1990 Bisher gemeldete Fälle
Alaska	2	1	50
Arizona	4	180	150
California	835	3048	1868
Connecticut	14	229	40
Florida	170	323	189
Illinois	69	3081	590
Indiana	58	115	230
Iowa	2	13	21
Maine	7	3	50
Maryland	19	115	64
Michigan	31	359	318
Minnesota	11	70	151
Missouri	61	671	48
Nevada	0	0	18
New Mexico	0	31	54
New York	150	337	265
Ohio	109	2720	320
Oklahoma	8	110	132
Oregon	5	82	113
Pennsylvania	538	344	214
Texas	286	3315	2500
Washington	7	55	100
Wisconsin	4	880	420

Tabelle 5: Staatlich gemeldete Masernfälle in USA
Quelle: State health departement

die in Armut und Unterernährung leben; unter gut ernährten Kindern des Mittelstandes und der Oberklasse ist dagegen die Häufigkeit 1:10000 oder sogar 1:100000. … Es hängt indes nicht allein von der Immunisation ab, ob sich jemand eine ansteckende Krankheit zuzieht oder nicht. Zahlreiche andere

Faktoren wie Ernährung, Wohn- und sanitäre Verhältnisse spielen eine wichtige Rolle.« Soweit Dr. Mendelsohn.

Da in Amerika junge Frauen nicht mehr an den natürlichen Masern erkrankten, konnten sie auch ihren Säuglingen keine sicher wirkenden Schutzstoffe übertragen. Das ist der Grund, weshalb es in Amerika in letzter Zeit zunehmend zu Erkrankungen von Säuglingen kommt. Bei uns hat es das bisher nicht gegeben. So sind in Amerika einesteils Säuglinge und anderenteils jugendliche Erwachsene erkrankt, so daß in den USA nach offiziellen Angaben die Masern-**Sterblichkeit** in der letzten Zeit auf das **Zehnfache** angestiegen ist. Amerikanische Experten bezeichnen diese Entwicklung als »unerwartet und zum Teil unerklärlich«. Dabei hätten diese Experten nur die Warnungen, Meinungen und Ansichten zu lesen brauchen, die Dr. Mendelsohn in seinem Buch äußerte; er hatte im übrigen diese Entwicklung schon seit Jahren vorausgesagt.

Die WHO hat verkündet, daß auf unserer Welt die Masern durch entsprechende Impfungen bis zum Jahr 2000 ausgerottet sein würden. In Amerika sei es gelungen, bei einer Durchimpfungsrate von 98 % völlige Masernfreiheit zu erzielen. Im afrikanischen Gambia, einem Land, in dem die WHO Masern als »ausgerottet« erklärt hatte, trat die Krankheit wenige Jahre später wieder auf, aber jetzt mit ungleich schwereren Krankheitsverläufen. In den USA gibt es nach einer 20jährigen Impfkampagne gegen Masern in Schulen zunehmend Masernausbrüche mit epidemischem Verlauf, wobei behauptet wird, Geimpfte und Ungeimpfte seien gleichermaßen erkrankt. Hier muß man doch fragen, woher kommen in den Schulen Ungeimpfte, wenn vorher behauptet wurde, 98 % aller amerikanischen Kinder seien geimpft? Diese Masernausbrüche lösten dann große polizeiliche Maßnahmen mit Quarantäne und Zwangsimpfungen aus. Gegen das MMR-Massenimpfprogramm der WHO, das zu entsprechenden Kampagnen in den Mitgliedsstaaten führte, hat sich in der Schweiz eine Gruppe von Ärzten, die von Monat zu Monat größer wurde, vehement zur Wehr gesetzt. Sie weisen dabei auf fehlende Kenntnisse in der Frage der Langzeitwirkungen dieser Impfungen hin. – Da es zum gesicherten medizinischen Wissen gehört, daß Kinderkrankheiten schwerer verlaufen, wenn man als Erwachsener daran erkrankt, muß mit einer solchen Entwicklung gerechnet werden. Nach Auffassung der Schweizer Ärzte wissen wir nicht, worauf der Rückgang der Masern-Erkrankungen und besonders der Masern-Todesfälle in gut entwickelten Ländern beruht, denn diese Rückgänge setzten lange vor Einführung der Impfung gegen Masern ein. – Alle ihre Warnungen wurden mit dem Hinweis auf die großen Erfolge des Masern-Ausrottungsprogramms in der ehemaligen DDR, in Gambia und besonders in den Vereinigten Staaten beiseite gedrängt. In Amerika sei es doch gelungen, bei einer Durchimpfungsrate von 98 % völlige Masernfreiheit zu erzielen. Gegen die sehr einleuchtenden Argumente der Ärzte versuchte das Schweizer Gesundheitsministerium in einer Schrift »Die Impfstrategie gegen Masern, Mumps und Röteln (MMR-Impfung) im Licht der epidemiologischen Literatur« die Argumente der »Arbeitsgruppe« zu widerlegen. Der Schlußsatz dieser Erwiderung lautete: »Wenn die Propaganda der Impfkampagnegegner erfolgreich ist, so könnte daraus resultieren, daß die Durchimpfungsrate in der Schweiz genau in jenem Bereich bleiben würde, in welchem tatsächlich viele der als Gegenargumente aufgeführten Probleme zu erwarten sind, die eben mit hohen Durchimpfungsraten weitgehend verhindert werden können. Es würde die etwas absurde Situation eintreten, daß die Gegner mit ihrer Propaganda genau die Probleme heraufbeschwören würden, vor denen sie warnen. Damit würden sie zwar die Genugtuung haben, daß ihre Voraussagen eingetreten sind, tatsächlich könnten sie sich jedoch kaum jeglicher Verantwortung entziehen.«

Das heißt: Da man heute schon damit rechnet, daß sich das gesteckte Ziel nicht erreichen läßt (es würde Zwangsimpfungen voraussetzen, was bei dem Freiheitssinn der Schweizer ohnehin niemals erreicht werden kann), wird das wahrscheinliche Versagen des Programms dieser Ärztegruppe in die Schuhe geschoben. Ein wichtiges Argument der Gruppe ist folgende Bekanntgabe der WHO:

»Bei einem Impfalter von zwei bis drei Jahren müßten in England 96 % der Kinder geimpft werden, damit die Masern eliminiert werden könnten. In Amerika wurde berechnet, daß zur Masernausrottung 98,4 % der zwölfmonatigen Kinder (bei einer Impfwirksamkeit von 95 %) oder 96 % der fünfzehnmonatigen Kinder (bei einer Impfwirksamkeit von 98 %) geimpft werden müssen. Mumps kann nur ausgerottet werden, wenn 85 % der zweijährigen Kinder geimpft würden. Für Röteln wird die Durchimpfungsrate der zweijährigen Kinder, die zur Rötelnausrottung notwendig ist, mit 92 % für Amerika, für England und Wales mit 89 Prozent und für verschiedene andere europäische Länder mit 93 und 95 % angegeben.«

Die Schweizer Ärzte weisen darauf hin, daß derartige Durchimpfungsraten auch bei schärfster gesetzlicher Impfpflicht nicht zu erreichen sind. (Sie wurden zum Beispiel in Deutschland, als es noch gesetzlich und mit Polizeieinsatz durchgeführte Impfpflicht gab, auch nicht erreicht.) Schon aus diesem Grund warnen die Schweizer Ärzte davor, für eine Maßnahme riesige Summen an Geldern auszugeben, die von vornherein zum Scheitern verurteilt ist. Auffällig: Die Ärzte, die sich keineswegs etwa gegen die Masern-, Mumps- und Rötelnimpfung aussprechen, sondern die nur dafür plädieren, diese wie bisher weiterhin differenziert anzuwenden, werden kurzerhand als »Impfgegner« beschimpft. Die Gruppe befürchtet nun, daß die breite Anwendung von Lebendimpfstoffen – mit ihrer bekannten Fähigkeit zur Rekombination – zu neuartigen Viren und zur Bildung von Viren-Ungeheuern führt. Nach ihrer Meinung bewirkt die Manipulation der Immunitätslage einer ganzen Bevölkerung durch die systematische Anwendung von Impfviren ein nicht abschätzbares Risiko. In letzter Zeit wird der allgemeine Wohlstand dafür verantwortlich gemacht, daß die Kinderkrankheiten später auftreten und dadurch gefährlicher werden. Deshalb müsse gegen diese gefährlichen Infektionskrankheiten mehr geimpft werden.

Quandt, Thielo und Fescharek schreiben in ihrem Buch »Impfreaktionen« (Hippokrates Verlag Stuttgart, 1993), es gäbe nach einer Masern-Erkrankung häufig pathologische Veränderungen im EEG, angeblich bei 50 % der Erkrankten. Es käme als Komplikation nicht selten zu einer Enzephalitis (angeblich mit einer Häufigkeit von 1:1000, wobei in 20 % der Fälle mit einer Defektheilung zu rechnen ist und 30 % tödlich verliefen!). Bei Erwachsenen sei es noch schlimmer, denn das Vorkommen dieser Komplikationen sei 2–3mal häufiger. Die SSPE (= Subakute Sklerosierende Pan-Enzephalopathie) würde mit einer Häufigkeit von 5:1 000 000 auftreten, bei einem 100 %igen tödlichen Verlauf.

Wird bedacht, daß es nach anfänglichen Erfolgsmeldungen jetzt in den fast zu 100 % »durchgeimpften« Gebieten (Gambia, USA, die ehemalige DDR) große Masernausbrüche gegeben hat, berechtigt dies, am Wert der Masernimpfung zu zweifeln.

In diesem Sinne finden sich auch Hinweise in einer Arbeit von Lackmann und Töllner: »Masern – eine vergessene Erkrankung und ihre Komplikationen«, erschienen in der August-Nummer der Zeitschrift »pädiatrische praxis«. Es heißt hier:

»Die rasch abnehmende Maserninzidenz wurde nach 1984 jedoch unterbrochen. Seitdem beobachtet man erneut eine langsame, aber stetig steigende Häufigkeit dieser Virusinfektion im Kindesalter mit 1986 in den USA bereits wieder 6273 registrierten Erkrankungen. 1989 kam es in den USA sodann zu einem Anstieg registrierter Masern-Erkrankungen um 423 % im Vergleich zum Vorjahr.«

Und ein weiterer wichtiger Satz aus dieser Arbeit lautet:

»In unseren Regionen sind die Masern als bedrohliche Erkrankung nur noch bei immunsupprimierten Kindern bei Zytostatika-Therapie maligner Erkrankungen oder HIV-Infektionen als bedrohliche Erkrankung von Bedeutung.«

10. **Ziegenpeter** (Mumps, Parotitis epidemica)

Kurzfassung:
Erreger: Paramyxovirus parotitis, RNA-Virus aus der Familie der Paramyxoviriadae.
Über Mumpserkrankungen läßt sich leicht reden, Mumps ist nicht meldepflichtig. Angeführte Zahlen sind nicht nachprüfbar. Deshalb können über Mumpserkrankungen astronomische Zahlen genannt werden.
Impfstoff: Vermehrungsfähige (lebende), jedoch attenuierte Impfviren der 53. Zellkulturpassage. Diese wurden anfangs auf Kaninchen-Nierenzellen, dann auf Hühnerfibroblasten und neuerdings auf humanen diploiden Zellen (HDC-Zellen, d. h. Krebszellen) gezüchtet. Der MMR-Impfstoff wurde 1987 eingeführt.

Sollten Mumpserkrankungen ein ernsthaftes Risiko darstellen, würde die Meldepflicht eingeführt werden. Seit Einführung der Mumps-Impfung wird die Krankheit zwar in der üblichen Art und Weise dramatisiert, bis zur Einführung einer Meldepflicht ist man (bisher) jedoch noch nicht gegangen. Das Überstehen der Erkrankung hinterläßt eine meist lebenslange Immunität. Bei fast 50 % der Infizierten bleibt eine bemerkbare oder spürbare Erkrankung aus, d. h., nur die Hälfte aller Infizierten erkrankt. Zweiterkrankungen an Mumps gibt es, sie liegen jedoch bei weniger als 1 %.

In meiner Kindheit waren Erkrankungen an Ziegenpeter etwas ebenso Natürliches wie etwa der Zahnwechsel. Die Schwellungen (manchmal einseitig, meist aber beidseitig) wurden mit Speiseöl eingerieben, dann kam eine Wattepackung darauf. Ein Kopftuch der Mutter wurde verkehrt herum angelegt und am Kopf verknotet, damit die Watte hielt. Die Kinder gingen in den Kindergarten bzw. in die Schule. Sie waren bei Geburtstagseinladungen dabei und spielten auf der Straße. Bekamen andere die gleiche Erkrankung, so war das gut, bekamen sie sie nicht, so war das auch gut. Nachdem ein Impfstoff zur Verfügung stand, erfolgte die übliche Dramatisierung. Jetzt auf einmal mußte der große Teil der an Ziegenpeter erkrankten Knaben mit einer Hodenmitbeteiligung rechnen. Es wird behauptet, daß diese Hodenmitbeteiligungen später für eine eventuelle Kinderlosigkeit verantwortlich seien. Weiter wird behauptet: Bei jedem Zehnten der an Mumps Erkrankten käme es zu einer abakteriellen Meningitis, so daß heutzutage 15 % aller abakteriellen Meningitiden durch das Mumpsvirus verursacht worden seien. Bei einem Viertel der Mumpspatienten könne im Liquor eine Pleozytose nachgewiesen werden, und von tausend Mumpskranken würden zwei oder drei an einer Enzephalitis erkranken. Bekannt ist aber auch, daß es nach Einführung der Mumps-Schutzimpfung nicht nur gehäuft Mumps-Erkrankungen gegeben hat, sondern auch Meningoenzephalitiden und Meningitiden aufgetreten und beschrieben worden sind. Im September 1992 wurden zwei Impfstoffe gegen Mumps vom Markt genommen. Es handelt sich dabei um die Impfstoffe Rimparix und Pluserix, die von der Firma SmithKline Beecham hergestellt werden. Beide enthielten den lebenden, aber abgeschwächten Mumpsvirusstamm »URABE-Am 9«. Es hatte sich herausgestellt, daß dieser bis zu 20mal häufiger Hirnhautreizungen hervorrufen kann, als bisher angenommen wurde. Das Bundesgesundheitsamt machte darauf aufmerksam, daß »kein Anlaß zur Besorgnis« bestehe. In Westdeutschland erkrankten jedes Jahr 200000 Kinder an Mumps, bei jedem zehnten Kind würde als Komplikation eine Gehirnhautentzündung auftreten, und deshalb könne auf die Mumpsimpfung nicht verzichtet werden. Im übrigen stehe ja nach wie vor ein anderer Mumpsimpfstoff zur Verfügung. Bei diesen anderen Mumpsvirusstämmen kämen Hirnhautreizungen oder Hirnhautentzündungen in einer Größenordnung von 1:100000 bis 1:200000 vor. Unser Bundesgesundheitsamt hält das für vertretbar. Es wird auch zugegeben, daß die Mumpsimpfung geradezu die Mumps-Erkrankung hervorruft, die sich kaum vom Mumps durch Wildviren unterscheidet. Zehn Jahre wurde mit dem Stamm Leningrad 3 experimentiert, dabei trat bei 1% der Geimpften ein klinisch apparenter Mumps auf, und zwar meist nach 20 bis 22 Tagen.

Nachdem durch Veröffentlichung in der wissenschaftlichen Literatur drei Fälle von Zuckerkrankheit (Diabetes mellitus) bekannt wurden, die nach einer Mumps-**Erkrankung** aufgetreten waren, wird heute davon ausgegangen, daß die bei Mumps nicht seltene Pankreatitis als auslösende Ursache des kindlichen Diabetes wirken kann.

Als von anderen Wissenschaftlern in Fachzeitschriften insgesamt 19 Fälle von Diabetes nach Mumps-**Impfungen** beschrieben wurden, wurde erklärt: »Das sei nur ein rein zufälliges Zusammentreffen.«

Es waren griechische Ärzte, die erstmals aus dem Kinderhospital Hagia Sophia aus Athen über einen solchen Fall in der Zeitschrift »Archive of Disease in Childhood« berichteten.

Erstbeschreibungen bzw. erste Erkenntnisse führen meist dazu, daß auf sie achtgegeben wird. Jede Gegendarstellung – hier »Das sei nur ein rein zufälliges Zusammentreffen« – läßt leider die Aufmerksamkeit einschlafen und Erkenntnisse vergessen. Das ist (anscheinend) erwünscht! Wichtig sind eben nicht mehr unsere Kinder, wichtig ist die Aufrechterhaltung der »Impfmoral« – denn nur daran verdienen die Impfstoffhersteller.

Rückbesinnung auf die Mumpsepidemie 1992/93

Unter diesem Titel veröffentlichte der Kinderarzt Dr. L. Rützler aus Altstätten in der Schweiz in der Zeitschrift »PAEDIATRICA« das Folgende:

In der Schweiz wurden 1987 als »Pilotstudie« in der Stadt Basel 726 7jährige sowie 967 14jährige Schulkinder gegen Mumps geimpft. Die Kontrollen ergaben Serokonversionen zwischen 95 und 100 %. Nach dem »Glauben« der Schulmedizin ein absolut sicherer Schutz vor Mumpserkrankungen. Daraufhin begannen »flächendeckende« Impfungen in der Schweiz. Wie viele Mumpserkrankungen es trotz dieser Impfungen gegeben hat, ist unbekannt. Nur in einer schwer erhältlichen Fachzeitschrift für Kinderheilkunde erschien eine Veröffentlichung über eine solche Mumpsepidemie in Altstätten, einem Städtchen nahe dem Fürstentum Lichtenstein.

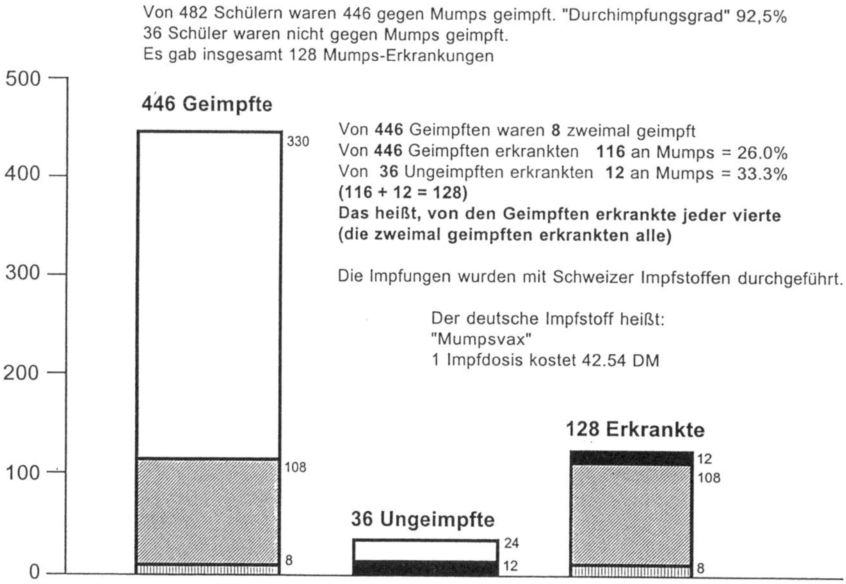

Abb. 52 a Rückbesinnung auf die Mumpsepidemie in Altstätten

Quelle: L. Rützler: PAEDIATRICA. Vol. 5., Nr. 3., S. 30 (1994)

Die Epidemie ereignete sich 1992 und reichte bis in das Jahr 1993 hinein. Dort wurden in zwei Schulen bei schulärztlichen Untersuchungen 482 Schüler im Alter von 7 bis 17 Jahren erfaßt. Gegen Mumps waren 446 geimpft, 36 waren ungeimpft. Unter den Geimpften befanden sich 8, die zweimal geimpft worden waren. Es erkrankten 128 Schüler (116 geimpfte und 12 ungeimpfte.) Die 8 zweimal Geimpften erkrankten alle. (In der Arbeit heißt es: »... erkrankte trotz zweimaliger Impfung an Mumps.«) Von 446 Geimpften erkrankten also 116 (= 26 %) und von 36 Ungeimpften erkrankten 12 (= 33 %). Der Autor selbst behandelte in seiner Praxis 144 an Mumps erkrankte Schüler. 120 Geimpfte und 24 Ungeimpfte. Es gab 7 Komplikationen (3mal Orchitis, 2mal Pankreatitis, 2mal Meningitis). Es wird ausdrücklich erwähnt: »Einer der Meningitis-Fälle trat bei einem ungeimpften Jungen auf und erforderte eine dreitägige Krankenhausbehandlung.« Deshalb kann angenommen werden, daß sich die übrigen 6 Komplikationen bei geimpften Kindern ereignet haben. Der Autor versucht zu beweisen, daß das Versagen an dem nach seiner Meinung wenig wirksamen »Rubini-Stamm« gelegen habe.

Liegt der Erkrankungs-Prozentsatz bei Geimpften fast genauso hoch wie bei Ungeimpften, beweist das die Unwirksamkeit dieser Impfung. Wenn aber zweimal Geimpfte an Mumps erkranken, so zeigt dies, daß diese Impfung vermehrt zu Erkrankungen führt.

Würden bei uns in Deutschland beim gehäuftem Auftreten von Mumps-, Masern- oder Keuchhusten-Erkrankungen ähnliche Untersuchungen, wie aus Altstätten beschrieben, durchgeführt, gäbe es die gleichen Ergebnisse.

11. Röteln

Kurzfassung:
Sie werden durch ein Rubellavirus, RNS-Virus aus der Gruppe der Togaviren hervorgerufen.
Die Inkubationszeit beträgt 14 bis 21 Tage. Das Überstehen der Erkrankung hinterläßt keine lebenslange Immunität. Bei Röteln sind Zweiterkrankungen bekannt. Nach einem leichten katarrhalischen Vorstadium entstehen rote Pünktchen oder Flecke mit Schwellungen und Druckempfindlichkeit peripherer Lymphknoten. Viel häufiger aber kommt es nicht zur Ausbildung dieser Röteln, sondern nur zu einem kurzfristigen Krankheitsgefühl, das unter Umständen nur einen Tag dauert, manchmal aber auch mehrere Tage.

Die Impfung soll nicht nur die harmlose Erkrankung verhindern, sondern man meint, daß dadurch die Mädchen (Frauen) bei einer eventuell späteren Schwangerschaft vor einer Rötelninfektion geschützt würden. Diese könne bekanntlich zu einer Schädigung des Neugeborenen führen. Die Impfung wurde daher bisher für Mädchen empfohlen, nach den »Impfempfehlungen der Ständigen Impfkommission des Bundesgesundheitsamtes (STIKO)« – Stand: Oktober 1995 für Säuglinge, Kinder und Jugendliche ab Beginn 15. Monat.

Die amerikanische Virologin Dorothee Horstmann, New Haven/Connecticut, die als Spezialistin für Probleme der Röteln und der Rötelnimpfung gilt, fand bei echten Röteln eine Zweiterkrankungsrate von 2 bis 5 %, was auch unseren deutschen Verhältnissen entspricht. Bei Geimpften jedoch fand Dorothee Horstmann eine Rate von 50 bis 100 % an Zweiterkrankungen. Man kann also sagen, mehr als die Hälfte der geimpften Kinder erkrankte – trotz Impfung – an Röteln. Damit schließt die Rötelnimpfung die Gefahr einer erneuten Rötelninfektion in der Schwangerschaft keineswegs aus und auch nicht die Gefahr einer röteln-bedingten Schädigung für das ungeborene Kind. Das ist der Grund, weshalb zunächst in den Impfempfehlungen die Rötelnimpfung im zweiten

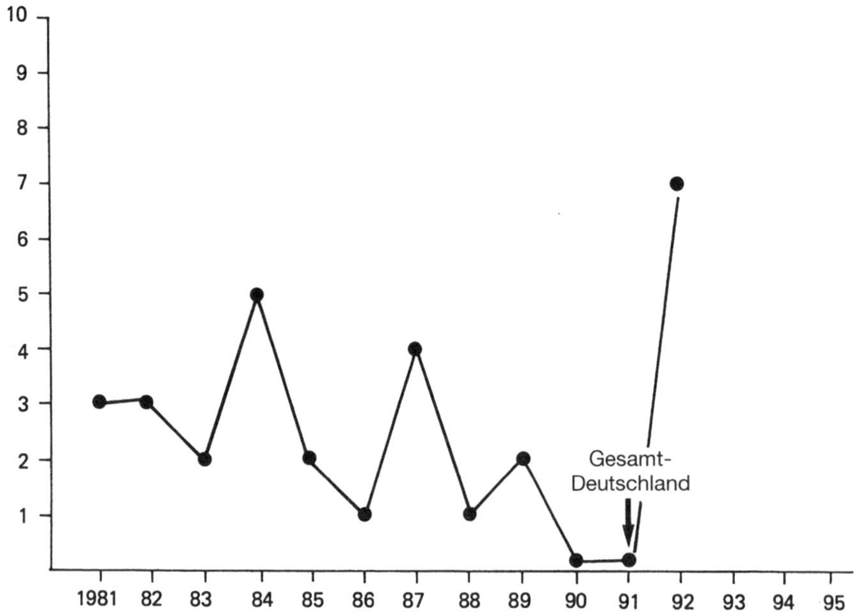

Abb. 53 Röteln-Embryopathie

Quelle: Statistisches Bundesamt, Fachserie 12, Reihe 2, Meldepflichtige Krankheiten

Lebensjahr für alle Kleinkinder und Kinder empfohlen wurde und nochmals im 15. bis 16. Lebensjahr für alle Mädchen, auch wenn im Kleinkindesalter bereits – allein oder in Kombination – gegen Röteln geimpft wurde. Das Vertrauen des Experten in die Schutzwirkung dieser Impfung ist offensichtlich eingeschränkt. Dorothee Horstmann hingegen empfiehlt: »Deshalb sollte weiterhin möglichst vielen Mädchen die Möglichkeit belassen werden, schon als Kind die **echten** Röteln mitzumachen.«

Die Röteln sind hochinfektiös. Für jedes Mädchen besteht die Hoffnung, sich irgendwann anzustecken und eine echte Röteln-Erkrankung durchzumachen. Da diese ein Kind körperlich kaum beeinträchtigt, sollten an Röteln erkrankte Kinder nicht zu Hause behalten werden. Sie sollten in die Schule und auf die Straße geschickt werden, damit möglichst viele Kinder sich mit echten Röteln anstecken können und dadurch einen verläßlichen Schutz erhalten. In der Literatur sind mehrfach Fälle beschrieben worden, daß Mütter, die gegen Röteln geimpft waren, doch ein Kind mit der gefürchteten Rötelnembryopathie zur Welt gebracht haben. Beispielsweise aus der medizinischen Literatur (Medical Tribune): Ein termingerecht geborenes Kind war bei der Geburt klein, mit unverhältnismäßig kleinen Händen und Augen. Es trank schlecht und mußte die ersten drei Wochen künstlich ernährt werden. Im Alter von 3½ Monaten bemerkte man die Trübungen der Augenlinsen. Das Kind starb im Alter von 3 Jahren und 7 Monaten. In der gleichen Zeitschrift berichtete man von einer Münchnerin, der bei der ersten Schwangerschaft gesagt wurde, sie sei aufgrund ihrer Impfung vor einer Rötelninfektion geschützt. Bei der zweiten Schwangerschaft, fünf Jahre später, wurde aber ein Kind mit Rötelnembryopathie zur Welt gebracht.

Viele Kinder machen Röteln als harmlose Unpäßlichkeit ohne Hautmanifestation durch. Daher verfügen in unserem Land 90 % der Frauen, wenn sie ins gebärfähige Alter kommen, über einen natürlichen Schutz durch natürliche Infektion. Deshalb äußerte schon vor 15 Jahren Prof. Thomssen, Direktor des Hygiene-Instituts in Göttingen, seine Bedenken gegen Röteln-Massenimpfungen. Er empfahl, die restlichen 10 % durch Testmethoden herauszusuchen und nur diese zu impfen. Thomssen fragt: Warum Massenimpfungen, wenn wir wissen, daß 90 % der Mädchen einen »Impfschutz« überhaupt nicht benötigen, da sie die Röteln – sichtbar oder unsichtbar – bereits mitgemacht haben? Er erinnert an das Risiko der Impfung mit einem Impfstoff, der auf mit Rötelnvirus infizierten Kaninchennieren gezüchtet wird. Wenn die Erkrankung eines Kindes an einer Rötelnembryopathie ohne Zweifel ein schreckliches Ereignis darstellt, so sollte man auch hier die

Zahlen nicht außer acht lassen. Die Zahlen des Statistischen Bundesamtes zeigen, wie relativ selten die Rötelnembryopathie ist. Aufgrund der Reaktionen bei meinen Vorträgen weiß ich, daß diese Zahlen von den Schulmedizinern stets angezweifelt werden. Ich kann mir jedoch nicht vorstellen, daß ein so schreckliches Ereignis den zuständigen Gesundheitsämtern nicht gemeldet wird.

Man sollte sich darüber im klaren sein, welch schlimmer Vorwurf den Ärzten und Schwestern mit dem Verdacht gemacht wird, durch eventuelles Verschweigen oder gar Manipulieren der realen Zahlen eine Pflichtverletzung begangen zu haben. In den neuesten Impfempfehlungen der Ständigen Impfkommission des Bundesgesundheitsamtes (STIKO) – Stand: Oktober 1995 – wird zwar für das zweite Lebensjahr für alle Kleinkinder und Kinder die Masern-, Mumps- und Rötelnimpfung empfohlen. Es scheint aber Gesundheitsämter zu geben, die vernünftiger sind. So erschien im »Öffentlichen Gesundheitswesen« 53, S. 161 (1991) die Arbeit: »Gezielte Rötelnimpfung am Gesundheitsamt Stuttgart«. In Stuttgart wurden 13jährige Mädchen zur Testung eingeladen. Es zeigte sich, daß bei einem großen Teil (70 bis 80 %) der Mädchen ausreichende Röteln-Antikörper nachweisbar waren. Diese Mädchen erhielten eine »Röteln-Immunitätsbescheinigung«, nur der Rest wurde zur Impfung eingeladen. Die Erschienenen wurden geimpft, danach getestet und erhielten bei einem Titerwert größer als 1:32 ebenfalls eine Röteln-Immunitätsbescheinigung. Man vermied also – im Gegensatz zu den Empfehlungen der STIKO – unnötige Impfungen. Mädchen in gebärfähigem Alter sollten bei sich feststellen lassen, ob Röteln-Antikörper vorhanden sind oder nicht. Liegt der Titer über 32, so beweist dies eine durchgemachte Röteln-Infektion, eine Impfung ist dann nicht nötig.

Für die Zukunft wäre eine wahrheitsgemäße Berichterstattung notwendig, um herauszufinden, ob diese Impfung eine

Schutzwirkung hinterläßt. Da Mädchen, wie bereits erwähnt, an Röteln erkranken können, ohne daß sich »Röteln« an der Haut bemerkbar machen, kann nach dieser Methode in solchen sehr zahlreichen Fällen ein positives Testergebnis erreicht werden. Nach Meinung der Autoren aus Stuttgart (wie auch aus Niedersachsen) ist mit ihren Verfahren ein besseres Ergebnis zu erzielen als mit unkontrollierten Massenimpfungen. Übrigens wird in Österreich das gleiche Verfahren durchgeführt, wie es bei uns vom Gesundheitsamt Stuttgart sowie aus Niedersachsen beschrieben wurde. Darüber berichtet Ernst Gottfried Huber in seiner Arbeit »Rötelnimpfung« in der Zeitschrift »Der Kinderarzt«, 23. Jahrgang, S. 1337 (1992). Professor Huber sagt: »Die Immunisierung durch Krankheit ist sicherer, belastungsfähiger und länger anhaltend als die durch die Impfung.« Er plädiert dafür, die Krankheit im Kindesalter zu belassen und sich nur auf die gebärfähigen Frauen zu konzentrieren mit Testung und eventueller Impfung.

Es gibt einen weiteren Grund, weshalb diese Impfung unnötig ist und aufgegeben werden sollte.

Nach einer während einer Schwangerschaft aufgetretenen Röteln-Erkrankung läßt sich feststellen, ob das ungeborene Kind einen Schaden erlitten hat oder ob es gesund ist.

Prof. Holzgreve von der Universitäts-Frauenklinik in Münster untersuchte 92 rötelninfizierte schwangere Frauen mit einer sog. »genetischen Schnelldiagnostik« (womit Rötelnerkrankungen bei einem ungeborenen Kind ausgeschlossen werden können). Er fand 83 nicht infizierte Kinder, die dann auch als gesunde Kinder geboren wurden. Auf diese Weise müßten sich nachfolgende Ereignisse vermeiden lassen. In der letzten Zeit haben wir oft genug in den Zeitschriften gelesen: »Mutter immun, Kind trotzdem Rötelnembryopathie«.

Hepatitis

Wir unterscheiden heute drei Hepatitisformen:

1. Hepatitis A (die sogenannte epidemische Hepatitis), welche durch Wasser und Nahrungsmittel übertragen wird.
2. Hepatitis B (sogenannte Serumhepatitis) und
3. Hepatitis C (durch Transfusionen übertragene Hepatitis).

12. Hepatitis A

Kurzfassung:
Seit den 40er und 50er Jahren ist bekannt, daß die Hepatitis A eine Viruserkrankung ist. 1973 konnten Feinstone und Mitarbeiter das Virus sichtbar machen. Es gehört zur Familie der Picornaviren. Während bei Säuglingen und Kleinkindern die natürliche Infektion meist symptomlos abläuft, ist bei Erwachsenen in 50 % der Fälle mit Krankheitserscheinungen zu rechnen. Das Überstehen einer »Gelbsucht« (hervorgerufen durch das e.e. HA-Virus) hinterläßt eine lebenslange Immunität.

Laut Bundes-Seuchengesetz ist bei Hepatitis A sowohl die Erkrankung als auch jeder Todesfall meldepflichtig.

Aufgrund unserer guten sozialen Allgemeinlage, guter sanitärer Bedingungen und eines hohen sozioökonomischen Status hat die Häufigkeit der Hepatitis A bei uns ständig abgenommen. Gab es 1979 noch 20176 Fälle, so wurden 1995 nur noch 6608 Fälle gemeldet, d. h. in 16 Jahren ein Rückgang auf ein Drittel.

Die Verbreitung des Virus erfolgt besonders durch unsaubere Toiletten oder Handtücher, d. h. hauptsächlich durch Personen mit geringem hygienischen Bewußtsein, aber auch durch unabgekochtes Trinkwasser, infiziertes Badewasser oder Speisen wie z. B. Eiswürfel und Speiseeis. Ebenfalls durch rohe, unverpackte Lebensmittel, durch Salate, Obst und Muscheln. Die Inkubationszeit beträgt im Mittel 25 Tage.

Ein wirksames Mittel, Infektionen zu verhindern und zu verhüten, liegt in der Verbesserung der hygienischen Verhältnisse, im einwandfreien Trinkwasser sowie im Bau bzw. in der Überwachung der Kläranlagen. Da nach den Bestimmungen der §§ 11 und 12 des BSeuchG der fachgerechte Umgang mit Trink-, Brauch- und Abwasser bei uns gesetzlichen Vorschriften unterliegt, ist mit weiterem Rückgang der Erkrankungszahlen an Hepatitis A zu rechnen.

Seit 1992 ist bei uns ein Impfstoff gegen Hepatitis A zugelassen. Nach 3maliger Impfung soll ein 5 Jahre anhaltender »Impfschutz« bestehen. Bei dem Impfstoff handelt es sich um inaktivierte HA-Viren, also um einen Totimpfstoff, der auf humanen (d. h. menschlichen) diploiden Zellen (d. h. Krebszellen) gezüchtet wird. Das Virus wird an verschiedenen Zellinien kultiviert, indem infektiöses Serum direkt in menschliche, diploide, hepatozelluläre Krebszellen, Fibroblasten, Nierenzellen sowie auch in menschliche diploide Lungenfibroblasten inokuliert wird. Der Impfstoff wird unter dem Namen HAVRIX von der Firma SmithKlineBeecham vertrieben.

Dem »Schutzverband für Impfgeschädigte e. V.« sind bisher keine Impfschäden bekannt geworden.

Nach dem »arznei-telegramm« 10/92, Seite 101, sagte der Internist Dr. A. Triebel aus 44879 Bochum:

»Die Hepatitis A verläuft selten so, daß sie den Patienten schädigt, andererseits ist die Impfung (sowohl die aktive als auch die passive) doch sicher mit Risiken verbunden, auch wenn diese nur selten sind. Man müßte also überlegen, ob man Erwachsenen von einer Impfung abrät.«

Die Erkrankungszahlen sowie diese Äußerung zeigen, daß die Impfung unnötig ist und nur aus kommerziellen Gründen eingeführt wurde.

Während es in dem 1987 erschienenen Buch »Schutzimpfungen« von Stickl und Weber noch hieß:

»Ein Impfstoff für die aktive Immunisierung gegen Hepatitis A wird in absehbarer Zeit nicht zur Verfügung stehen«, gibt es – wie bereits erwähnt – seit 1992 auch eine Impfung gegen Hepatitis A. Es ist eine aktive Impfung, wobei die Antikörperbildung vom Organismus selbst erfolgt, und man hofft, daß der Impfschutz länger anhält. In einem **Interview** mit Prof. Dr. R. Müller, »Öffentliches Gesundheitswesen« 54, S. 3 (1992), ist zunächst zu lesen, daß es sich bei der Impfung gegen Hepatitis A um eine Reise-Impfung handelt. Es heißt dann weiter: »Nach der ersten Impfung wurde eine Serokonversion von etwa 70 % erzielt, nach der zweiten Impfung waren es dann 95 bis 100 %. Wir empfehlen jedoch nicht, nur eine Impfung durchzuführen, sondern wir raten zu zwei Impfungen, die in einem Zeitintervall von 14 Tagen oder auch 21 Tagen durchgeführt werden können. Genau darin liegt der große Vorteil – und mit zwei Impfungen betrachten wir den Reisenden in Hochepidemiegebieten als geschützt.«

Frage: Nun hat ja die Häufigkeit der Hepatitis A in Industrienationen angesichts gestiegener sozioökonomischer Bedingungen abgenommen. Dennoch ist der A-Typ mit über 5000 Fällen 1989 die am häufigsten gemeldete Virushepatitis in den alten Bundesländern. Wie erklärt sich das? Das heißt, wo sind die Risikogruppen zu suchen? Können Sie sie differenzieren?

Prof. Müller: »Die Hepatitis A findet sich generell im Kindesalter, sie ist also eine Kindererkrankung, die durch fäko-orale Schmierinfektionen übertragen wird. Da wir in unseren Dörfern und Kommunen nach dem Zweiten Weltkrieg die Drainagen, die zentrale Kanalisation und die Klärwerke eingeführt haben, konnten wir eine Abnahme der Hepatitis A in der Bevölkerung erreichen. Natürlich tritt sie gelegentlich bei uns noch auf, vor allem eben in Kinderheimen und Schulen. Ein infiziertes Kind kann da gleich eine größere Gruppe durch Schmierinfektionen anstecken. Die zweitgrößte Bedeutung haben die durch Reisetätigkeit induzierten Infektionen.

Die Durchseuchung mit Hepatitis A hat bei uns rapide abgenommen, in den jüngeren Jahrgängen sind nicht mehr als 4 bis 5 % der Bevölkerung durchseucht, was aber auch bedeutet, daß 95 % empfänglich sind.«

So einfach ist das: Weil gute soziale Verhältnisse zu einer Abnahme von Erkrankungen führen bis hin zur Bedeutungslosigkeit, sind die anderen gesund gebliebenen »eben ungeschützt«, und deshalb müssen sie geimpft werden!

Im Frühjahr 1992 hat uns der amerikanische Impfstoffproduzent »SKB (SmithKlineBeecham)« mit der Impfung gegen Hepatitis A beglückt. (»SKB« verkauft beispielsweise in Deutschland bereits Impfstoffe gegen Masern, Mumps, Röteln, Diphtherie, Tetanus, Kinderlähmung als Einzelimpfungen, aber auch als Zweifachimpfungen gegen Masern und Mumps, sowie gegen Diphtherie und Tetanus, aber auch als Dreifachimpfungen gegen Masern, Mumps und Röteln.) Hier tritt vielfach die Firma »SKD« (SmithKlineDauelsberg) auf. Reklame wird von diesen Firmen mit den Worten gemacht: »Schmerzfreie Impfungen. Keine schreienden Kinder mehr nach Impfungen!« Erstmalig wird indirekt zugegeben, daß Impfungen Schmerzen verursacht haben – was bisher stets bestritten bzw. verharmlost wurde. Nach den eben angeführten Impfungen kommt nun noch die Impfung gegen Hepatitis A hinzu – der gewinnbringende deutsche Markt ist somit vielfach abgedeckt.

13. Hepatitis B

Kurzfassung:
Erreger: Hepatitis-B-Virus (HBV). Die Inkubationszeit beträgt 30 bis 240 Tage, im Mittel 50 bis 90 Tage. Das Überstehen dieser Erkrankung hinterläßt einen wahrscheinlich lebenslangen Schutz.

Verlauf der Hepatitis B: Zunächst unbestimmte Beschwerden, dann rasch sich vertiefende Gelbsucht. Chronische Verläufe gibt es in 5 bis 10 %. Der Impfstoff besteht aus chemisch und thermisch inaktivierten, aus Plasma von menschlichen Virusträgern isolierten Hepatits-B-Oberflächenantigenen (HBsAg). In letzter Zeit wird behauptet, seit 1986 würde eine gentechnisch hergestellte Vakzine »gleicher Qualität« verwendet. Als Infektionsweg wird angegeben, die Virusübertragung erfolge durch Einbringung von Blut oder durch Kontakt mit Körperflüssigkeiten (z. B. beim Geschlechtsverkehr) infizierter Personen, durch nicht ausreichend virusinaktivierte Blutderivate oder nicht bzw. nicht ordnungsgemäß vorgetestetes Transfusionsblut, durch kontaminierte Instrumente wie Kanülen, Akupunkturnadeln, Tätowierbestecke usw. Die Ansteckungsfähigkeit wird als sehr hoch bezeichnet, und besondere Infektionsgefahr bestehe für medizinisches Personal, für Hämodialysepatienten und als Folge von Bluttransfusionen.

Alle Hepatitisformen gehen seit 1973 kontinuierlich zurück. In diesen Jahren wurde allgemein von der »Hepatitis

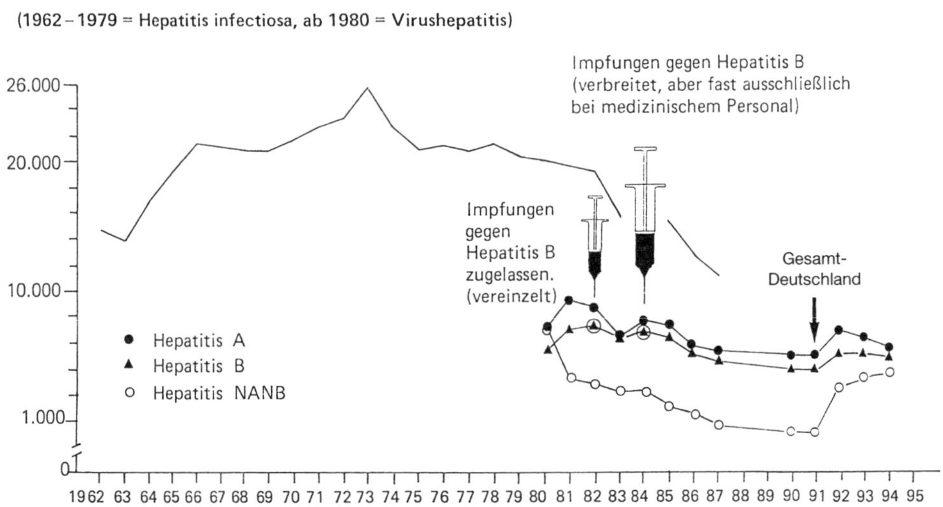

Abb. 54 Erkrankungen an Hepatitis in der Bundesrepublik Deutschland von 1962 – 1995

Quelle: Stat. Bundesamt Wiesbaden

infectiosa« gesprochen. Ab 1980 wird von der »Virushepatitis« gesprochen und man unterschied zunächst »Hepatitis A«, »Hepatitis B« und »Hepatitis NANB«. Letztere wird seit einiger Zeit jetzt als »Hepatitis C« bezeichnet. Zunächst gab es nur gegen die Hepatitis B eine Impfung. Rückbildungstendenz lassen alle 3 Hepatitisformen erkennen. Am deutlichsten und am steilsten war dieser Rückgang bei der Hepatitis NANB, von 1980 bis 1990, in 10 Jahren, von 7386 Fällen auf 851 Fälle. Am wenigsten ist die Rückbildungstendenz bei derjenigen Form nachzuweisen, gegen die wir impfen. Bei der Hepatitis B gab es im gleichen Zeitraum nur einen geringfügigen Rückgang. Kürzlich erschien in der Zeitschrift »Klinikarzt« 54, Nr. 2, S. 21 (1992), ein Artikel mit der Überschrift: »Impfprogramme für Hochrisikogruppen haben versagt«. In dieser Publikation wird zugegeben, daß nach über 20jähriger Laufzeit der Impfung gegen Hepatitis B kein wesentlicher Erfolg zu erkennen ist. Als Schlußfolgerung wird nun nicht etwa die Frage einer Einstellung dieser Impfung diskutiert, nein – es wird erklärt, warum sie versagt hat. Man habe nämlich bisher angeblich einen falschen Infektionsweg angenommen. Es hieß doch: Die Hepatitis B werde hauptsächlich durch infiziertes Blut übertragen. Das ist nach Meinung dieser Experten unrichtig, und deshalb habe die Impfung nicht die erhoffte Wirkung gezeigt. Nach neuester Auffassung wird die Hepatitis B hauptsächlich durch Geschlechtsverkehr übertragen, deshalb müßten die Impfprogramme erweitert werden.

Jeder vernünftig denkende Mensch würde doch nun annehmen, daß die Impfprogramme eben auf die Bevölkerungsgruppen ausgedehnt werden sollten, die Geschlechtsverkehr ausüben, also für Jugendliche bzw. für junge Erwachsene. Mitnichten: Die WHO-Experten empfahlen, von nun an alle Kinder zu impfen. Dr. Johannes F. Hallauer vom Bundesgesundheitsministerium behauptet, in der Bundesrepublik hätte es jährlich 4500 Neuerkrankungen und 160 Todesfälle als

Folge der Hepatitis B gegeben, und deshalb »soll eine generelle Impfung für Kinder und/oder Jugendliche empfohlen werden, zusätzlich zur Prophylaxe für Hochrisikogruppen«. Hier sei daran erinnert, daß die Hepatitis-B-Impfung 150 DM kostet; für einen vollständigen Impfschutz sind drei Impfungen notwendig, Kosten also 450 DM. In der alten Bundesrepublik wurden 1988 892 000 Kinder geboren, im gleichen Zeitraum waren es in der ehemaligen »DDR« 251 000. Man kann also davon ausgehen, daß jetzt in Deutschland wieder jährlich mehr als 1 Million Kinder zur Welt kommen. Eine Million mal 450 sowie zusätzlich die Impfungen der »Hochrisikogruppen« – ein gutes Geschäft. Der ungenügende Rückgang der Hepatitis B liegt nach Ansicht von Prof. Lang, wie kürzlich in »Medical Tribune« zu lesen war, an der Bequemlichkeit der Ärzte, die ihrer Meldepflicht nicht nachgekommen sind. Die Hepatitis gehört zu den meldepflichtigen Infektionskrankheiten, und Prof. Lang will uns glaubhaft machen, daß Ärzte zwar die Hepatitis A sowie die NANB melden, nicht aber die Hepatitis B. Nach Meinung des Professors liegt kein Versagen der Impfung vor, sondern ein statistischer Fehler. Ob er das wohl selbst glaubt? Jedenfalls ist das eine wirklichkeitsfremde Auffassung. Schwestern haben besonders Angst vor Ansteckungen, weil sie wissen, wie schwierig es ist, bei einer Erkrankung an einer ansteckenden Krankheit die Anerkennung als Berufserkrankung zu erhalten. Deshalb sammeln Schwestern im allgemeinen genaue Daten über Patienten mit ansteckenden Erkrankungen, vor allem von Patienten mit Hepatitis. Als Arzt braucht man nur den Verdacht zu äußeren, daß eine Hepatitis vorliegen könne, in wenigen Augenblicken steht dann die Schwester mit den Meldeformularen bereit und gibt nicht eher Ruhe, bis die Meldung abgegangen ist.

Die Hepatitis-B-Impfstoffe werden auf Hundenieren gezüchtet. Wir wissen, daß die auf Affennieren gezüchteten

Poliomyelitis-Impfstoffe das SV-40-Virus enthalten haben, das nicht von dem HIV-Virus zu unterscheiden ist. In der Zeitschrift »Arznei-Telegramm« 10/92, S. 104, findet sich folgender Hinweis: »HIV-Infektionen nach Hepatitis-Impfstoff HEVAC B und BBSB Immuno«.

Für Hepatitis-B-Impfstoffe wurden bis 1983 auch Humanplasmen von US-amerikanischen Spendern verwendet. Aus gleichem Ausgangsmaterial wurden Hepatitis-B-Immunplasma und andere Plasmafraktionen wie Faktor VIII-Konzentrate, Faktor VIII-Komplex und Albumin hergestellt. Im Juli 1983 bestand in Deutschland für den französischen Hepatitis-B-Impfstoff HEVAC B »Pasteur« ein vorübergehendes Einfuhrverbot, da die in erheblichen Mengen über AMG § 73, Abs. 3, aus Frankreich importierte Vakzine bedenklich erschien. Inzwischen ist bekannt geworden, daß in Deutschland (aber auch in Frankreich) Bluter, die mit Blutgerinnnungsmitteln behandelt wurden, sowie viele Patienten, die vor Operationen Blutgerinnungsmittel zur besseren Blutstillung erhielten, über diese Präparate mit AIDS infiziert wurden.

C-2196 (4) Deutsches Ärzteblatt 90, Heft 49, 10. Dezember 1993

Risiko der Hepatitis B unterschätzt

Ziel bis 1997: Impfschutz generell

Eine Strategie ist gescheitert: Das Impfen von Hochrisikogruppen, die Hepatitis-B-gefährdet sind, hat nicht den erhofften Erfolg gebracht. Obwohl seit einem Jahrzehnt ein effektiver Impfstoff zur Verfügung steht, geht weltweit die Ausbreitung der Hepatitis B nicht zurück. Betroffen sind in der Hauptsache junge Männer zwischen 15 und 30 Jahren. Und die Folgen: Hepatitis B ist eine Hauptursache für Leberzirrhose und primäres Leberzellkarzinom Diese Situation und deren Konsequenzen wurden Ende November bei einem mehrtägigen internationalen Kongreß dargestellt, zu dem der in London ansässige VHPB (Viral Hepatitis Prevention Board) Virologen, Epidemiologen, Experten der nationalen öffentlichen Gesundheitsdienste und WHO-Leute in Cannes zusammengebracht hatte.

Die medizinischen Berufe, so hieß es in Cannes, haben weltweit sehr wohl von der Impfstrategie für Hochrisikogruppen profitiert, obwohl selbst bei diesen stark Betroffenen nach wie vor unzureichend geimpft wird. Andere Risikogruppen sind noch viel schwerer erreichbar und (wie Homosexuelle, Drogensüchtige, Prostituierte) meist bereits infiziert. Rückläufig war die Inzidenz der Hepatitis B ab 1985 unter den männlichen Homosexuellen. Aber auch dies ist kein Erfolg der Impfstrategie, sondern des durch die AIDS-Gefahr veränderten sexuellen Verhaltens. Hepatitis-Fälle 1991 in den USA veranschaulichen das Scheitern der Impfstrategien: Weniger als ein Drittel aller Infizierten kam aus Hochrisikogruppen! Aber fast die Hälfte der Fälle war auf heterosexuelle Kontakte zurückzuführen. Und diese Erkenntnis, so wurde in Cannes überzeugend dargelegt, erfordert Maßnahmen zur allgemeinen Immunisierung, die laut WHO und Weltärztebund (1992) in allen nationalen Impfprogrammen bis 1997 realisiert sein sollen. Neben der Impfung aller Neugeborenen zielen die Maßnahmen auf die aktuell Bedrohten, nämlich die Adoleszenten: Rechtzeitig vor sexueller Aktivität sollen Elf-/Zwölfjährige geimpft werden. In verschiedenen Ländern (Spanien, Bulgarien, Israel, USA, Canada) sind bereits entsprechende Impfprogramme angelaufen, aber der konsequenteste Einstieg wurde aus Italien berichtet: Seit zwei Jahren gibt es dort eine gesetzliche Hepatitis-Impfpflicht für Neugeborene und Heranwachsende. Die deutsche Arbeitsgruppe des Kongresses, geführt von Prof. Wolfgang Jilg, Regensburg, befürwortete ebenfalls rasch greifende Konsequenzen. Sie empfahl, aktuell noch intensiver die HBs-Ag-Trägerinnen unter den Schwangeren herauszufinden, damit deren Neugeborene sogleich passiv/aktiv geschützt werden können. r-h

In der Zeitschrift »raum & zeit« erschien 1993 nachfolgender Artikel:

Hepatitis-B-Impfstoff: Der Skandal beginnt in Italien

von Elisabeth Schellenberg, Rom

Da braut sich ein neuer, handfester Skandal der Pharmaindustrie zusammen: Der US-Pharma-Multi Merck Sharp and Dohme, der einen keineswegs ungefährlichen Impfstoff gegen Hepatitis B gentechnologisch entwickelt und weltweit patentiert hat, versucht ihn nun mit Hilfe der WHO weltweit unters Volk zu bringen. 6500 Männer aus San Francisco haben den ersten Impftest zwar nicht überlebt, aber die hatten eben nachträglich »AIDS« (obwohl der Impftest schon 1978 stattfand). Auch scheint es sich bei dem Blut-Konserven-Skandal, der in Frankreich die Regierung erschütterte, weniger um »AIDS« – als um einen durch das Impfserum verseuchten Stoff gehandelt zu haben. Endgültig ins Grübeln gerieten die Experten in Italien. Dort versucht der Pharma-Multi, erstmals in Europa seinen u. a. mit Aluminiumhydroxid versetzten Stoff in die Venen der Neugeborenen und Elfjährigen zu drücken, und zwar per Ministererlaß (wenns um Drogen geht, ist auf die italienische Regierung allemal Verlaß). Das Vorgehen ist ebenso brutal wie effektiv: 11jährige Kinder dürfen nicht auf die Höhere Schule, wenn sie nicht gegen Hepatitis B geimpft sind! Lesen Sie, was eine aufgeklärte und unerschrockene Mutter in Italien recherchierte:

Zu den ersten sogenannten »AIDS«-Kranken – anzunehmen ist, daß von ihnen heute niemand mehr lebt – gehörte jene Gruppe von 6500 jungen Männern aus San Francisco, die Ende der siebziger Jahre einer Impfwerbekampagne Hepatitis B des Pharmakonzerns Merck Sharp and Dohme erlagen und sich als »Versuchskaninchen« haben impfen lassen (Nature, 19. 1. 84). »AIDS« war 1978 noch nicht erfunden worden, dennoch wußte man später, daß nach der Impfung 4 % dieser Gruppe positiv auf den Gallo-Test reagierten und es in fünf Jahren gut 68 % sein können. (Covert Action 29, 1988)

Schon im Juli 1983 publizierte die Zeitschrift »Nature« eine zum Skandal hochstilisierte Auseinandersetzung um die gesundheitsgefährdende Impfe gegen Hepatitis B. Dem kommerziellen Teil des französischen Pasteur Instituts (Institut Pasteur Production, IPP) wurde vorgeworfen, für die Herstellung der Impfe aus den USA importiertes Blut zu verwenden, das automatisch »AIDS«-verdächtig sei, ohne die produzierten Impfstoffe dem Sicherheitstest des amerikanischen CDC zu unterziehen, obwohl Merck Sharp and Dohme schon 1979 der Aufforderung zur Kontrolle durch das amerikanische nationale Gesundheitsamt folgte. Dennoch starben die 6500 homosexuellen Männer aus San Francisco an den Impfversuchen der Merck Sharp and Dohme.

Der amerikanische Rivale des IPP ist Merck Sharp and Dohme. Beide konkurrierten auf dem asiatischen Gesundheitsmarkt um den Millionenverkauf der Hepatitis-B-Impfe (Nature, 14. 7. 83, 28. 7. 83). Das Problem wurde auf verseuchtes amerikanisches Blut oder Blut anderer Nationalität reduziert. Damit ließ sich leicht ablenken von der Gefährlichkeit der Impfe selbst, die mit natürlichem (menschlichem oder tierischem) Blut oder geotechnologisch mit chemischen Zusätzen wie Aluminiumhydroxid hergestellt wurde.

Heute schreiben wir das Jahr 1993, und seit zwei Jahren ist die Hepatitis-B-Impfe in Italien obligatorisch.

Im Februar 1992 publizierte die Zeitschrift »FF Südtiroler Illustrierte« eine gerichtliche Auseinandersetzung um die Impfpflicht in Italien mit dem Titel: »Viren für die Gesundheit«. Meines Erachtens ist dies ein ganz klarer Satz, der Impfen jeder Art ad absurdum führt und nur noch die Frage offen läßt, wovon die Pharmaindustrie, die Ärzte und nicht zuletzt die gesamte orthodoxe Naturwissenschaft leben, inclusive der Epidemiologen, wenn alle Menschen gesund sind?!

Der Beipackzettel des Hepatitis-B-Impfserums enthält den Hinweis, daß eine »Auffrischung nach fünf Jahren notwendig ist«, sprich, die Impfe wirkt ca. fünf Jahre – wenn sie denn wirkt –, und danach muß das Immunsystem des menschlichen Körpers erneut den Giftstoß verarbeiten.

Ein Elternpaar im italienischen Südtirol weigert sich konsequent, seine vier Kinder impfen zu lassen, solange keine staatliche bzw. offizielle Behörde die Verantwortung für eventuelle Impfschäden übernimmt (was immer dies heißen mag für die betroffenen Kinder), und hat, neben gerichtlichen Auseinandersetzungen bis hin zum Verfassungsgerichtshof in Rom, eine Initiativgruppe »Mündige Eltern gegen den Impfzwang« ins Leben gerufen und so die Problematik der Zwangsimpfung ins Bewußtsein vieler Eltern gerückt.

Die Impfpflicht in Italien für die Hepatitis B betrifft sonderbarerweise jedoch nur Neugeborene (!) und 11jährige Kinder, die normalerweise in diesem Alter die Grundschule abschließen und auf die Media wechseln. Kein Gesetz, sondern ein ministerieller Erlaß, der für die Gesundheitsämter jedoch Gesetzesqualität hat, verpflichtet die Eltern, ihre Kinder in dem entsprechenden Alter impfen zu lassen. So reagieren die verschiedenen Provinzen und Kommunen Italiens sehr unterschiedlich auf ebendiesen Erlaß:

An der Adriaküste, Provinz Marche in Asvoli Picena, bekam ein Vater die Aufforderung des Gesundheitsamtes zum Impftermin. Der Vater weigerte sich, seinen 11jährigen Sohn gegen Hepatitis B impfen zu lassen, und erhielt umgehend eine Anzeige des Bürgermeisters, die den Vater unter Umständen, wenn er auf der Verweigerung besteht, für drei Monate ins Gefängnis bringen kann.

In einem anderen Ort Italiens bekam ich für meinen Sohn kurz vor seinem 12.Geburtstag den Impftermin. Auf Grund eines Ortswechsels zur gleichen Zeit sind wir der Auseinandersetzung entgangen, denn in Umbrien folgt das Gesundheitsamt dem ministeriellen Erlaß nur sehr eingeschränkt (oder auf italienische Weise) d. h., hier wird nur gegen Hepatitis B geimpft, wenn die Eltern das Impfserum in der Apotheke kaufen, zum Gesundheitsamt bringen und so die Impfe fordern. So entledigt sich das Gesundheitsamt von vornherein jeder Verantwortung für das Impfserum. Meines Erachtens spielt hier die Fragwürdigkeit der Hepatitis-B-Impfe eine entscheidende Rolle.

Hintergrund dieser Unklarheiten und verschiedenen Umgangsweise sind darüber hinaus diverse Fakten:

Den italienischen Staat würde die Pflichtimpfung gegen Hepatitis B, konsequent durchgeführt, 34 Milliarden Lire kosten.

Es gibt bisher kein Gesetz in Italien, das Eltern zwingen kann, ihre Kinder impfen zu lassen.

Dennoch dürfen Kinder ohne den Nachweis der Pflichtimpfung die staatliche Schule nicht besuchen, (dies wiederum kann zu Gefängnisstrafen für die Eltern führen, denn Schulbesuch ist gesetzliche Pflicht). Den italienischen Gesundheitsämtern ist die Umstrittenheit der Hepatitis-B-Impfe mehr oder weniger klar. Entsprechend den Kenntnissen der individuellen Personen, sprich Ärzten, die die Verantwortung innerhalb der Behörde übernommen haben, verhält man sich zur Zwangsimpfung für Hepatitis B offensiv oder passiv. Zur Zeit läuft ein Grundsatzprozeß am

Verfassungsgerichtshof in Rom zu dieser Frage. Bis zu einer Entscheidung ist jeder Schulbesuch an einer staatlichen Schule ohne Impfpaß »provisorisch«. Nicht die Fähigkeiten des Kindes sind entscheidend für die Schultauglichkeit, sondern der Impfpaß. »Jedes ausgestellte Zeugnis eines nicht geimpften Kindes erhält den Vermerk, es sei nur gültig, wenn der Verfassungsgerichtshof in Rom bei seiner Entscheidung den impfverweigernden Eltern recht gibt.«

Bis zur Grundsatzentscheidung in Rom besteht in Italien ein totales Durcheinander, und die Eltern sind der Willkür der einzelnen Gesundheitsämter ausgeliefert, wenn sie nicht die nötige Kraft haben, sich zu wehren, oder ihnen einfach die Kenntnisse fehlen.

Merck Sharp and Dohme hat das Hepatitis-B-Impfserum gentechnologisch entwickelt und für sich monopolisiert. Die Pharma-Lobby verschweigt, daß im Impfserum Aluminiumhydroxid enthalten ist, wie man über das Formaldehyd in der Diphtherie- und Tetanusimpfe schweigt.

Mit der lapidaren Erklärung, die gentechnologisch hergestellten Hepatitis-B-Impfstoffe seien seit drei (!) Jahren auf dem Markt und bisher seien keine Nebenwirkungen bekannt, versucht man die wenigen Skeptiker hier in Italien zu beruhigen.

Die Weltgesundheitsorganisation – in Afrika und Brasilien und anderswo impft sie die Kinder »AIDS«-tot – will bis zum Jahr 2010 der Krankheit Hepatitis B Herr werden. Dies geht nach Auskunft ebendieser gesundheitsgefährdenden Organisation nur mit flächendeckenden Impfkampagnen.

Bisher hat sich nur Italien an diese Normierung gehalten.

Literatur:

FF Südtiroler Illustrierte: Viren für die Gesundheit, 7. Febr. 92: Le carte dell' AIDS, Sonderausgabe der Zeitschrift fotografare, März '89.

AIDS ist keine Krankheit, Ausgabe der Monatszeitschrift fotografare, 3, 1987.

Abstrakt des Buches »Le carte dell' AIDS«, publiziert für den Welt-AIDS-Tag, 1. 12. 1988.

Und nicht zuletzt: Meine persönlichen Erfahrungen in Gesprächen mit den Verantwortlichen verschiedener Gesundheitsämter, in Diskussionen mit italienischen Eltern, und: mein einigermaßen gesunder Menschenverstand.

14. Hepatitis C

Eine bestimmte Form der Hepatitis wurde bisher als »Hepatitis NANB« bezeichnet. Sie war also weder die A- noch die B-Hepatitis. Diese Form wird neuerdings als »Hepatitis C« bezeichnet.

Die mittlere Inkubationszeit beträgt 6 bis 12 Wochen, es sind aber auch Werte von 2 bis 26 Wochen bekannt geworden. Die Gelbfärbung bei der Hepatitis C ist weniger intensiv ausgeprägt, und bei 25 Prozent der Infektionen ist sie überhaupt nicht sichtbar. Derartige Erkrankungen verlaufen häufig subklinisch, also ohne Krankheitserscheinungen. Trotzdem sollen fast 50 % zu einer chronischen Hepatitis führen, und von diesen wiederum soll ein bestimmter Prozentsatz in eine Leberzirrhose übergehen. Von diesen Betroffenen würden 25 % an Leberversagen sterben. Der Infektionsweg ist unklar. Am gefährlichsten scheinen Blutinfusionen zu sein; dagegen sind Nadelstichverletzungen mit Serum von infizierten Patienten relativ ungefährlich.

Die Einführung des Impfstoffs gegen Hepatitis C ist in Kürze zu erwarten.

15. Grippe (Influenza)

Kurzfassung:
Erreger: Influenza-Viren.
Die Impfung richtet sich nur gegen die durch Influenza-Viren hervorgerufenen Erkrankungen des Menschen. Die Vielzahl anderer Erkältungskrankheiten, die teilweise ein grippeähnliches Erscheinungsbild auslösen können, wird dadurch nicht verhütet.

Erreger: Haemophilus influenzae, einziges Genus der Familie Orthomyxoviridae. Unterteilung durch das Matrixprotein in Typen A, B und C. Seit 1972 wurden über 20 Serovarianten des Typs A nach dem H-N-System eingeordnet, zum Beispiel das in Europa vorherrschende Hongkong-Virus »H3N2« oder Soviet 77 »H1N1«. Typ A führt zur »Grippe«, die Typen B und C zu sporadischen Erkrankungen. Bei der »Grippe«, wie sie unsere Bevölkerung versteht, handelt es sich um eine Virusinfektion der oberen Luftwege, deren Anzeichen Schnupfen, Kopf-, Glieder- und Halsschmerzen, Husten, Abgeschlagenheit und Fieber sein können. Die Viren befallen zuerst die Nasen-Rachen-Schleimhaut und breiten sich von dort auf die Bronchien sowie auf die Nasennebenhöhlen aus. Diese Erkrankung des Respirationstraktes kann durch ca. 300 verschiedene Erregertypen ausgelöst werden. Hiergegen ist die Impfung wirkungslos, sie richtet sich nur gegen die durch Influenzaviren hervorgerufenen Erkrankungen des Menschen. Die Vielzahl anderer Erkältungskrankheiten, die teilweise ein grippeähnliches Erscheinungsbild auslösen können, werden dadurch nicht verhütet. Da dies der Bevölkerung verschwiegen wird, ist diese Impfung – weil der Name »Grippeimpfung« trotz besseren Wissens beibehalten wurde, ein Betrug an unserer Bevölkerung. Die Impfung schützt nicht vor der Erkrankung, die im Volksmund »Grippe« genannt wird. Wenn überhaupt, so kann sie nur vor der seltenen Sonderform der Grippe, der sogenannten »Influenza«, schützen. Aber »aus werbewirksamen Gründen« wurde der Name »Grippeimpfung« gewählt und beibehalten. Wenn die Impfung »Influenzaimpfung« hieße, ließe sich niemand impfen. Nach einer solchen Impfung aber treten Erkrankungen, die landläufig als »Grippe« bezeichnet werden, besonders häufig und besonders heftig auf. Fast jeder zweite mit einem solchen Impfstoff »gegen Grippe« geimpfte Bürger erkrankt danach an einem besonders schweren »grippalen Infekt« – das ist jene Erkrankung, die von unserer Bevölkerung als »Grippe« bezeichnet wird. Nach einer Repräsentativumfrage bei Bürgern der Bundesrepublik Deutschland und Westberlins im Juli

1978 verweigerten fast 45 % grippegeimpfter Bürger die erneute Impfung mit der Begründung und Bemerkung, daß sie nach der vorangegangenen Impfung trotzdem an »Grippe« erkrankt seien (Begrivac, Reklame der Behring-Werke, August 1979 12 610/16 [75]). Bei der Häufigkeit der Grippe-Erkrankungen werden sich bei Impfaktionen immer Bürger in der Inkubationsphase einer Grippe-Erkrankung befinden. Diese erkranken nach einer Impfung besonders schwer, sie sind hochinfektiös und sorgen für die weitere Ausbreitung der Erkrankung. Es ist dies der gleiche Mechanismus, wie wir ihn auch bei anderen Impfungen kennen. Die körpereigene Abwehr ist mit der durch die Impfung hervorgerufenen Infektionskrankheit vollauf beschäftigt. Wenn es nun fatalerweise zur Infektion mit einigen der bei uns so häufigen etwa 300 verschiedenen Grippeerregern kommt und die Krankheit – wie üblich – harmlos verlaufen würde, so können sich jetzt diese Erreger hemmungslos ausbreiten und eine besonders schwere »Grippe« hervorrufen. Daß nur »fast jeder zweite grippegeimpfte Bürger« an der Grippe erkrankt, liegt daran, daß die übrigen von einer Infektion verschont blieben, denn das hängt ja vom Zufall ab. Setzt man alle Menschen gleichmäßig einem Infektionsrisiko aus, würden fast alle grippegeimpften Bürger – die ja in Wirklichkeit gegen die Influenza geimpft wurden und nicht gegen die Grippe – an dem erkranken, was die Bevölkerung unter »Grippe« versteht. Ungeimpfte hingegen blieben wegen intakter Abwehr im allgemeinen gesund.

Der Grippeimpfstoff wird auf bebrüteten Hühnereiern gezüchtet, die Grippeimpfung saniert daher nicht nur die »Gesundheit« der Impfstoffhersteller, sondern auch diejenige der Zulieferanten, zum Beispiel der Eierindustrie. Bei der Grippeimpfung kann man rechnen: pro Spritze 1 Ei. Im übrigen sind bei der Grippe weder Erkrankungen noch Todesfälle meldepflichig. Alle Zahlen darüber sind freie Erfindungen.

16. Zeckenbiß (**F**rüh**S**ommer**M**eningo**E**nzephalitis = FSME)

Kurzfassung:
Erreger: Flaviviren (Arboviren) der Gruppe Togaviridae (Arbovirus B).
Inkubationszeit: 7–10 Tage.
Biphasischer Verlauf: Zunächst grippeähnlich, dann fieberfrei und danach erneut Fieber, jetzt mit ZNS-Beteiligung. Eventuell Meningoenzephalitis, aber mit günstiger Prognose. Letalität höchstens 1%. Der Impfstoff besteht aus abgetöteten Zecken-Viren, die auf embryonalen Hühnerzellkulturen gezüchtet werden.

Es handelt sich um ein Virus aus der Gruppe der Flaviviren (Arboviren). Das Virus wird durch den Biß der Zecke Ixodes-Ricinos (Holzbock) übertragen. FSME-Viren kommen nur bis zu Höhenlagen vor, bei denen die mittlere Jahrestemperatur über 8 Grad Celsius liegt. Daher gibt es im Bergland oberhalb von 1000 m keine FSME-Viren.

Inkubationszeit: Es werden 7 bis 10 Tage, aber auch 2 bis 28 Tage angegeben.

Selbst in Endemiegebieten ist weniger als 0,1% der Zecken mit FSME-Viren infiziert. Nur jede zwanzigtausendste Zecke ist Virusträger. Bei denjenigen Menschen, die nun wirklich von einer infizierten Zecke gebissen werden, verlaufen 60 bis 70% der Infektionen ohne jede klinischen Symptome. Beim Rest kommt es zur klinischen Manifestation. Hier verläuft die Krankheit biphasisch.

Erste Phase: Grippeähnliche Symptomatik »Sommerphase«. Vielfach ist damit die Infektion vorüber. Nur bei 6 bis 10% folgt darauf eine zweite Phase, die sogenannte Organmanifestation. Aber auch diese Phase führt nur in wenigen Fällen zu schweren Erkrankungen. Sie ist dann mit zentral-nervösen Symptomen, Leber- und Myocardbeteiligung verknüpft. Am gefürchtetsten ist der Befall des Zentralnervensystems mit Meningitis oder Meningoenzephalitis. Bei Beteiligung des

ZNS liegt die Sterblichkeit bei 1 bis 2 %. Anders ausgedrückt: Das Risiko einer bleibenden Schädigung durch Erkrankung nach Zeckenbiß liegt selbst in Endemiegebieten bei 1:80000. In Deutschland werden pro Jahr nur wenige Erkrankungen nach Zeckenbiß gemeldet. Sie stammen meist aus den Mündungsgebieten der Flüsse Altmühl, Naab und Regen in die Donau. Das Hauptgebiet infizierter Zecken ist Österreich. Im Gegensatz zur FSME ist die ebenfalls von Zecken übertragene Lyme-Borreliose über das gesamte Bundesgebiet verbreitet. Dank der Tatsache, daß der Erreger der FSME sich in der Darmwand und nicht in der Speicheldrüse der Zecke befindet, dauert es mehrere Stunden, bis das FSME-Virus über den Stichkanal ins Blut gelangt. Da es eine ganze Zeit dauert, bis sich die Zecken richtig vollgesaugt haben, sind die Bisse von Zecken bis zur Größe einer Linse völlig ungefährlich. Das Jucken nach Zeckenbiß aber setzt sehr rasch ein. Bei Wanderungen in den Monaten Juni sowie im September und Oktober sollte bei juckenden Hautstellen stets nachgesehen werden, ob nicht ein Zeckenbiß die Ursache dieses Juckreizes ist. Bei frühzeitiger, sorgfältiger Entfernung der Zecke kommt es selten zur Infektion. Mit einer Fingernagelfeile, einer Pinzette oder einer kräftigen Nadel sollte die Zecke entfernt werden. Dabei sollte jeder Druck auf den Zeckenkörper vermieden werden. Am besten schiebt man den Stechapparat des Tiers bei Straffung der Haut mit einem spitzen Gegenstand weg. Etwa genauso, wie man einen Splitter aus der Haut entfernt. Selbst wenn danach einige feine schwarze Pünktchen an der Stichstelle zu sehen sind (was möglicherweise den Beißwerkzeugen entsprechen könnte), ist das ungefährlich, die Hauptsache ist, daß der mehr oder weniger vollgesogene Leib der Zecke zunächst entfernt wurde. Eine leichte Rötung an der Bißstelle ist meist am nächsten Tag schon nicht mehr zu sehen, die schwarzen Pünktchen sind fast verschwunden.

In der Zeitschrift »arznei-telegramm« wurden zahlreiche Nebenwirkungen beschrieben. Anhand der Meldungen ergibt sich – ohne Berücksichtigung einer Dunkelziffer – ein Risiko der Impfschädigungen von etwa 1:32000. Hingegen wird die medizinische Bedeutung der nach Zeckenbiß etwa 500 bis 1000 Mal häufiger als FSME vorkommenden Borreliose meist verkannt. 15 % der Zecken sollen mit Borrellien durchseucht sein. Etwa einer von fünfzig Stichen eines infizierten Tieres führt zur Infektion. Diese läßt sich mit Antibiotika wie Penicillin oder Doxycyclin (Vibramycin) und ähnlichen Mitteln erfolgreich behandeln. Die FSME-Impfung hinterläßt keinen Schutz vor der Borreliose. Bester Schutz sowohl vor viralen wie auch bakteriellen Zeckenbißkomplikationen besteht im Schutz vor den Bissen: Kleidung mit langen Ärmeln und Hosenbeinen, festes Schuhwerk. Vorsicht vor Lagerungen im Gras oder Unterholz.

Unter	20000	Zecken
ist	1	Zecke infiziert
Nach dem Biß einer infizierten Zecke		
ereignet sich in	60–70 %	nichts,
in	20–30 %	treten »grippale Symptome« auf, (»subklinischer Verlauf«)
in ca.	10 %	kommt es zu einer Beteiligung des ZNS. (Meningitis und Enzephalitis)
Unter diesen 10 %		
kommt es in	90–95 %	zu einer Ausheilung,
in	3–10 %	bleiben Restsymptome zurück,
	1–2 %	verlaufen tödlich

Tabelle 6: Die »Zeckengefahr« in Endemiegebieten

Quelle: Gold, R., Wietholter, H., Rihs, I., Löwer, J. und L. Kappos: Frühsommer-Meningoenzephalitis-Impfung. Dtsch. med. Wschr. 117, S. 112–116 (1992)

arznei-telegramm 12/93

FSME-IMMUNGLOBULIN (FSME-BULIN) nach Zeckenstich: Pseudo-Polio-Symptome

Nach Zeckenstich sollen spezifische Immunglobuline eine Frühsommer-Meningoenzephalitis (FSME) verhindern. Der mit IgG-Antikörpern gegen FSME-Virus angereicherte Passivimpfstoff (z. B. FSME-BULIN S »Immuno«, FSME-IMMUNGLOBULIN S »Behring«) wird sowohl zur etwa vier Wochen anhaltenden Immunisierung vor Aufenthalten in Endemiegebieten als auch zur sogenannten Postexpositionsprophylaxe nach bereits erfolgtem »Zeckenbiß« angeboten. Bei der Indikationsstellung ist die geringe Infektionswahrscheinlichkeit nach Zeckenstich zu berücksichtigen. Eine Schutzwirkung ist zudem nur bei zwei von drei Behandelten zu erwarten. Bei der Postexpositionsprophylaxe am 3. oder 4. Tag werden hohe Dosen verabreicht. Ein 70 kg schwerer Patient benötigt z. B. 14 ml Serum im Wert von etwa 500 DM.[1]

Injektionen von homologen Hyperimmunseren können neben Reizzuständen im Bereich der Einstichstelle und schweren anaphylaktischen Reaktionen sieben bis zehn Tage nach der Injektion eine Serumkrankheit auslösen mit Allgemeinsymptomen wie Fieber, Abgeschlagenheit und Krankheitsgefühl sowie mit Urtikaria, Gelenkentzündungen und generalisiertem Ödem. Eine Beteiligung des peripheren Nervensystems mit Manifestation einer Neuropathie (Armplexusneuritis) wird als möglich erachtet.[1]

Das a-t-NETZWERK verzeichnet drei anaphylaktische Reaktionen auf FSME-BULIN (NETZWERK-Berichte 1153, 1216, 2520) und eine Urtikaria (Bericht 6644). Ein 20jähriger erkrankt drei Wochen nach Zeckenbiß und FSME-BULIN-Passivimmunisierung unter dem Bild einer »schwersten Pseudopoliomyelitis« mit Fieber, Kopfschmerzen, Fazialisparese, Bewußtseinstrübung und Ateminsuffizienz. Mehrere serologische Untersuchungen sichern die Diagnose einer FSME. Hirnstamm- und diffuse kortikale Läsionen gehen bei dem in einer Innsbrucker Klinik behandelten

1 Wiethölter, H.: Dtsch. med. Wschr. 118 (1993), 113

jungen Mann mit schweren neurologischen Ausfällen einher (Bericht 6928).

In München und Berlin wurden nach FSME-BULIN-Injektionen ähnliche schwere Krankheitsverläufe mit Pseudopoliomyelitis-Symptomatik beobachtet.[2] Ein Berliner erkrankte während seines Urlaubs in der Nähe von Passau an Meningoenzephalomyelitis mit langanhaltendem Koma. Er war am Tage des Zeckenstichs passiv immunisiert worden. Drei Wochen später kam es zu schweren Komplikationen.[3]

Fazit: Es bestehen schwerwiegende Bedenken gegen die Anwendung von FSME-BULIN,[4] die in Österreich zur Forderung des Verbots geführt haben.[5] Das Immunglobulin schützt nicht zuverlässig und kann wahrscheinlich sogar einen schweren Verlauf der Meningoenzephalitis provozieren.

Erfinder der FSME-Impfung ist ein Wiener Professor. Er ist Leiter des Wiener Institutes für Virologie und verdient als Erfinder des Impfstoffes FSME Immun an jeder Impfung. Die Tantiemen erhält er von der Pharma-Firma Immuno. Er kontrolliert im eigenen Institut die unter Umständen auftretenden Nebenwirkungen von FSME Immun. Es besteht also eine Personalunion zwischen dem Erfinder und dem Lizenzgeberkontrolleur. Die Problematik wird dadurch zugespitzt, daß der Erfinder auch im Obersten Sanitätsrat der Republik Österreich das Gesundheitsministerium in medizinischen Fragen berät und dort auch Empfehlungen im Impfausschuß abgibt. In dieser Position beurteilt er den Inhalt der Gebrauchsinformation des Impfstoffes. Diese rechtsstaatlich bedenkliche Situation beschwört nach Meinung des öster-

2 Schmutzhard, E.: Mitteilung im Rahmen des öff. Hearings anl. der Wiederbesetzung des Ordinar. f. Neurol. Innsbruck, 11. Nov. 1993
3 Kunz, Ch.: Vir. Ep. Inf. 19/93
4 Kunz, Ch.: Vir. Ep. Inf. 4/85 und Vir. Ep. Inf. 19/93
5 Glossmann, H.: Mitteilung vom 11. Nov. 1993

reichischen Gesundheitsministeriums keinen Interessenkonflikt, auch wenn es »optisch nicht so gut ausschaut«.

In der Zeitschrift »Der Standard« (Wien) erschien am 5. Mai 1994 der Artikel: »Fieber nach Zecken-Impfung«. Obwohl bei mehreren Fällen hohes Fieber nach den Impfungen auftrat, wird dies mit dem Hinweis erklärt – bei den Fieberfällen könne es sich um Symptome von Virusinfektionen wie Masern, Windpocken oder Influenza handeln.

Am 7./8. Mai 1994 berichtete die gleiche Zeitschrift: »Ursache der Fieberschübe nach FSME-Impfung weiter ungeklärt. Möglicher Zusammenhang mit zwei Fällen von Lähmungen.« Jetzt wird empfohlen, von der Zeckenimpfung »Abstand zu nehmen.« Auch die zweiten und dritten Impfungen sollten nicht mehr durchgeführt werden. Bei den in Oberösterreich aufgetretenen Lähmungen nach Zeckenimpfungen heißt es bezüglich des möglichen Zusammenhanges mit der Impfung sofort: Erwiesen ist dieser Zusammenhang aber nicht. Außerdem seien diese Nebenwirkungen ja bekannt, sie würden ohne bleibende Folgen abklingen. Sie stünden in keinem Verhältnis zu den schwerwiegenden Folgen eines Zeckenbisses. Zu der Kritik am verzögerten Nebenwirkungsmeldesystem meinte Otto Pjetka, der Präsident der oberösterreichischen Ärztekammer, zwar sei das Meldesystem »höchst reformbedürftig«, im konkreten Fall sei aber »keine extreme Gefahr gegeben gewesen«.

17. HIB-Meningitis (Haemophilus influenzae Typ B)

Kurzfassung:
Erreger: Bazillus Haemophilus influenzae Typ B.
Inkubationszeit: 2–5 Tage.
Erkrankungen an der HIB-Meningitis treten nur in den ersten 5 Lebensjahren auf.
Behandlung mit Antibiotika in 95 % erfolgreich.

Impfstoff: Haemophilus influenzae Typ B Konjugat-Impfstoff. (Konjugat = Koppelung an Diphtherietoxoid, an Tetanustoxoid und an N. meningitidis.)

Die Impfung schützt nur gegen eine Erregerausbreitung z. B. in das Gehirn, nicht aber gegen Otitis oder Sinusitis. Nach den ersten HIB-Impfkampagnen wurden wenige Tage nach der Impfung schwere Infekte, insbesondere schwere HIB-Infektionen beobachtet.

Von dieser Erkrankung habe ich während des Medizinstudiums und auch danach niemals etwas gehört. Sie wurde mir erst durch die Einführung der Impfung bekannt. Ich möchte annehmen, daß sie **vielleicht** den Kinderärzten, wahrscheinlich aber auch hier nur Spezialisten, bekannt war. Von 30000 Kleinkindern erkrankt im Durchschnitt eines an dieser Meningitis, und im Normalfall sollte ein mit diesem Erreger infiziertes Kind keine schwerwiegenden Erkrankungen bekommen. In Ausnahmefällen soll es zu einer Erkrankung an Meningitis kommen, begleitet von einer Epiglottitis (einer Kehldeckelentzündung) sowie einer Otitis (Ohrenentzündung) und einer Sinusitis (Nebenhöhlenentzündung). Im Buch »Schutzimpfungen« von Stickl und Weber heißt es noch: »Auf der nördlichen Halbkugel kommt fast ausschließlich der Meningokokkentyp B vor, gegen diesen konnte bisher kein Impfstoff entwickelt werden.«... Da auf der nördlichen Halbkugel Armut und Fehlernährung nicht so groß sind wie auf der südlichen Halbkugel und die dadurch bedingte Schwächung der Infektionsabwehr der Menschen gering ist, spielten Meningokokkeninfektionen nicht die gleiche Rolle wie im Tropengürtel und in den Ländern der Dritten Welt auf der südlichen Erdhalbkugel. Nachdem es nun gelungen ist, einen Impfstoff gegen diese Erkrankung herzustellen, erfolgt – nach bewährter Manier – die Verteufelung dieser Erkrankung.

Während in den ersten Berichten noch zu lesen war, daß 400 bis 500 Kinder die schwere Form der Erkrankung durchmachen, berichten dann Stickl und Just in »Pädiat. Prax. 42«, S. 203 (1991) schon davon: »In der BR Deutschland (vor Oktober 1990) erkrankten etwa 3200 bis 4000 Kinder jährlich an der Haemophilus influenza (HIB-Infektion)... Bei etwa 1200 Kindern waren postinfektiöse schwere Schäden zu verzeichnen zumeist am Zentralnervensystem als Folge der fast immer perakut verlaufenden bakteriellen Meningitis – aber auch Schäden am Gehör bis zur Ertaubung.« Jetzt verfügbarer Impfstoff: HIB-Vaccinol, Böhm-Pharma, Weiterstadt. Die HIB-Impfung wird nach den Empfehlungen der STIKO ab dem dritten Lebensmonat ausgeführt, sie soll zweimal im Abstand von 6 bis 8 Wochen erfolgen. In dem Buch »Impfreaktionen« von Quast, Thilo und Fescharek ist zu lesen: »Impfkomplikationen, die ursächlich einer HIB-Impfung angelastet werden konnten, sind bisher nicht bekannt geworden.« Es handelt sich bei dieser Erkrankung um eine Meningitis, die durch ein Bakterium hervorgerufen wurde. Bakterielle Erkrankungen sind bekanntlich gut behandelbar, zum Beispiel mit Ampicillin, Chloramphenicol bzw. einer Kombination aus beiden Antibiotika. Es ist auch bekannt, daß eine Behandlung in dieser Kombination eine sehr gute Prognose für die meisten an Haemophilus B erkrankten Kinder bedeutet. Hier muß man doch fragen: Wozu dann diese Impfung? Empfohlen wird erste und zweite Impfdosis im Abstand von je 6 Wochen im dritten Lebensmonat und die dritte im zweiten Lebensjahr. 0,5 ml des Impfstoffs kosten 51,40 DM (Rote Liste 1992), drei Impfungen sind nötig, also circa 150,00 DM – bei einer Million Geburten pro Jahr – ein gutes Geschäft.

Die systemische Haemophilus-influenzae-Erkrankung

Erstmalig hörte ich den Namen »Haemophilus influenzae« in Verbindung mit der Neueinführung einer Impfung gegen diese Erkrankung. Mit riesigem Propaganda-Aufwand wurde seinerzeit bei Impfeinführung der Eindruck erzeugt, als gäbe es in der Bundesrepublik mindestens viele Tausende solcher Fälle. Kürzlich berichtete Prof. Dr. Rüdiger von Kries, Universität München, in der Zeitschrift »Der Kinderarzt« in einer Gemeinschaftsarbeit, für die auch Prof. Stück von der STIKO mitverantwortlich zeichnet, über den Verlauf dieser Erkrankung während eines Berichtszeitraumes von 3 Jahren (Juli 92 bis Juni 93, Juli 93 bis Juni 94 und Juli 94 bis Juni 95). Aus der Veröffentlichung wurde ersichtlich, daß es im ersten Berichtszeitraum vom Juli 92 bis Juni 93 in ganz Deutschland überhaupt nur 138 Erkrankungsfälle an der HIB-Krankheit gegeben hatte. Unter diesen 138 Fällen befanden sich zudem noch 33 Fälle, die trotz vorheriger Impfung daran erkrankt waren. Bei mir, dem Sohn eines Kaufmannes, taucht dann sofort die Frage auf: Lohnt sich das – Jahr für Jahr fast eine Million Kinder zu impfen, für eine Krankheit, die klinisch behandelt werden kann, von der es in ganz Deutschland 1992/93 nur 138 Fälle gegeben hat und von denen auch noch jedes 4. erkrankte Kind vorher geimpft worden war? Unser Gesundheitsminister wäre mit einem Federstrich aus seiner ganzen Finanzmisere heraus, wenn er anordnete: Wer sich oder sein Kind impfen lassen will, der soll es tun. Er soll es aber selbst bezahlen. Das brächte Einsparungen in Milliardenhöhe.

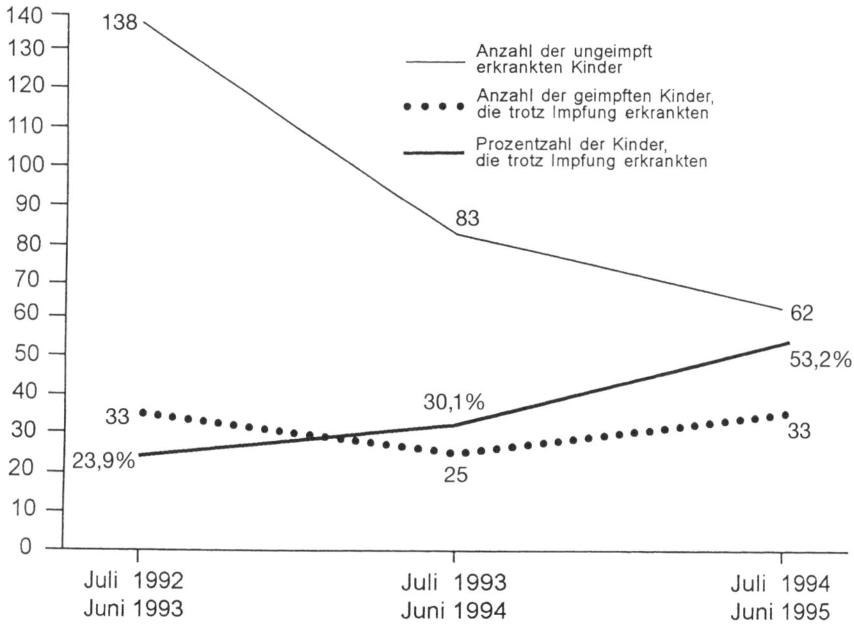

Abb. 54 a Systemische Haemophilus-influenzae-Erkrankungen in Deutschland: alle geimpften und nichtgeimpften Kinder (Stand: 1.9.1995)
Quelle: von Kries, Heinrich, Helwig, Stück

Die Grafik zeigt: Anfangs-Situation mit 138 Fällen, davon waren 33 geimpft (= 23,9 %). Im folgenden Jahr Rückgang auf 83 Fälle, davon 25 geimpft (= 30,1%). Im letzten Berichtszeitraum 62 Fälle, davon 33 geimpft (= 53,2 %).

Frage: Welchen Wert hat eine Impfung gegen eine Krankheit, von der es in einem Berichtszeitraum von 12 Monaten in ganz Deutschland nur 62 Fälle gegeben hat und von denen 33 geimpft waren? D.h., über die Hälfte der erkrankten Kinder waren geimpft – und erkrankten trotzdem. Hierfür gibt es nur eine Schlußfolgerung: Auch diese Impfung ist nicht nur wirkungslos, sondern sie schadet unseren Kindern – weil die Impfung zur Erkrankung prädestiniert.

Forderung: Es ist auch bei dieser Impfung nicht zu verantworten, daß bei einer so seltenen Erkrankung Millionen Kinder geimpft werden. Die HIB-Erkrankung kann erfolgreich behandelt werden. Es ist wirtschaftlicher, 62 Kinder klinisch zu behandeln, als Millionen zu impfen (zumal meist nach 5–6 Jahren mit dem Bekanntwerden von Impfschäden zu rechnen ist).

18. **Windpocken** (Varizellen)

Erreger: Varizella-Zoster-Virus (VZV). Das Windpockenvirus ist identisch mit dem Erreger des Herpes zoster (Gürtelrose) und wird daher Varizella-Zoster-Virus (= VZV) genannt. Es gehört zur Herpes-Gruppe.

Inkubationszeit im Mittel 11 bis 15 Tage, gelegentlich bis zu 4 Wochen. Das Durchmachen der Erkrankung erzeugt eine sehr lang anhaltende Immunität, jedoch ist eine Reaktivierung des sich in einem ruhenden Zustand befindenden Varizellen-Virus möglich. Daraus entsteht dann der Herpes zoster. In sehr seltenen Fällen und unter besonderen Umständen verläuft die Varizellen-Erkrankung mit verschiedenen Nebenwirkungen. Diese werden als Vorwand benutzt, um die Impfung zu empfehlen. Der Impfstoff enthält abgeschwächte, vermehrungsfähige Viren. Sie wurden auf HDC-Zellen (Human-Diploiden-Zellen) vermehrt, das sind weitergezüchtete, menschliche Krebszellen. Es wird zugegeben, daß die Schutzdauer nur 2 Jahre beträgt, gelegentlich aber wesentlich kürzer. Es wird auch zugegeben, daß die Impfviren über den Nasen-Rachen-Raum weiter verbreitet werden können.

Die Impfung kostet ca. 600,– DM. Wegen der augenblicklich schwierigen Finanz-Situation im Gesundheitswesen wurde die Windpocken-Impfung bisher nicht »öffentlich empfohlen«. Nach Beruhigung der Gemüter und Besserungen der Finanzlage ist mit der »öffentlichen Empfehlung« zu rechnen.

In den »Impfempfehlungen« der STIKO ist 1988 die Impfung gegen Varizellen zu finden.

19. **Tollwut** (Rabies)

Kurzfassung:
Erreger: Tollwut-Virus (Rhabdo-Virus).
Impfstoff: Er besteht aus inaktivierten, auf Zellen menschlichen Ursprungs (Diploid-Zellen = Krebszellen), sog. HDC-Zellen, gezüchteten Tollwutviren (Rabivac = 109,85 DM).
Neuerdings gibt es auch einen Impfstoff, der auf Hühnerfibroblasten gezüchtet wurde (Rabipur = 61,10 DM).

Erreger: Tollwut-Virus, stäbchenförmiges RNS-Virus aus der Familie der Rhabdoviren. Hauptinfektionsquelle in Europa ist der wild lebende Fuchs sowie Hund und Katze. Jedoch nicht jeder Biß oder jede Verletzung (zum Beispiel durch ein tollwütiges Tier) führt beim Menschen zur Erkrankung. Wird ein Mensch durch ein sicher tollwütiges Tier in den Unterschenkel oder in den Unterarm gebissen, so liegt das Risiko, daran zu erkranken, zwischen 15 und 20 % Prozent. Im eingetrockneten Speichel hält sich das Tollwut-Virus relativ lange. Es verliert seine Vermehrungsfähigkeit jedoch in Feuchtigkeit, besonders bei Lagerung in der Wärme (im Sommer verendende und verwesende Tiere), und es wird auch durch chemische und bakterienbedingte Prozesse, durch Fermentfreisetzung und Verwesung bei toten Tieren inaktiviert. Es ist weiterhin gegenüber alkalischer Seife empfindlich und kann durch Formol relativ rasch inaktiviert werden. Die Inkubationszeit beträgt 3 Wochen bis 3 Monate, selten bis zu einem Jahr. Die Erkrankung beginnt mit Rötung der Bißnarbe, es folgen Kopfschmerzen, dann tonische Krämpfe der Schlund-, Kehlkopf- und Atemmuskulatur, starker Durst bei Unvermögen, schlucken zu können, und schließlich Herzlähmung. Bisse durch ein tollwütiges Tier in gut durchblutete Regionen, wie zum Beispiel in den Hals- oder Gesichtsbereich, den Daumen oder den Daumenballen haben ein Erkrankungsrisiko von 40 bis 60 %. In Deutschland starben von

1950 bis 1982, also in 32 Jahren, 39 Menschen an Tollwut. Kein einziger erkrankte durch die bloße Berührung eines tollwütigen Tieres oder durch Berührung virushaltigen Materials wie zum Beispiel Speichel oder Blut. 1983 wurden über 80000 Tollwut-Impfungen durchgeführt. Seit 1978 besteht der Impfstoff aus inaktivierten, aus Zellen menschlichen Ursprungs (HDC) gezüchteten Tollwut-Viren. Entwickelt wurde der Impfstoff durch den Amerikaner Hillary Koprowski und durch den Deutschen Kuwert.

In der Süddeutschen Zeitung vom 26. November 1992 erschien folgender Artikel mit der Überschrift **»Wenn Naturschützer übereifrig sind. Gegen Tollwut geimpfte Tiere aus der Serengeti sind gestorben«.** Es gibt nur noch wenige tausend Hunde in Afrika. In zwei Wildparks starben bis 1991 vermutlich ein ganzes Dutzend Hunderudel. Rätselhafterweise ereignete sich dies innerhalb eines Jahres, nachdem einzelne Tiere zu Forschungszwecken markiert und gegen Tollwut geimpft worden waren. Markus Borler von der Frankfurter Zoologischen Gesellschaft hat sich dem Studium dieser auch als »Hyänenhunde« bezeichneten Fleischfresser gewidmet. 1989 starb ein kenianisches Rudel an Tollwut, einer Seuche, die noch nie beobachtet worden war. Die Tiere sind vorher gegen Tollwut geimpft worden. Wenige Monate nach der Impfung sind vier von acht Rudeln in den Naturparks gestorben. Da bei den verendeten Tieren Tollwut-Viren nachgewiesen wurden, entschloß man sich, 38 Hunde der verbliebenen Rudel mit einer nicht infektiösen Form des Erregers zu impfen. Alle Mitglieder der sieben geimpften Rudel verschwanden innerhalb des folgenden Jahres. Die Verträglichkeit des Impfserums war vorher an vier Hyänenhunden im Frankfurter Zoo getestet worden. Den Serengeti-Hunden war zwei Jahre vor ihrem Verschwinden Blut abgenommen worden (wie, ist aus dem Artikel nicht ersichtlich). Bei einer nachträglichen Analyse fanden sich in einigen der Proben gegen die Tollwut-Viren gerichtete Antikörper. Diese Hunde hatten demnach schon einmal einen Angriff der Erreger überlebt und sollten so eigentlich gegen neue Infektionen gewappnet sein. Welchen Sinn hatte dann aber eine Impfung gegen die Tollwut? Was bewirkte sie bei den wilden Hunden? Die freilaufenden Tiere wurden mit dem Impfstoff aus einiger Entfernung beschossen. Angenommen also, die Wildtiere waren bereits vor der Impfung von natürlichen Tollwut-Viren infiziert, dann hat ihnen der zusätzliche Kontakt mit den ansonsten harmlosen Impfstoff-Viren womöglich mehr geschadet als genutzt. Es verschwanden aber auch einige der nicht geimpften Rudel. Hier hatte man lediglich einige Tiere betäubt und mit Radiosendern versehen. Man glaubt nun, daß der mit der Impfprozedur oder Radiomarkierung verbundene Streß die Abwehrkräfte der Wildhunde geschwächt hat, so daß sie an Tollwut erkrankten und daran starben. In der Savanne freilebende Wildhunde führen aber ein so hartes Leben und sind so an Streß gewöhnt, daß sie die mit der Betäubung oder Impfung verbundene Prozedur eigentlich problemlos hätten überstehen müssen.

Das Rätsel des Todes der Wildhunde bleibt ungelöst. Jedoch: ohne Impfung wären sie noch am Leben!

20. Maul- und Klauenseuche

Die Unwirksamkeit und Gefährlichkeit sogenannter »Schutz«-Impfungen zeigt sich nicht nur beim Menschen, nicht nur bei wild lebenden Hunden, sondern auch bei unseren Haustieren. Als informative Ergänzung soll anhand der Maul- und Klauenseuche der Zusammenhang zwischen Impfungen und Seuchenverlauf beim Tier dargestellt werden. Dies ist anschaulich möglich, weil es bisher in Europa Länder sowohl mit als auch ohne Impfpflicht gegen Maul- und Klauenseuche

gab. In Deutschland bestand jahrzehntelang gesetzlicher Impfzwang, der zum Teil mit Strafmaßnahme durchgesetzt wurde. Alle Rinder, die älter als vier Monate waren, mußten jedes Jahr gegen die Maul- und Klauenseuche geimpft werden. Kosten: jährlich ca. 40 Millionen Deutsche Mark.
Die Ursache der 30 Maul- und Klauenseuche-Ausbrüche in der BR Deutschland ab 1970 zeigt nachfolgendes Schaubild.

Impfstoff	17 = (56,7 %)
Impfstoffwerk	5 = (16,7 %)
Unbekannt (möglicherweise bedingt durch Impffehler)	6 = (20,0 %)
Einschleppung	2 = (6,6 %)
Zu Lasten von durchgeführten Impfungen und Impfstoffen	22 = (73,4 %)

Tabelle 7 Ursachen der 30 Maul- und Klauenseuchen-Ausbrüche zwischen 1970–1989 in der Bundesrepublik Deutschland

Quelle: Strohmaier, K.: Wie kann Europa frei von Maul- und Klauenseuche werden und bleiben? Vortrag, gehalten im März 1989 im Vakzineinstitut Basel

Von 30 Ausbrüchen sind demnach 22 Ausbrüche (73,4 %) auf Impfungen zurückzuführen. Davon gehen 17 Ausbrüche (56,7 %) auf Impfstoffe zurück, 5 Ausbrüche (16,7 %) haben sich bei Tierbeständen ereignet, die sich in unmittelbarer Nähe nämlich wenige Kilometer Luftlinie zu einem Impfstoffwerk befanden, wobei die gefundenen Viren mit den gezüchteten Viren im Impfstoffwerk identisch waren.

In der Europäischen Gemeinschaft gibt es Länder **mit** und **ohne** Impfpflicht gegen Maul- und Klauenseuche. Im oberen Teil des Schaubildes (Tab. 8, S. 181) finden wir die Länder **mit** Impfpflicht, im unteren Teil die **ohne** Impfpflicht. Die Jahre,

MKS Ausbrüche in Ländern mit jährlicher Flächenimpfung

Land	Impfungen seit	66	67	68	69	70	71	72	73	74	75	76	77	78	79	80	81	82	83	84	85	86	87	88	89	90
Belgien	1962	■	■	■	■	■	■	■										■	■							
BR Deutschland	1967	■	■	■	■	■	■	■	■	■	■	■	■	■		■		■		■			■	■		
DDR		■	■	■	■	■	■					■	■	■		■		■								
CSSR		■		■	■			■	■		■															
Frankreich	1972	■	■	■	■	■	■	■	■	■	■			■	■		■									
Italien	1968	■	■	■	■	■	■	■	■	■	■	■	■	■	■	■	■			■	■	■	■	■		
Niederlande	1953	■	■				■	■		■	■		■						■	■						
Portugal	1980	■	■	■	■	■	■									■	■		■	■						
Schweiz	1966	■		■	■									■		■										
Spanien		■	■	■	■	■	■	■	■	■	■	■	■		■	■	■	■	■			■				

MKS Ausbrüche in Ländern ohne jährliche Flächenimpfungen

Land	Letzter Ausbruch	66	67	68	69	70	71	72	73	74	75	76	77	78	79	80	81	82	83	84	85	86	87	88	89	90	91
Dänemark		■	■	■	■	■												■	■								
Finnland	1960																										
Großbritannien(3)		■	■	■						■							■										
Irland	1941																										
Österreich		■							■	■	■						■										
Polen (5)		■	■		■	■	■																				
Norwegen	1952																										
Schweden	1966	■																									
Bulgarien (1)		■							■																		■
Griechenland (1)		■	■		■	■	■	■	■	■	■	■	■				■			■							
Rumänien (1)		■		■	■			■																			
Ungarn (2)		■	■	■				■																			
Jugoslawien		■		■				■	■	■				■													

Tabelle 8 Jahre mit Ausbrüchen der Maul- und Klauenseuche in europäischen Ländern mit und ohne jährlicher obligatorischen Flächenimpfungen der Rinder.

Quelle: Strohmaier, K.: Wie kann Europa frei von Maul- und Klauenseuche werden und bleiben? Vortrag, gehalten im März 1989 im Vakzineinstitut Basel.

in denen es dort Maul- und Klauenseuche-Ausbrüche gab, sind durch dunkle Schraffierungen hervorgehoben. Demnach trat die Seuche in impfenden Ländern viel häufiger auf als in denen, die nicht impfen. Zudem war in den nachprüfbaren Fällen die Seuche stets aus Impfgebieten eingeschleppt worden.

Am 1. Januar 1994 ist inzwischen der »Gemeinsame Markt« der Staaten Westeuropas Wirklichkeit geworden und in seinem Vorfeld wurden u. a. einheitliche Bekämpfungsmaßnahmen in den zukünftigen Mitgliedsländern erforderlich. Daher erarbeitete bereits vor 1988 ein Wissenschaftsgremium eine Empfehlung der EG-Kommission des Inhaltes, im ganzen Bereich der Europäischen Gemeinschaft das Impfen gegen Maul- und Klauenseuche zu **verbieten.** Diese Empfehlung mußte von den zukünftigen Mitgliedsstaaten befürwortet werden. Von den Impfungen bei Menschen ist bekannt, wie schwer es Impfbefürwortern fällt, Fehler zuzugeben und begangenes Unrecht einzugestehen.

In der BR Deutschland ist der gesamte Veterinär- und Gesundheitsdienst eine Angelegenheit der Bundesländer. Die Vertretung der Länder – der Bundesrat – äußerte Bedenken gegen diese Empfehlung und behauptete, die Impfungen gegen Maul- und Klauenseuche hätten sich in Deutschland während der Vergangenheit bewährt (die gleichen Behauptungen sind bezüglich der Impfungen beim Menschen bekannt). Auch die Bundesregierung stand einer Aufhebung der Impfpflicht ablehnend gegenüber. In einer Anhörung vor dem Bundestagsausschuß für Ernährung, Landwirtschaft und Forsten, der die Empfehlung der EG-Kommission beraten mußte, vertrat der Präsident der Forschungsanstalt für Viruskrankheiten der Tiere in Tübingen, Prof. Dr. Wittmann, die Meinung, »... daß in der Abwägung mehr dafür spreche, die Impfpflicht beizubehalten«.

Daraufhin richtete ein inzwischen pensionierter Wissenschaftler der Bundesforschungsanstalt gleichlautende Schreiben an den Vorsitzenden sowie an Mitglieder des Bundestags-Ausschusses, in denen er in sieben Punkten die Argumente **gegen** das Impfen aufzählte und auf seine Nutzlosigkeit und Schädlichkeit hinwies. Zur Erläuterung der Diskrepanz zu den Aussagen Dr. Wittmanns fügte er hinzu:

»Es ist mir bekannt, daß dem Ausschuß in der vorliegenden Angelegenheit bei der Anhörung des Präsidenten, Prof. Dr.

Wittmann, am 24.2.1988, andere Informationen gegeben worden sind, die weitere Impfungen notwendig erscheinen ließen. Dies ist verständlich, wenn man bedenkt, daß der Befragte an MKS-Impfstoff-Patenten der Firma Bayer beteiligt ist und daraus erhebliche finanzielle Vorteile genoß.«

Die Verbindung des Präsidenten mit der Impfstoffindustrie und die daraus resultierende Befangenheit konnte seine Stellungnahme **für** das Impfen erklären. Die fachlichen Argumente **gegen** das Impfen, die ihm seit langem bekannt waren, konnte er nicht entkräften und die Entwicklung nicht aufhalten. Der Bundestagsausschuß stimmte der Empfehlung zu. Das heißt, auch in Deutschland darf spätestens ab 1992 nicht mehr gegen MKS geimpft werden. Schon bei der Neufassung des deutschen Tierseuchen-Gesetzes, das am 1. Juli 1991 in Kraft trat, wurde die Impfung gegen die Maul- und Klauenseuche nicht mehr genannt. Selbst die Einfuhr von geimpften Tieren und Tierprodukten aus impfenden Ländern ist dann bei uns verboten. Die entsprechenden Einfuhrkontrollen wurden erheblich verschärft.

Um so unverständlicher ist folgendes: Gewissermaßen als »Vorsichtsmaßnahme« wurde dem Bayer-Konzern eine Zuwendung in Höhe von vielen Millionen DM zum Ausbau eines Impfstoffwerkes zur Herstellung von Maul- und Klauenseuchen-Impfstoffen und zur Anlage einer »Impfstoff-Bank« in Köln gewährt. Dieses Werk sollte auf der Insel Riems bei Greifswald in Mecklenburg entstehen. Auf dieser Insel wurde vor dem letzten Krieg der erste MKS-Impfstoff entwickelt und späterhin auch produziert. Das Institut heißt: Friedrich-Loeffler-Institut für Tierseuchenforschung Insel Riems. Da Mecklenburg wegen der inzwischen überwundenen Spaltung Deutschlands damals nicht zum Gebiet der Bundesrepublik gehörte, wurde in Tübingen die »Bundesforschungsanstalt für Viruserkrankungen der Tiere« neu gebaut. Aufgabe aber war nicht die Gewinnung von Impfstoffen.

Diese Aufgabe wurde der Pharmaindustrie übertragen, die daraufhin Impfstoffwerke im Westen mit Hilfe von Millionenzuschüssen der Bundesregierung errichtete.

Man faßt sich an den Kopf! Als ab 1970 Säuglingsimpfungen gegen Pocken eingestellt wurden, weil es auf der Welt nur noch wenige Pockenherde gab, errichteten fast alle Bundesländer in abgelegenen Gegenden »Pockenbehandlungsstationen«. Sie feierten dies als medizinische Großtat und berichteten darüber in den Fachzeitschriften (zum Beispiel Bauer, W., »Erfahrungen bei der Errichtung der Pocken-Isolierstation Gültstein«, in »Öffentl. Gesundhw.« 35, S. 474 [1993]). Keine dieser Isolierstationen hat jemals einen Pockenkranken gesehen. Als die Tage der Pocken auf unserer Erde gezählt waren, wurde in Düsseldorf die größte, modernste (und teuerste) Impfanstalt dieser Erde errichtet. Vermutlich ist dort niemals Pockenimpfserum hergestellt worden. Heute befinden sich in diesem Gebäude Verwaltungsämter.

An der Nutzlosigkeit und an der Gefährlichkeit der Impfung gegen Maul- und Klauenseuche besteht kein Zweifel. Deshalb wurde ja die Impfung im Bereich der Länder des gemeinsamen Marktes nicht nur untersagt, sondern selbst die Einfuhr geimpfter Tiere oder Tierprodukte aus noch impfenden Ländern wurde verboten. Trotzdem gewährt die Bundesregierung dem Pharmakonzern »Bayer-Leverkusen« Zuschüsse in Millionenhöhe zur Errichtung eines Impfstoffwerkes mit angeschlossener »Vakzine-Bank« zur Herstellung und Lagerung von Impfstoff gegen die Maul- und Klauenseuche, obwohl sie sich der Empfehlung der EG-Kommission, die Maul- und Klauenseuche-Impfung zu verbieten, angeschlossen hatte.

Im Herbst 1993 gingen Meldungen über Bauernproteste gegen EG-Verordnungen zur Eindämmung der »Schweinepest« durch Rundfunk, Fernsehen und Presse. Im Oktober 1993 erschien eine kurze Mitteilung: Zu den Maßnahmen zur

Eindämmung der Schweinepest gehöre ein generelles »Impfverbot gegen Schweinepest«.

Zunächst glaubte ich an einen Druckfehler. Denn in den letzten Jahren wurden Mitteilungen über Infektionskrankheiten bei Mensch und Tier stets mit »Warnungen« vor Ausbreitung dieser Krankheit wegen ungenügend durchgeführter Impfungen verbunden und mit wortreichen Impfaufrufen abgeschlossen.

Als aber diese Mitteilung auch in anderen Zeitungen erschien, war klar: Es war kein Druckfehler! In der »Verordnung zur Änderung der Schweinepest-Verordnung und sonstiger tierseuchenrechtlicher Vorschriften vom 21. Oktober 1993 (BGBl I S. 1078)« heißt es im »Unterabschnitt 1. Allgemeine Schutzmaßregeln §2:

(1) Impfungen gegen die Schweinepest oder gegen die Afrikanische Schweinepest sowie Heilversuche an seuchenkranken und seuchenverdächtigen Schweinen sind verboten.«

Was bedeutet das? Die Regelung entspricht weitgehend der für die Maul- und Klauenseuche gültigen Bestimmung, wie sie seit Inkrafttreten des Impfverbots gilt. Auch gegen die Schweinepest wurde bisher geimpft. Zunächst mit einem Lebendimpfstoff, der bewirkte, daß geimpfte Sauen sehr häufig sogenannte Mickerlinge zur Welt brachten. (Also Schädigung der nächsten Generation durch Impfungen!). Dann wurde auch ein Totimpfstoff versucht, der nur in den Prospekten der Impfstoffhersteller tatsächlich wirksam war. Nachdem auch in geimpften Beständen die Seuche erneut auftrat, hat schließlich die EG-Kommission die neue Verordnung durchgesetzt. Das Impfverbot ist seit Oktober 1993 in Kraft. Inzwischen hat die Ausbruchshäufigkeit bereits drastisch abgenommen. Damit wurde die Voraussetzung geschaffen, daß die Schweinepestseuche aus Europa verschwindet.

Bisher wurden die Wildschweine als Problem angesehen

und Impfungen der Zuchtschweine als »Schutzmaßnahme« vor Ansteckungen durch Wildschweine gepriesen. Aber wenn durch Wegfall der Impfungen bei Zuchtschweinen die Schweinepest zum Erliegen gebracht werden kann, dann muß die Seuche auch bei Wildschweinen zum Erlöschen kommen. Die Unkorrektheiten und Wahrheitsabweichungen fingen bereits bei dem »großen Wissenschaftler« Louis Pasteur an. Darüber erschien im »Tagesspiegel« in Berlin von Gisela Ostwald am 19.2.1993 folgender Artikel:

»Es ist verständlich, daß der große französische Wissenschaftler Louis Pasteur seiner Familie im Jahre 1878 ans Herz legte, nie die privaten Aufzeichnungen seiner Laborarbeit zu veröffentlichen. Damals, als 56jähriger, genoß Pasteur bereits den Ruhm eines französischen Nationalhelden. Seiner Bitte um Diskretion leistete die Familie knapp 100 Jahre lang Folge. 1964 jedoch vermachte der letzte männliche Nachfahre Pasteurs das gut 10000 Seiten umfassende ›Privatwerk‹ der Bibliothèque Nationale in Paris.

Mit der Herausgabe seiner 100 Notizbücher geriet der Sockel des gefeierten Chemikers und Mikrobiologen post mortem ins Wanken. Dr. Gerald L. Geison vom Historischen Institut der Universität Princeton (US-Staat New Jersey) entdeckte in den privaten Einträgen Pasteurs (1822–1895) eine Reihe gravierender Diskrepanzen zu seinen publizierten Arbeiten.

Ein Versehen sei ausgeschlossen, sagte Geison auf der Jahrestagung der Amerikanischen Gesellschaft zur Förderung der Wissenschaft in Boston. Es bestehe kein Zweifel daran, daß Louis Pasteur mehrfach ›wissenschaftlichen Betrug‹ beging.

Mit Überraschung stellte Geison bei seinem fast zwanzigjährigen Studium von Pasteurs Doppelwerk fest, daß sich der Franzose im Labor gelegentlich sehr unwissenschaftlicher Methoden bediente. Hatte er eine Idee vor Augen, waren alle

Versuche nur noch auf deren Beweisführung ausgerichtet, meint Geison. Negative Resultate erschienen oft nur im Notizbuch, nicht jedoch auf maßgeblichem Papier.

Schwerer wiegt noch, daß Pasteur die Öffentlichkeit offenbar auch bewußt hinters Licht führte. Zwei seiner bekanntesten Errungenschaften, die erfolgreiche Applikation eines neuen Impfstoffs gegen Anthrax bei 50 Schafen im Mai 1881 und die Impfung des elsässischen Bauernjungen Joseph Meister mit einem Tollwut-Vakzin im Juli 1885, sind deshalb aus heutiger Sicht weniger sensationell. Nicht nur benutzte der große Pasteur ein anderes Vakzin gegen Anthrax als in offiziellen Verlautbarungen niedergeschrieben, er ›schönte‹ auch die in Wahrheit weniger überzeugenden Ergebnisse seiner Studien für die Öffentlichkeit. Trotz des wissenschaftlichen Fehlverhaltens und Betruges bleibt Louis Pasteur in seinen Augen jedoch ›einer der größten Forscher der Menschheit‹, so Geison.«

Es ist seit den Impfkampagnen gegen Polio bekannt, daß Wissenschaftler an den Seuchen kräftig verdienen. Die Erfinder dieser Impfungen, J. E. Salk und A. B. Sabin, profitieren von jeder einzelnen Impfung auf dieser Welt. Auch im Zusammenhang mit AIDS gibt es derartige Verknüpfungen: Der französische Professor Montagnier sowie der amerikanische Professor Gallo (in wissenschaftlichen Diskussionen sind sie sich spinnefeind) haben sich die Patente bezüglich der Testflüssigkeit zum Test auf HIV-Antikörper geteilt und gesichert. Ein jeder solcher Einzeltests kostet bei uns 25 DM!

21. »Impfstoff gegen Malaria« – »Spiegel« (4/94, S. 263) Überschrift: »Schlauer als der Parasit«

»Manuel Elkin Patarroyo, kolumbianischer Immunforscher und Entdecker des Malaria-Impfstoffes SPf66 (»Serum Plasmodium falciparum, Version 66«), mit dem der forschende

Arzt alle Infektionskrankheiten besiegen will. Seine Idee widerspricht allen Lehrbuchweisheiten: Sein Impfstoff wurde nicht auf herkömmlichem Weg mittels abgeschwächter oder abgetöteter Erreger oder aus deren Bestandteilen entwickelt. Er wurde auch nicht mit Hilfe modernster Methoden, der Gentechnik hergestellt, sondern allein auf dem Weg klassischer chemischer Synthese.

Bisher hat Patarroyo 53 Ehrungen und Preise eingeheimst. Kürzlich erhielt er in Bonn den Robert-Koch-Preis, eine der höchsten wissenschaftlichen Auszeichnungen in Deutschland, dem nicht selten später eine Einladung nach Stockholm folgt. Als »der Mann, der die Malaria besiegte«, reist er z.Z. durch das Land seines Idols Robert Koch. Stets ernst, selbst im Lachen, und mitunter sogar den leisen Wahn überdeckend, der in seinen unruhigen braunen Augen lauert. Sein »Instituto de Immunologia« gründete er 1972. Heute ist das Institut mit rund 100 Mitarbeitern die größte und in ihrer Art bedeutendste Forschungsstätte in Süd-Amerika.

Die kleinen Bruchteile der ursprünglichen Oberflächenproteine des Erregers baute er im Reagenzglas nach und verband sie – das war der entscheidende Schritt – unter Verwendung zweier weiterer Peptidstückchen fest miteinander. Das Immunsystem erkennt offenbar dieses »zyklische Peptid« als Fremdeiweiß – und entwickelt Immunität gegen Malaria.

Aber: Die Schutzwirkung der kleinen Gebilde ist mit dem heutigen Wissen der Immunologie nicht zu erklären. Warum sind viele der Impflinge gegen Infektionen gefeit, obwohl sich in ihrem Serum keine entsprechenden Antikörper nachweisen lassen? Warum lassen sich klassische immunologische Parameter nicht mit der Immunität in Zusammenhang bringen? Anscheinend ist Patarroyo einem neuen Mechanismus auf der Spur, einer bislang unbekannten Funktion des Immunsystems, die weder mit Antikörpern noch mit Freß- oder Killerzellen zu tun haben soll. Vielleicht gibt es noch ein zweites Immunsystem?«

Bis hierher die »Hurra-Meldung.« Die Ernüchterung ließ nicht lange auf sich warten.

In »Die Zeit« Nr. 51 vom 16. 12. 94 steht: »Impfstoff, Zündstoff« »Ein Malariaforscher verspricht die lukrativen Rechte an seiner Entdeckung der WHO – doch die sitzt nun in der Zwickmühle.«

Warum? Sein Impfstoff bleibt seit seiner Erstveröffentlichung 1987 umstritten. Daran dürfte sich auch künftig wenig ändern. In einem der schlimmsten Malariagebiete der Welt hatte sein Impfstoff bei 247 Kindern den ersten Malaria-Schub nur um 31 Prozent gesenkt. Trotzdem verkündete Patarroyo: »Wir haben den ersten und einzigen wirklichen Impfstoff gegen Malaria. Nun laßt ihn uns anwenden, um die Millionen zu schützen, die unter dieser Krankheit leiden.«

Demnächst sollen damit eine Million Menschen immunisiert werden. Die spanische Regierung gab knapp sechs Millionen Mark zu diesem Versuch dazu.

Dreh- und Angelpunkt aller Diskussionen ist der nach wie vor ausstehende Beweis deutlicher Wirksamkeit des Impfstoffes. Zweifel hegen ausgerechnet Mitglieder der WHO, der Patarroyo großzügig die Nutzungsrechte an SPf66 zugesagt hatte. Aber die WHO sagt: »Es gäbe keine Probleme, hätte der Impfstoff eine 60prozentige Wirksamkeit gezeigt. Die festgestellte Rate von 31 Prozent liegt in einer Grauzone zwischen Wirksam- und Unwirksamkeit. Daher wird alles zur Meinungssache, eine Frage der Philosophie.«

Nichts ist klar.

Für die WHO erheben sich viele Fragen:

1. Wie aussagekräftig ist der 31prozentige Schutz? Kleine Feldversuche wie jener in Tansania erlauben keine klare Aussage, sondern nur eine Abschätzung. Es ging um die Verhütung des ersten Malaria-Schubes. In stark verseuchten Regio-

nen durchleiden die Menschen jedoch bis zu 5 Schübe jährlich. Bei beiden Versuchen ließ sich eine starke Reaktion des Immunsystems anhand von Antikörperbildung nachweisen – doch auch dies bedeutet nicht unbedingt zuverlässigen Schutz vor den Malariaparasiten.

2. Sicherlich kommt der Impfstoff nicht in Frage, um Reisende in Malariagebieten zu schützen. Denn die Malaria läßt sich mit der Impfung allein nicht verhindern. Vor einem breiten Einsatz gelte es, grundlegende Fragen zu klären, etwa wie lange der Schutz anhält und ob er nicht nur die Inzidenz der Schübe, sondern auch die Mortalität, also die Zahl der Todesopfer senkt. Ferner ist unbekannt, ob der Impfstoff auch für Neugeborene und Babys sicher und wirksam ist. Denn die Malaria fordert die meisten Opfer – zumindest in Afrika – bei Kindern unter einem Jahr.

3. Können Massenimpfungen verantwortet werden? In dem tansanischen Versuch erhielten alle Kinder jeweils dreimal den Impfstoff. Bei Massenimpfungen in Entwicklungsländern gilt es als unwahrscheinlich, mehr als 54 Prozent der Impflinge bei der Stange zu halten. Die Schutzquote dürfte in der Praxis deutlich unter den beobachteten 30 Prozent liegen. Ob sich an der Sterblichkeit überhaupt etwas ändert, ist fraglich. Gründe genug für die WHO, bei einem Fehlschlag nicht nur massiven Rufschaden zu erleiden und vor allem mit einer sinkenden Kooperationsbereitschaft in der Bevölkerung bei anderen Impfversuchen und -aktionen rechnen zu müssen.

Der Erfinder hat versprochen, die Lizenzrechte von SPf66 an die WHO abzutreten. Daher beansprucht die WHO nun auch das Recht, den Impfstoff überall dort herstellen zu lassen, wo sich ein geeigneter und lizenzierter Partner findet, der die Substanz möglichst kostengünstig anbietet. Patarroyo und die kolumbianische Regierung finden dies »inakzeptabel«. Sie verlangen, daß die WHO den Wert der Schenkung mit schätzungsweise 700 Millionen Dollar anerkennt und dies zum

Beispiel mit der Aufnahme Kolumbiens in den leitenden Rat für WHO-Tropenkrankheitenforschung honoriert. Ferner solle Kolumbien von der WHO Finanzmittel für den Kampf gegen Tropenkrankheiten erhalten sowie das Exklusivrecht auf Herstellung des Impfstoffes. In Kolumbien wird bereits eine spezielle Fabrik aufgebaut, sie soll 1997 fertig sein. Nach Expertenschätzungen geht es um ein Absatzvolumen von mindestens 600 Millionen Dollar für die Erstimpfung und anschließend 42 Millionen Dollar jährlich zum Schutze Neugeborener. Derzeit wird SPf66 in Patarroyos Labors in Bogota monatlich in einer Menge erzeugt, die jeweils für eine Million Impfungen genügte. Die Labors haben jedoch keinen Nachweis erbracht, daß sie eine konstant hohe Qualität garantieren können – ein wesentlicher Schritt zur Lizenz. Hinzu kommt: Die molekulare Struktur des SPf66 ist noch nicht voll aufgeklärt, vor allem aber liegt die Wirkungsweise der Substanz noch im dunklen. Zur Sorge der Experten gibt es beispielsweise keine Korrelation zwischen dem Gehalt an Antikörpern im Blut infolge der Impfung und dem beobachteten Schutz. Noch hält Patarroyo die Rechte an SPf66. Derweil entwickelt er seinen Impfstoff munter weiter, eine neue Variante soll deutlich wirksamer sein. Und er hat bereits wissen lassen, daß er die Rechte an dieser neuen Erfindung auf keinen Fall der WHO vermachen werde. Die WHO soll also Zweitklassiges propagieren.

Alles in allem überwiegt die Auffassung, daß dieser Impfstoff in Endemiegebieten die Last der Malaria nur wenig lindern dürfte.

Im »Deutschen Ärzteblatt (Heft 43/1996) ist zu lesen:

SPf66-Vakzine ist aus dem Rennen.

»Es war fast wie ein Märchen: Ein wissenschaftlicher Outsider aus der dritten Welt findet den langersehnten Impfstoff gegen die Malaria, den Forscher der Industrieländer für unmöglich gehalten haben und an dessen Entwicklung die Pharmaindustrie wegen fehlender Gewinnaussichten angeblich gar nicht interessiert war. Ohne große finanzielle Mittel gelingt es dem »sprunghaften Tüftler mit einer Neigung zu Übertreibungen« (Science 273, S. 1652, 1996), den Impfstoff durch präklinische und erste Feldversuche zu boxen. Als sich ein Erfolg abzeichnet, fehlt es ihm nicht an Edelmut. Statt seine Erfindung für teueres Geld zu verkaufen, kündigt er Anfang 1995 an, alle Rechte der WHO zu schenken. Doch Märchen werden selten wahr, und nun scheint die Wirklichkeit auch den Kolumbianer Manuel Patarroyo eingeholt zu haben. Sein Malariaimpfstoff SPf66 hielt einer erneuten Überprüfung nicht stand.

Mit einer herben Enttäuschung endete eine Studie, welche die US-Armee zwischen 1993 und 1995 in Thailand durchführen ließ. Im Feldversuch mit 1200 Kindern konnte keine Malariaerkrankung verhindert werden. Dabei hatte sich der Impfstoff zunächst als vielversprechend erwiesen. In drei kleineren Feldversuchen senkte SPf66 die Zahl der Ersterkrankungen um über 30 Prozent. Doch die Teilnehmerzahl war jeweils zu gering, um zu statistisch verwertbaren Ergebnissen zu kommen. Außerdem wurde die Zahl der schweren Malariakomplikationen (Anämie, zerebrale Malaria) nicht verhindert. Der synthetische Impfstoff schien die Abwehrkräfte der Infizierten nur so weit zu mobilisieren, um leichtere Verlaufsformen abzuschwächen. Eine 1995 in Gambia durchgeführte Untersuchung dämpfte den Optimismus weiter: die Zahl der Ersterkrankungen wurde nur um acht Prozent gesenkt.

Daß nicht einmal diese minimale Wirksamkeit in der jetzt aussagekräftigen Studie reproduziert werden konnte, ist nach Ansicht der Autoren der definitive Beweis, daß die Vakzine die Erwartungen nicht erfüllt. Weitere Studien seien nicht erforderlich. Die WHO möchte zwar noch eine Studie in Tansania durchführen, wo 1994 die Erkrankungszahl um 31

Prozent gesenkt werden konnte. Es ist jedoch fraglich, ob ohne die finanzielle Unterstützung der USA und anderer Industrieländer daraus etwas wird. Ein Gutes hat die Geschichte dennoch gehabt: Die ersten Erfolgsmeldungen Patarroyos haben die Vakzineforschung neu stimuliert. Laut Science gibt es derzeit drei vielversprechende Kandidaten. Zwei wurden in den USA entwickelt, ein dritter australischer Impfstoff wird bereits in Papua-Neuguinea im Feldversuch getestet.«

Kein Wunder, daß Dr. med. Erhard Groll aus Darmstadt im Deutschen Ärzteblatt 3/97 resignierend schreibt:

»Regelmäßige Dementis

Nicht nur alle Jahre wieder, nein – noch häufiger werden wir mit Pressemeldungen über den nun endlich gefundenen Malariaimpfstoff informiert. Die allgemeine Freude, nun endlich eine wirksame Vorbeugung gegen diese Geißel der Menschheit in der Hand zu haben, wird ebenso regelmäßig durch (wesentlich kleinlautere) Dementis getrübt. Seit 20 Jahren werden für Malariavakzine Preise verliehen, Laudationes gehalten und Karrieren begründet, obwohl die Basis solch allgemeinen Lobes nur ein kurzes Leben hat. So endete auch die Hoffnung für SPf66.

Das schwedische Nobelkomitee wurde schon oft gescholten, weil die mit dem Nobelpreis für Medizin belohnten Entdeckungen schon Jahrzehnte zurücklagen. Zweifellos wäre eine wirksame und verläßliche Malariavakzine ein Kandidat für den Preis der Preise. Der Entdecker würde sich jedoch zwanzig oder dreißig Jahre gedulden müssen, bis ihm der Nobelpreis verliehen würde. Wie man sieht, zu Recht.«

Welche Blamage wäre es heute, wenn Herrn Patarroyo, in der Zeit, als er von aller Welt gefeiert wurde, der Nobelpreis verliehen worden wäre?

V. Die Ursachen des Rückgangs der Infektionskrankheiten

Ohne Zweifel sind es zivilisatorisch-technisch-hygienische Verbesserungen unserer allgemeinen Lebensbedingungen, die zu einem Rückgang der gefürchteten »Seuchen« geführt haben. Die Lepra beispielsweise oder der »Aussatz«, mit dem wir in der Schulzeit im Religionsunterricht so traktiert wurden, hat im Mittelalter eine große Rolle gespielt. In manchen deutschen Städten, in denen Bauwerke aus dem Mittelalter erhalten geblieben sind, gibt es heute noch Häuser, deren Namen daran erinnern. Zum Beispiel das »Leprosarium« in Gelnhausen. Die Lepra ist nur wenig ansteckend und hat eine sehr lange Inkubationszeit. In der damaligen Zeit, in der immer mehr Menschen auf engstem Raum zusammenlebten, weil sich die Städte wegen der Stadtmauern nicht ausdehnen konnten, war die Lepra ständiger Gast. In dem Moment, als die Menschen mehr Platz hatten und die Städte über die Stadtmauern hinauswuchsen, verschwand die Lepra.

Die Pest benötigt zur Übertragung den Rattenfloh. In früheren Zeiten war das Bett ein Gegenstand der Privilegierten. Die große Masse der Bevölkerung schlief in ihren Lehmhütten unter dem Dach im Stroh auf dem Boden. Dort waren die Ratten ständige Gäste. Mit der Errichtung von Steinhäusern und mit der Weiterverbreitung des Bettes auf alle Bevölkerungsschichten verschwanden die Ratten aus den Schlafzimmern der Menschen. Damit kam es zu einem Rückgang der Pesterkrankungen. Es gab aber auch zivilisatorische Verbesserungen, die zum Zurückgehen gleich mehrerer Infektionskrankheiten führten.

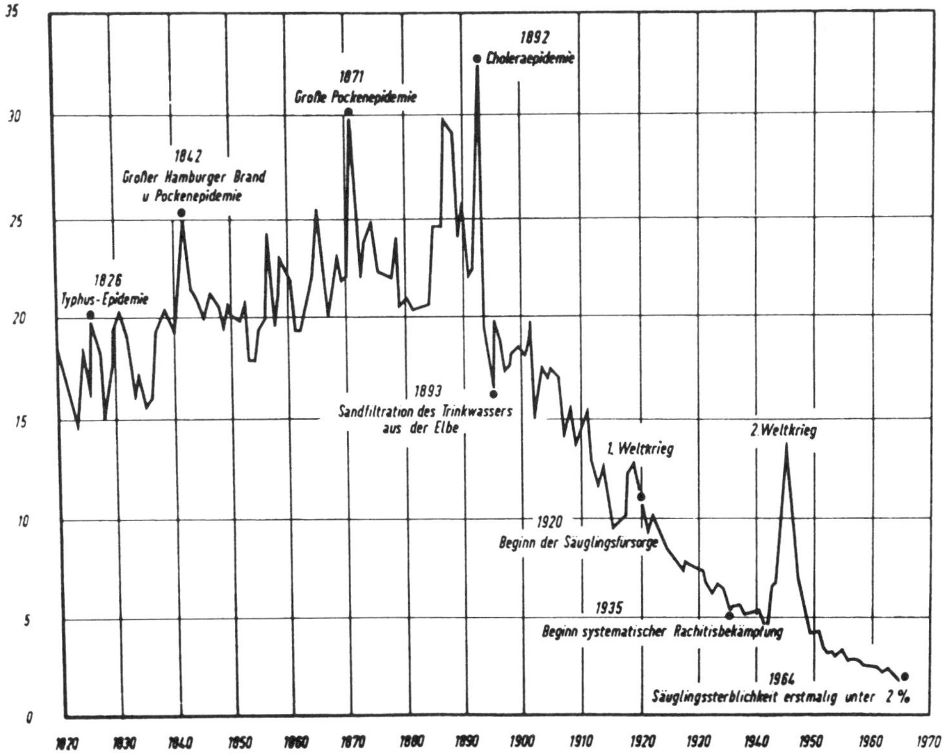

Abb. 55 Die Säuglingssterblichkeit in Hamburg von 1821–1964 (berechnet auf 100 Lebendgeborene)

Quelle: Seelemann, K.: Verlauf der wichtigsten Infektionskrankheiten in Hamburg zwischen 1870 und 1964, Münch. med. Wschr. 108, S. 144 (1966)

Die Kurve über den Verlauf der wichtigsten Infektionskrankheiten in Hamburg zwischen 1870 und 1964 zeigt einen unaufhörlichen Anstieg von Typhus-, Pocken- und Cholera-Epidemien mit einem Höhepunkt im Jahr 1892. Von da ab ging sie ständig zurück und läßt noch einmal eine kleine Zacke im Ersten Weltkrieg und eine deutliche Zacke im Zweiten Weltkrieg erkennen. 1956 lag die Säuglingssterblichkeit erstmalig unter zwei Prozent. Wenn im Jahr 1892 ein »Forscher« eine Impfung gegen die Säuglingssterblichkeit erfunden hätte, dann stünde sein Denkmal heute in Hamburg auf dem Rathausmarkt. Es war aber keine medizinische Entdeckung, sondern es war die 1893 erfolgte Sandfiltration des Trinkwassers aus der Elbe, die von da ab zu einem ständigen Rückgang der Erkrankungen an Cholera, an Typhus, aber auch an Pocken führte. Das gleiche gilt für die Poliomyelitis. Heißt es doch in der Arbeit »Durchführung der Poliomyelitis-Wiederimpfung«, »Gesundh.-Wes.« 54, S. 714 (1992): »Eine der wesentlichsten Maßnahmen zur Verminderung ihres Auftretens war die Verbesserung der Trink- und Abwasserhygiene«. Diese sogenannten sozio-ökonomischen Veränderungen spielen bei den Rückgängen aller Infektionskrankheiten eine mehr oder weniger große Rolle. Jedoch ließ sich bei den Krankheiten des Elendes (Pocken, Tuberkulose, Keuchhusten und Diphtherie) diese Abhängigkeit nur undeutlich nachweisen. Mit der Frage der Ursache des Rückgangs dieser schrecklichen Krankheiten habe ich mich 20 Jahre lang beschäftigt und habe viel Geld in die entsprechenden Untersuchungen investiert. Als mögliche Ursache habe ich an das Trink- und Abwasser gedacht, an die Anzahl der Badewannen pro Kopf der Bevölkerung, an die Anzahl der Wohnungen, an die Wohnfläche pro Person, an den Seifenverbrauch usw. – alles war vergeblich. Auf all diesen Gebieten gab es zwar große zivilisatorische Verbesserungen, aber als Erklärung für die Rückgänge dieser Infektionskrankheiten reichten sie nicht aus. Ich fand dann die einleuchtende Erklärung in dem Buch »Die Bedeutung der Medizin« des Engländers **Thomas McKeown**. Er war von 1945–1977 Professor der Sozialmedizin an der Universität in Birmingham. **Weltweit hoch angesehen, ist er kürzlich verstorben.** Sein Buch wurde ins Deutsche übersetzt und ist im Verlag Suhrkamp erschienen. Die »Lebenserwartung« der Menschen ist in den letzten Jahren deutlich gestiegen. McKeown weist nach, daß diese Steigerung der durchschnittlichen Lebenserwartung vorwiegend dem Rückgang der Infektions- oder Kinderkrankheiten zuzuschreiben ist. Dieser Rückgang begann etwa vor 200 Jahren und damit lange vor Einführung irgendwelcher Impfmaßnahmen. Die Hauptursache dieser positiven Entwicklung ist nach McKeown die Beseitigung des Hungers. Er weist darauf hin, daß die Menschheit von der Zeit an, in der es Menschen gibt – also mindestens seit 3 Millionen Jahren – immer gehungert hat. Erst die Erzeugung von genügend Nahrungsmitteln durch Einführung der Intensivlandwirtschaft mit verstärktem Anbau von Wurzelknollen beseitigte ab Mitte des 18. Jahrhunderts allmählich den ewigen Hunger. In Deutschland führte Friedrich der Große (1740 bis 1786) den Kartoffelanbau ein, förderte diesen systematisch und trug so entscheidend zur Beseitigung des Hungers bei. Heute kann gesagt werden, daß die Kartoffel den Sieg über die Infektionskrankheiten davontrug. In den südlichen Ländern hat der Maisanbau die gleiche Rolle gespielt. Es wird zu leicht vergessen, daß es nicht nur in Deutschland, sondern in ganz Westeuropa seit dem Ende des Zweiten Weltkrieges zu tiefgreifenden sozialen Umschichtungen gekommen ist und daß sich seit den 50er Jahren eine Überflußgesellschaft entwickelt hat. Es kam zu einer allgemeinen Anhebung des Lebensstandards auf ein Niveau, wie es zuvor nie bekannt war. Mit zunehmender Besserung und deren Auswirkung auf die allgemeine soziale Lage der Bevölkerung Westeuropas gingen all diese Infektionskrankheiten, die man **früher als »Kinderkrankheiten« bezeichnete, zurück.**

Daß »Hunger« etwas mit »Kinderkrankheiten« zu tun haben soll, erscheint uns zunächst unglaubhaft. Es liegt daran, daß es schwer ist, sich in vergangene Zeiten zurückzuversetzen, und daß der Mensch so leicht vergißt. So weist McKeown zum Beispiel nach, daß es in früheren Zeiten üblich war, viele der neugeborenen Kinder einfach umzubringen. Er schreibt: »Wahrscheinlich ist, daß während der gesamten Menschheitsgeschichte ein großer Prozentsatz aller Kinder innerhalb von wenigen Jahren nach der Geburt gestorben ist oder umgebracht wurde.« Oder: »Die Sterblichkeit fiel in den Jahrzehnten direkt nach Beginn der Registrierung **nicht.** Erst als die Wasserversorgung und Abwasserbeseitigung verbessert wurden, in England und Wales in den 70er Jahren des vorigen Jahrhunderts, begann sie zu sinken.«

Wir sprechen gern von der »guten alten Zeit« und vergessen, daß diese wahrscheinlich nur für eine zahlenmäßig kleine, privilegierte Schicht »gut« war. Für den größten Teil der Bevölkerung, zu denen auch unsere Vorfahren gehört haben, war diese Zeit durch Not, Armut und Krankheit gekennzeichnet.

Während meiner Schulzeit erhielten etwa ein Drittel meiner Schulkameraden »Schulspeisungen«, die auch »Quäkerspeisungen« genannt wurden, weil sie von den Quäkern, einer amerikanischen Sekte, bezahlt wurden. Die Schulspeisungen bestanden aus Brötchen und Milch, eine Delikatesse für meine Schulkameraden. Anders ausgedrückt: Noch vor ca. 60 Jahren war ein Drittel unserer Schuljugend unterernährt. Die enorme Verbesserung der sozialen Gesamtlage unserer Bevölkerung zwischen 1948 und 1968 (und natürlich weiterreichend bis heute) ist der Grund für den steten Rückgang aller Infektionskrankheiten. McKeown bringt in seinem Buch statistische Kurven über den Rückgang der Infektionskrankheiten in England, die eine überraschende Ähnlichkeit mit denjenigen Kurven haben, die ich in meinen Ausführungen über die Infektionskrankheiten aufgezeigt habe. Mit Impfungen sind die Impfärzte als Trittbrettfahrer auf den in voller Fahrt befindlichen Zug rückläufiger Infektionskrankheiten aufgesprungen und behaupten, mit Impfungen einen Sieg über die Seuche errungen zu haben und versuchen, sich den Lorbeer dieses Sieges auf die Stirn zu setzen – der ihnen nicht gebührt.

VI. Impfschäden

1. Allgemeines

Bald nach Einführung der gesetzlichen Impfpflicht, mit der in Deutschland Hessen 1806 den Anfang machte, traten auch die ersten Impfschäden auf, die damals von der Bevölkerung nicht der Impfung, sondern dem Arzt zur Last gelegt wurden. Es hieß: »Bei Dr. X werden die Kinder nach der Impfung blöd« oder »Bei Dr. Y bekommen die Kinder nach der Impfung Krampfanfälle«. Von der Schulmedizin ist das Vorkommen von Impfschäden immer bestritten worden, meist wurden die Eltern beschimpft. Im allgemeinen wurde ihnen gesagt, eine angeborene Syphilis als Folge elterlicher Sünden in der Jugendzeit sei die Ursache des Intelligenzdefektes bzw. der Krampfanfälle. Der erste in Deutschland amtlich gemeldete Fall einer Hirnschädigung wurde 1912 in Frankfurt am Main beobachtet. Ein 12jähriges Mädchen erkrankte 12 Tage nach der Impfung fieberhaft mit Krampfanfällen ohne Lähmungen. In der Literatur sind diesem Mädchen drei Worte der Erinnerung gewidmet: »Es verblödete später.« Verzweifelte Eltern führten damals gerichtliche Verfahren über alle Instanzen bis zum Reichsgericht in Leipzig. In allen Fällen hat dieses die Verantwortlichkeit des Staates in Abrede gestellt. In den Urteilen ist den Eltern gesagt worden, diese Schicksale hätten sie im Interesse der Allgemeinheit zu tragen. Als nach dem Ende des Zweiten Weltkrieges alle Kinder wieder geimpft wurden und auch nachträglich die Kinder, deren Impfung während des Krieges unterblieben war, traten Impfschädigungen auf, die zum Teil epidemieartige Ausmaße annahmen. Die Eltern der betroffenen Kinder erhoben wiederum gerichtliche Klage und führten die Klagen teilweise bis zum Bundesgerichtshof in Karlsruhe. Dieses Gericht hat dann in einem Urteil vom 19. Februar 1953, BGH III ZR 205/51, erstmalig die Entschädigungspflicht des Staates bei Impfschadensfällen anerkannt. In diesem Urteil wurde der Staat zur Leistung von Entschädigungen verurteilt. Das bedeutet, daß der Staat nicht nur für gesundheitliche Schädigungen verantwortlich ist, sondern auch durch Leistungsbescheid für die Entschädigung der Impfopfer zu sorgen hat.

Aus diesem Grund wurden entsprechende gesetzliche Vorschriften notwendig. Zunächst erließen einzelne Bundesländer Impfschadensgesetze. Die neuen Gesetze waren aber ungenügend und erzeugten weiter Streitigkeiten. Eine besondere Schwierigkeit lag darin, daß man die im Gesetz festgelegte Formulierung: »... ein über das übliche Ausmaß einer Impfreaktion hinausgehender Gesundheitsschaden« so auslegte, als ob in jedem Fall nach jeder Impfung in der sogenannten Inkubationszeit ein sicheres Krankheitsbild erwartet werden müsse. Wegen dieser Streitigkeiten und Ungerechtigkeiten wurde mit dem am 18. Juli 1961 in Kraft getretenen Bundes-Seuchengesetz eine bundeseinheitliche Regelung angestrebt. Dieses Gesetz aber brachte auch nur eine ungenügende Lösung der Probleme. Die Streitigkeiten mit den Impfanstalten, insbesondere in Fragen der Impfschadensanerkennung, hörten nicht auf. So mußte der Deutsche Bundestag im September 1971 eine Novelle zu diesem Gesetz, das sogenannte 2. Änderungsgesetz zum Bundes-Seuchengesetz, erlassen. Als Folge dieses Gesetzes gingen Entschädigungsleistungen und Entscheidungen über Anträge sowie die Versorgung von Impfgeschädigten an die Versorgungsbehörden über. Da es für Impfschäden, medizinisch gesehen, keinerlei Möglichkeit zur Stellung einer klaren und sicheren Diagnose gibt, sondern immer nur »Ausschließungsdiagnosen« gestellt werden können, war gesetzlich festgelegt worden, daß zur Anerkennung eines Impfschadens die »Wahrscheinlichkeit« des ursächlichen Zusammenhanges genüge. Dieser klare Wille des Gesetzgebers wurde durch geschicktes Taktieren zu Fall gebracht.

Entwicklung der Impfstoffe

1771 Einführung der Variolation in England
1796 Edward Jenner (1749–1828): Pocken
1885 Louis Pasteur (1822–1895): Tollwut
1892 Haffkine: Cholera
1898 Wright: Typhus
1913 Behring: Diphtherie (Diphtherietoxin-Antitoxin)
1921 Calmette u. Guerin: Tuberkulose
1923 Ramon u. Glenny: Diphtherietoxoidimpfstoff
1923 Madsen: Keuchhusten
1927 Ramon u. Zoellner: Tetanustoxoidimpfstoff
1937 Theiler: Gelbfieberimpfstoff (17 D)
1937 Erste Influenzaimpfstoffe
1949 Enders, Robins u. Weller: Züchtung von Polyomyelitisviren in Gewebekulturen
1954 Salk: Totimpfstoff gegen Polio, gezüchtet auf Affennieren
1957 Koprowski: Erste orale Massenimpfung gegen Polio in Belgisch Kongo (heute Zaire) mit auf Affennierengewebe gezüchtetem Impfstoff
1957 Sabin: Massenimpfungen in der Sowjet-Union mit lebenden Erregern
1960 Enders: Masernimpfstoff
1963 Weller: Rötelnimpfstoff
1963 In Deutschland: Impfung gegen Polio mit Sabin-Impfstoff gegen Polio Typ I
1964 In Deutschland: Impfung gegen Polio mit Sabin-Impfstoff gegen Polio Typ II u. III

1968 In Deutschland: Impfung gegen Polio mit Sabin-Impfstoff gegen Polio Typ I, II u. II (Dreifachimpfstoff)
1968 Impfstoff gegen Meningokokkenmeningitis der Erreger des Typs C
1971 Impfstoff gegen Meningokokkenmeningitis der Erreger des Typs A
1973 Kunz: Impfstoff gegen FSME (Zecken-Impfung)
1976 Der erste hitzestabile Masern-Impfstoff
1976 Erste Anwendung des Hepatitis-B-Impfstoffes
1984 Impfstoff gegen Windpocken
1986 Erster gentechnologisch hergestellter Hepatitis-B-Impfstoff
1991 HIB-Impfung
1991 Windpockenimpfung
1992 Impfung gegen Hepatitis A

Die Unruhe der Bevölkerung über das Impfgeschehen macht sich durch das Erscheinen verschiedener Bücher und Zeitschriften auf dem Büchermarkt bemerkbar.

So ist in Belgien kürzlich eine äußerlich unscheinbare Zeitschrift erschienen. Sie heißt: »The International Vaccination Newsletter« (übersetzt etwa »Internationales Impf-Rundschreiben«). Herausgeber ist Dr. Kris Gaublomme, Krekenstraat 4, B-3600 Genk. Wegen des straff organisierten Gesundheitswesens wird in den technisch hoch entwickelten Ländern mit guter Sozialstruktur am meisten geimpft, dementsprechend hoch sind in diesen Ländern die durch Impfungen angerichteten Schäden. Sie führen zu entsprechenden Gegenreaktionen der Bevölkerung. Impfschäden aber werden vertuscht, verschwiegen oder heruntergespielt. In der Fernsehsendung »Schreinemakers live« am 28.10.1992 behauptete beispielsweise der Leiter des Gesundheitsamtes Köln, Impfschäden seien »ganz, ganz, ganz, ganz selten«.

Dr. Kris Gaublomme aber zählt in der Nr. 1/96 seiner Vierteljahresschrift 18 Länder auf, in denen es bei einem eventuellen Impfschadensfall entsprechend kenntnisreiche Ansprechpartner gibt, die Rat und Hilfe erteilen. Außerdem finden sich in der Zeitschrift die Anschriften der Elternverbände impfgeschädigter Kinder verschiedener Länder.

Liste Repräsentativer Personen und Organisationen:

Argentinien:
Dr. Jacobo Grinspan, Pringles 334, 5800 Rio Cuarto

Australien:
Immunisation Investigation Group (IIG) P.O.Box 9086, Katoomba, New South Wales 2780
Vaccination Awareness and Information Service. P.O.Box 9086 Manly West, QLD 4179
Australian Council for Immunisation Information Inc. P.O.Box 177, Atarmon, NSW 2064
Vacccination Anwareness Network NSW, P.O.Box 177, Bangalow NSW 2479 Phone/fax +61 66 871699

Belgien:
Zelfhulpgroep vaccinatieziekten vzw, Edelweisstraat 45, 3530 Houlthalen-Oost Tel.: +32-89-385359 Fax +32-89-304982
Louise Maguire Foundation, Krekenstraat 4, 3600 Genk
Infor Vie Saine ASBL, 143, Petit Babin, B-5020 Malonne Tel.: +32-81-445283

Dänemark:
Mette Lone Albrechtsen, Viekær 26, Fjelstrup, DK-6100, Haderslev

Deutschland:
Schutzverband für Impfgeschädigte e.V., P.F. 1105
35620 Hüttenberg, Tel.: 06441-71670

Finnland:
Immunisation Awareness Society of Finland (IASF), Box 217 SF-1301 Vantaa, Finland

Frankreich:

Association Liberté Information Santé, 19 rue de l'Argentière, 63200 riom Tel.: +33-73-630221.

Ligue nationale pour la Liberté des vaccinations 4, Rue Saulnier, 75009 Paris, Tel.: 0032 48244360

Großbritannien:

Association of Parents of Vaccine Damaged Children, 2 Church Street, Shipston on Stour Warwickshire CV36 4AP, Tel.: +44-660861595. The Informed Parent, 19 Woodlands Road, Harrow, Middlesex HA1 2RT. Tel.: +448 1861 1022. Vaccination Information, P.O.Box 43, Hull HU1 1AA

Israel:

Brain Damaged Children Rehabilitation Association, P.O.B. 484 Kefar Saba 44 104. Tel.: 972-52-450510; 972-3-5239129

Italien:

Coordinamento del Movimento Italiano per la Libertà di Vaccinatione, Via Milano 65, 25126 Brescia. Tel.: 030-317474, Fax: 030-318558.

Kanada:

Vaccination Risk Information & Alternative Resource Group, 49 Benlamond Ave. #1, Toronto, Ontario, M4E1Y8. Association for Vaccine Damaged Children, 67 Shier, Winnipeg, Manitoba R3R 2H2. Tel.: +1-204-895-9192. Vaccine Alternatives, Landsdowne Mall, P.O.Box 88034, Richmond BC V6X 3T6. Tel.: +1604276-0048

Neuseeland:

Immunisation Awareness Society Inc., P.O.B. 56048, Dominion Road, Auckland. Vaccination Information Network P.O.Box 149, Kaeo, Northland

Niederlande:

Nederlandse Vereniging Krities Prikken, Leuterhoek-Weg 25, 6171 RW Stein. Tel.: +31-46-337859.

Österreich:

Schutzverband für Impfgeschädigte, Hertzstr. 23, 4024 Linz

Republik San Marino:

Comitato per la Libertà di Scelta Terapeutica. Via F. Biondo 46, Serravalle 47031.

Spanien:

Grup Mèdic de Reflexiò sobre les Vacunes, dr. Joan Mora & dr. Xavier Uriarte, Carrer Nou 12-2n-1a, 17001 Girona. Tel.: +34-72-202803.
Liga para la Libertad de Vacunación. Gran Via de les Corts Catalanes, 439, 5è, 2a 08015 Barcelona. Tel.: 34-93-4266559

Schweiz:

Arbeitsgruppe für differenzierte MMR-Impfungen, Postfach, CH-3000 Bern-9.
Groupe médical de réflexion sur le vaccin ROR, Case postale, 1010 Lausanne 10.

USA:

National Vaccine Information Center / Dissatisfied Parents Together, 512 W. Maple Ave., Suite 206, Vienna, V.A. 22180. Tel.: +1-703-938 0342. Fax: 1-703-938 5768. Vaccination Alternatives, POB 346, New York, NY 10023. Tel.: +1-212-870-5117. Austin Vaccine Information and Awareness Group, 12621 Picket Rope Lane, Austin, TX 78727; Tel.: 5128324176; Fax: 5128738771. Ohio Parents for Vaccine Safety, 251 W. Ridgeway Dr. Dayton, Ohio 45459.

2. Was ist ein Impfschaden?

Ein Impfschaden ist ein über das übliche Ausmaß einer Impfreaktion hinausgehender, meist bleibender Gesundheitsschaden. Bei Verdacht auf einen Impfschaden ist zunächst die Klärung wichtig, ob die für den eventuellen Impfschaden in Frage kommende Impfung überhaupt »öffentlich empfohlen« war, denn nur für »öffentlich empfohlene« Impfungen sind die gesetzlichen Bestimmungen des Bundes-Seuchengesetzes maßgebend. Eine bundeseinheitliche Regelung gibt es aber nicht, denn die Durchführung von Impfungen ist Angelegenheit der Länder (siehe Abbildung S. 61). So gibt es Unterschiede bei der Beurteilung von Impfschadensanträgen und dementsprechend Streitigkeiten. In Bayern sind folgende Impfungen – auch in Form von Mehrfachimpfungen – »öffentlich empfohlen«: Diphtherie, Keuchhusten, Tetanus, Poliomyelitis, Tuberkulose, Röteln, Influenza, Masern, Mumps, Tollwut, Frühsommermeningitis, Virushepatitis B und die HIB-Impfung. Sollte nun der Verdacht auf eine Impfschädigung bestehen, dann müßte den Eltern Mut gemacht werden, die Impfschadensmeldung einzureichen. Von vielen Ärzten wird von einer Impfschadensmeldung mit dem Hinweis auf »hohe Prozeßkosten« abgeraten. Das sind unrichtige Behauptungen, denn zunächst muß der Antrag beim Versorgungsamt gestellt werden. Das kostet nichts. Selbst wenn es zu einem Rechtsstreit bei einem Sozialgericht kommt, so sind auch Sozialgerichtsprozesse kostenfrei. Wird ein Leidenszustand als »entschädigungspflichtiger Impfschaden« anerkannt, dann erfolgt die Entschädigung nach den Bestimmungen des Bundesversorgungsgesetzes, das heißt, ein Impfgeschädigter wird genauso versorgt wie ein Kriegsbeschädigter.

3. Symptome einer Impfschädigung

Im allgemeinen wird ein Impfschaden nicht sofort nach einer Impfung entdeckt, sondern vielfach erst Wochen, Monate oder unter Umständen auch erst Jahre später. In unserer Bevölkerung ist das Wissen über Schädigung durch Impfungen äußerst gering. Daher denkt beim Nachweis eines Intelligenzdefektes oder eines Krampfleidens niemand mehr an die vorangegangenen Impfungen. In einem solchen Fall hat das Einreichen eines Impfschadensantrages kaum Erfolgsaussichten. Es müssen nämlich drei bestimmte Punkte zur Anerkennung eines bestehenden Leidens als »entschädigungspflichtiger Impfschaden« zweifelsfrei nachgewiesen werden:

1. die Impfung (durch Eintragung im Impfpaß nachgewiesen),
2. die Impfkrankheit, d.h. »ein über das übliche Ausmaß einer Impfreaktion hinausgehender Gesundheitsschaden«. Dieser Gesundheitsschaden macht sich nach Meinung der Schulmedizin bei den verschiedensten Impfungen in einer ganz verschieden langen Zeit, der sogenannten Inkubationszeit, bemerkbar. Die verschieden langen »Inkubationszeiten« werden in Kapitel X, Abs. 1 bis 14 aufgezählt.
3. Spätfolgen, die zu Krankheitsbildern »passen« müssen, wie sie heute als Impfspätfolgen anerkannt sind.
   Das sind in erster Linie Hirnschäden, Lähmungen, Krampfanfälle. D.h. im menschlichen Gehirn müssen Areale betroffen worden sein, die für das Auftreten von Hirnschäden, Lähmungen, Krampfanfällen verantwortlich sind. Hierbei ist der Punkt 2, medizinisch gesehen, meines Erachtens unrichtig, denn nur in den seltensten Fällen läßt sich eine Impfkrankheit nachweisen. Diese Meinung ist aber »Gesetz«, und hierin ist nach meiner Ansicht der Hauptgrund zu sehen, warum bei uns fast 60 % der eingereichten Impfschadensanträge abgelehnt werden konnten. Der Versuch, eine Schizophrenie, eine erbliche Erkrankung oder irgendwelche anderen chronischen Erkrankungen als »Impfschaden« zu deklarieren, ist aus diesen gesetzlichen Gründen aussichtslos.

4. Erklärung der Begriffe postvakzinale Enzephalitis und postvakzinale Enzephalopathie

Daß Impfungen Schäden verursachen, konnte nicht mehr bestritten werden, nachdem Prof. Lucksch, Pathologe an der Universität in Prag, in mehreren wissenschaftlichen Arbeiten den Beweis für den ursächlichen Zusammenhang solcher Hirnschäden mit einer vorangegangenen Impfung erbrachte.

Lucksch veröffentlichte zwischen 1924 und 1927 mehrere Arbeiten und nannte die durch die Pockenimpfung verursachte Hirnschädigung »postvakzinale Enzephalitis« (pvE). Wie es damals zu Luckschs Entdeckung kam, ist in meiner Arbeit »Postvakzinale Enzephalitis und postvakzinale Enzephalopathie«, »Med. Welt« 22, S. 1697 (1971), nachzulesen. 1938 waren es die österreichischen Professoren Kaiser und Zappert, die über 240 bis dahin in Österreich bekannt gewordene Fälle berichteten. Sie übernahmen die von Prof. Lucksch geprägte Bezeichnung, nannten die Krankheit »postvakzinale Enzephalitis« und legten ihre Erfahrungen in einem Buch gleichen Namens nieder. Was ihnen damals in seiner Bedeutung nicht aufgefallen war – und später einer ganz besonderen Beachtung bedurfte – war folgendes: Von ihren 240 in dem eben genannten Buch erwähnten Kindern waren 237 am Zeitpunkt der Impfung älter als drei Jahre. Nur drei befanden sich im ersten bis dritten Lebensjahr. In Deutschland schrieb das Impfgesetz vor, daß die Impfung bis zum Ende des Kalenderjahres zu erfolgen habe, welches auf das Geburtsjahr folgt. Im Gegensatz zu Österreich wurde bei uns also im ersten bzw. im zweiten Lebensjahr geimpft. Damit spielt das Alter, in dem ein Kind geimpft wird, eine große Rolle. Der holländische Pathologe E. de Vries zeigte, daß das kindliche Gehirn wegen seiner Unreife bis etwa zum dritten Lebensjahr nicht in der Lage ist, auf die durch die Impfung gesetzte Schädigung in einer bestimmten Art, die wir Entzündung nennen, zu reagieren. Es kommt in den ersten drei Lebensjahren lediglich zu einem enormen Hirnödem. Darunter wird der Austritt von ungeformten Blutbestandteilen aus den Blutgefäßen verstanden. Dadurch kann sich das Hirngewicht fast verdoppeln (normal ca. 1250 g beim erwachsenen Mann). Die weichen Hirnhäute sind immer blut- und flüssigkeitsreich, und Hirndruckzeichen fehlen fast nie. Es handelt sich somit um eine Bluthirnschrankenstörung. Diese Reaktionsform bezeichnete de Vries als »postvakzinale Enzephalopathie« (= nach Impfungen auftretende Gehirn**erkrankung**). Diese Bezeichnung wurde von de Vries sehr treffend gewählt, weil sich eben Entzündungszeichen – die in der Medizin mit der Endsilbe »itis« bezeichnet werden – nicht finden lassen.

Bei den wenigen Fachleuten, die sich mit Impfschäden befaßten, bürgerte sich in der folgenden Zeit die Unterscheidung in die »blande postvakzinale Enzephalopathie« bzw. in die »postvakzinale Enzephalitis« ein. Beispielsweise erschien 1972 im Schattauer-Verlag eine Broschüre des Hamburger Impfanstaltsleiters, Prof. Ehrengut, und seiner Mitarbeiter mit dem Namen: »Die postvakzinale Enzephalopathie«. Diese Unterscheidung in die beiden verschiedenen Krankheitsformen ist immer noch nicht zum Allgemeinwissen der Medizin geworden, obwohl sie weitreichende Folgen hat. Sie erklärt beispielsweise, warum es scheinbar in Deutschland weniger Impfschäden gab als in Österreich. Die Enzephalitis ist nämlich ein gut erkennbares Krankheitsbild, während die Enzephalopathie kaum oder sehr schwer erkennbar ist. In Österreich (Spätimpfung) wurden die Impfschäden erkannt – in Deutschland (Frühimpfung) jedoch nicht (vergl. S. 44 und 45). Die Enzephalopathie ist aber in ihrem akuten Stadium nicht nur schwer erkennbar, sondern sie erzeugt auch in einem viel größeren Maße Spätschäden. Es gehört zum medizinischen Allgemeinwissen, daß Spätfolgen um so schwerer sind, je jünger ein Kind zum Zeitpunkt einer Schädigung war. Unglücklicherweise wurde zu Zeiten der unseligen Pockenimpfung bei uns lange Zeit die Frühimpfung propagiert, das heißt die Impfung in den ersten sechs Lebensmonaten. Das führte nicht zu einer Verringerung der Impfschadensfälle, sondern nur zu einer schwereren Erkennbarkeit, zu einer Zunahme der Todesfälle und zum Auftreten besonders schwerer Spätfolgen. Verständlich, daß die etablierte Medizin einem Wort, das so viel Negatives beinhaltet, nicht sehr freundlich gegenüberstand. Daher wurden in der neuesten Zeit immer wieder Versuche unternommen, neue Worte zu erfinden, die beiden Krankheitsformen gerecht werden. Bisher ist das jedoch noch nicht gelungen, und wegen der scharfen Unterscheidung der beiden Krankheitsformen sollte an dem Wort »blande postvakzinale Enzephalopathie« festgehalten werden. Da heute unsere Kinder vorwiegend im Enzephalopathiealter geimpft werden, ist zu verstehen, daß bei Begutachtungen der Ausdruck »postvakzinale Enzephalitis« gebraucht wird. Mit der Begründung einer nicht vorhandenen Symptomatik **dieser** Erkrankungsform werden eingereichte Impfschadensanträge abgelehnt.

Es ist daher festzuhalten, daß die seinerzeit in Nordböhmen an den Folgen der Pockenimpfung gestorbenen Kinder, in deren Gehirnen Lucksch die spezifischen Veränderungen fand, ohne Ausnahme älter als 3 Jahre waren.

Für den im Gesetz geforderten »über das übliche Ausmaß einer Impfreaktion hinausgehenden« Gesundheitsschaden, der sich angeblich in einer bestimmten Zeit nach der Impfung bemerkbar machen muß, gibt es nun bestimmte Zeitabstände zwischen Impfung und dem Auftreten dieser Gesundheitsstörung. Man spricht von einer sogenannten »normierten Inkubationszeit«. Wird das Kind in dieser »Inkubations«-Zeit im weitesten Sinne »krank« (es genügt schon eine kleine Unpäßlichkeit) oder ereignet sich etwa gar ein Krampfanfall, so ist die Diagnose »Enzephalopathie« damit gesichert. In den meisten Fällen ist es gelungen, für so abgelaufene Fälle die Anerkennung als »entschädigungspflichtiger Impfschaden« zu erstreiten.

Das war nicht nur bei der Pockenimpfung so, das ist bei den heute gebräuchlichsten Impfungen nicht anders. Streitigkeiten um die Anerkennung mit den Versorgungsbehörden rufen die weniger dramatischen Fälle hervor. Aber es wird heute zugegeben, daß die Impfschädigung eines Kleinkindes sehr symptomarm vor sich gehen kann. So heißt es beispielsweise in dem Buch »Anhaltspunkte für die ärztliche Gutachtertätigkeit im sozialen Entschädigungsrecht und nach dem Schwerbehindertengesetz, Ausgabe 1983«, im Punkt 57

b) »Komplikationen am Nervensystem

Postvakzinale Enzephalopathie (überwiegend bei Kindern unter zwei Jahren) und postvakzinale Enzephalitis (Enzephalomyelitis):

Inkubationszeit drei Tage bis drei Wochen, meist sieben bis zehn Tage. Akute Erscheinungen: Bewußtseinstrübungen bis zur Bewußtlosigkeit, Fieber über den zehnten Tag nach der Impfung hinaus, seitenbetonte oder generalisierte Krampfanfälle (besonders oft bei der Enzephalopathie), Gliedmaßenlähmungen, gelegentlich isolierte Hirnnervenlähmungen, seltener Meningismus.

Die postvakzinale Enzephalopathie (bzw. Enzephalitis) geht nicht immer mit ausgeprägten derartigen Symptomen einher. Sie kann auch symptomarm (aber nicht symptomlos!) verlaufen und wird dann oft als »blande Enzephalopathie« bezeichnet. Wenn eine solche Enzephalopathie zur Frage steht, ist neben einer genauen Feststellung der Krankheitserscheinungen und Verhaltensauffälligkeiten (zum Beispiel Apathie, abnorme Schläfrigkeit, Nahrungsverweigerung, Erbrechen), die während der Inkubationszeit nach der Impfung vorgelegen haben, eine eingehende Ermittlung und Würdigung des weiteren Verlaufes notwendig. Dabei ist vor allem zu prüfen, ob auf einen Entwicklungsknick (deutlicher Entwicklungsstillstand, Verlust bereits erworbener Fähigkeiten) im Anschluß an die Impfung geschlossen werden kann, oder ob eine Progredienz von hirnorganischen Störungen zu erkennen ist. Bei einem Impfschaden ist eine solche Progredienz nicht zu erwarten, wenn nicht hirnorganische Anfälle den Hirnschaden mitbestimmen. Überdies muß beachtet werden, daß in der Regel

> eine Parallelität zwischen dem Schweregrad des Symptomenbildes der postvakzinalen Enzephalopathie (bzw. Enzephalitis) und dem Ausmaß der Folgen besteht; nach einer symptomarmen Enzephalopathie ist nicht mit einem sehr schweren Hirnschaden zu rechnen.«

Der »Punkt 57« der Neuausgabe 1996 ist mit dem Text der Ausgabe [10]1983 wortgleich.

Die »Anhaltspunkte« sind bezüglich des Kapitels »Impfschäden« außerordentlich wortkarg. Dagegen werden Infektionskrankheiten, die seit Jahren kaum noch eine Rolle spielen, auf 18 Seiten in aller Gründlichkeit erörtert. Bekanntlich verursacht jede gegen eine bestimmte Infektionskrankheit gerichtete Impfung mehr oder weniger häufig Impfschäden. Die Schilderung der Art dieser Schäden hingegen wird auf nur 8 Seiten abgehandelt. Die Einzelbeschreibungen umfassen meist nur eine, manchmal zwei, selten mehr als drei Zeilen.

Trotz dieser Wortkargheit aber wird im Punkt 57, Absatz 2, wie eben geschildert, das Vorkommen der »blanden Enzephalopathie« ausdrücklich erwähnt.

5. Klinische Beschreibung einer Impfschädigung

Medizinisch gibt es nichts – keine Blutuntersuchung, keine Röntgenuntersuchung, keinerlei charakteristische Merkmale usw., durch welches bei einem bestehenden Leiden geklärt werden kann, ob es ein Impfschaden ist oder nicht. Von einer Epilepsie (= Fallsucht) beispielsweise kann nicht gesagt werden, ob sie ursächlich auf eine Impfung zurückzuführen ist, ober ob es sich um eine gewöhnliche, meist angeborene Epilepsie handelt. Entscheidend ist die Schilderung der Eltern für die Zeit nach der Impfung, ob in der mehrfach genannten normierten Inkubationszeit sich irgend etwas Krankhaftes ereignet hat oder nicht. Eigentlich gibt es nur **ein** sicheres

Kennzeichen für einen Impfschaden, das ist der sogenannte »**Entwicklungsknick nach der Impfung**«. Wenn ein Kind die Meilensteine einer ungestörten, regelrechten frühkindlichen Entwicklung zeitgerecht erreicht hat, auf einer bestimmten Entwicklungsstufe dieser Entwicklung aber stehenbleibt und in einer nicht allzu langen Zeit davor eine Impfung stattgefunden hat, kann angenommen werden, daß die Impfung Ursache dieses Entwicklungsknickes war. Nur – wie erkennt man bei einem Kind im ersten oder zweiten Lebensjahr einen Entwicklungsknick? Viele Eltern führen ja eine Art Tagebuch. Aber kann genau bestimmt werden, wann das erste Lächeln kam? Wann konnte das Kind das erste Mal das Köpfchen heben? Wann kam die Stimmfühlungnahme? Wann kam der erste Blickkontakt? Alles das sind fließende, langsame, zeitlich nicht genau bestimmbare Entwicklungspunkte, und es ist schwer, hier zu merken, wann eine solche Entwicklung stehenblieb. Was bedeutet es, wenn heute zugegeben wird, daß die Impfschädigung eines Kleinkindes symptomarm verlaufen kann? Sie kann sich zum Beispiel durch Unruhe, Schreckhaftigkeit und Reizbarkeit bemerkbar machen, andererseits aber auch durch auffallende Bewegungs- und Reaktionsunsicherheit, Schläfrigkeit, Apathie und Benommenheit bis hin zur Bewußtlosigkeit. Auch uncharakteristische Störungen wie Erbrechen, Hautverfärbungen, Temperaturanstieg usw. können Symptome einer Impfschädigung sein. Oft scheuert das Kind den Kopf an Gegenständen (Kopfschmerzen). Meist aber verläuft das akute Stadium der Hirnschädigung eines Kleinkindes fast symptomlos. In Nr. 119/59 der »Beiträge zur pathologischen Anatomie« wurde darauf hingewiesen, daß die postvakzinale Enzephalopathie, im Gegensatz zur klassischen Enzephalitis, **keine erkennbaren Leitsymptome habe**. Fünf Jahre später wies Herrlich in der »Deutsch. Med. Wschr.« 87/62 darauf hin, daß bei der postvakzinalen Enzephalopathie die Entwicklung der pathologisch-anatomischen Veränderungen (Veränderungen im Zentralnervensystem) eine gewisse Krankheitsdauer voraussetze, aber nach außen hin kaum oder **überhaupt nicht erkennbar** sei.

Nachfolgende Erscheinungen sind als »Hauptsymptome« zu bezeichnen – wenn sie vorhanden sind:

1. Schlafsucht mit Schlafumkehr
Kurz nach der Impfung finden die Eltern im Bett einen schlafenden Säugling, während er sonst an der Bettkante stand und auf die Mutter wartete. Die Nahrungsaufnahme ist ungestört, aber gleich danach schläft das Kind wieder ein. Wochen später kommt es zu einer Umkehr des Schlafrhythmus. Das Kind ist nachts wach und unruhig. Dafür schläft es am Tage. Diese Schlafsucht fand sich häufig bei Impfschäden nach der Pockenimpfung, aber auch bei den heute gebräuchlichen Impfungen ist dies ein wichtiges Symptom.

2. Interessenlosigkeit
Nichts erregt die Aufmerksamkeit des Kindes, keine Person, keine Sache, keine Blume, kein vorbeifahrendes Auto. Es ist kein Blickkontakt herzustellen. Die Eltern berichten, daß das sonst mit Freude durchgeführte Fotografieren des Kindes keinen Spaß mache, weil die Aufmerksamkeit fehle. Das Interesse des Kindes richtet sich nicht mehr auf den merkwürdigen Apparat, sondern die Blicke gehen inhaltslos ins Leere.

3. Unmotiviertes Schreien (besonders nach der Keuchhustenimpfung)
Die Eltern berichten über lang andauerndes, unaufhörliches und unverständliches Geschrei, das wegen seiner Schrillheit besonders auffällig ist. Eventuell markiert ein einziger, ungewöhnlich schriller Schrei oder ein kurzer Krampfanfall, der sich aber kaum von dem normalen Säuglingszappeln unterscheidet, den Beginn der Hirnschädigung.

4. Therapieresistente Krampfanfälle
Bei einer »gewöhnlichen« Epilepsie, die meist vererbt ist, gelingt es fast immer, die Krampfanfälle durch entsprechende Medikamente auszuschalten. Bei den durch Impfungen verursachten Krampfzuständen gelingt dies meist nicht. Häufig berichten die Eltern, daß sie von einem Arzt zum anderen gelaufen seien. Das hat folgende Gründe: Die Mutter spürt, daß etwas mit ihrem Kind nicht in Ordnung ist. Weil das Kind nicht reagiert, wird häufig angenommen, es liege eine Hörstörung vor, und so wird zunächst der Hals-Nasen-Ohrenarzt aufgesucht. Der aber findet die Ohren in Ordnung. Besteht eine Störung in der statischen Entwicklung, wenn beispielsweise das Kind mit 18 oder 24 Monaten noch nicht frei laufen kann, dann erfolgt der Gang zum Orthopäden. Dieser stellt meist regelwidrige Gesäßfalten fest und verordnet ein Spreizhöschen. Später stellt sich dann heraus, daß die Hüftgelenke in Ordnung sind. Erst allmählich wird der Intelligenzdefekt offensichtlich. Nun folgt häufig eine Untersuchung in einem Kinderkrankenhaus, in einer Universitäts-Kinderklinik oder in einer Abteilung für Jugendpsychiatrie. Hier werden alle Untersuchungsmethoden zur Anwendung gebracht, um als Ursache eine Erkrankung zu finden und um damit den Verdacht auf einen Impfschaden ausschließen zu können. Läßt sich eine solche Ursache nicht finden, wird das Kind mit der klinischen Diagnose »Hirnschaden« oder »frühkindlicher Hirnschaden unklarer Genese« oder »unklarer Hirnschaden« usw. entlassen. Es gibt eine alte medizinische Regel, die besagt, daß ein diagnostizierter **schwerer** Hirnschaden sehr wahrscheinlich durch eine Schädigung entstanden sein muß, die **»von außen« (exogen)** das Hirn betroffen hat. **Leichte** Hirnschäden hingegen sind meist **angeboren (endogen)**. Leichte Intelligenzdefekte werden als »Debilität« bezeichnet (= eine mehr oder weniger ausgeprägte Verringerung der Lernfähigkeit). Bei den schweren Intelligenzde-

fekten, die fast immer durch ein äußeres Ereignis verursacht worden sind, unterscheiden wir zwei Formen:

a) die Imbezillität
Dabei handelt es sich um einen Intelligenzdefekt stärkeren Grades. Der Wortschatz ist klein, das Zahlenverständnis reicht meist nur bis zehn. Arbeit – wenn überhaupt – nur als Hilfsarbeiter. Dieser Intelligenzdefekt wird von der Umwelt rasch bemerkt.

b) die Idiotie
Darunter wird der schwerste Grad eines Intelligenzdefektes verstanden. Die Grenze zwischen einer Imbezillität und einer Idiotie ist die Sprache. Es handelt sich um Menschen, die nicht sprechen können. Sie sind allein nicht lebensfähig und müssen dauernd betreut und beaufsichtigt werden. Dies ist die schwerste Schädigung, die einem Menschen zugefügt werden kann, die es gibt und die überhaupt denkbar ist.

Viele Kliniken fragen nicht oder nur sehr beiläufig nach durchgeführten Impfungen. Angeblich, um Impfungen bei der Bevölkerung nicht in Mißkredit zu bringen und um die Impfmoral nicht zu gefährden. Fast alle Kinder, über die ich bisher Gutachten zu erstatten hatte, sind in Kinderkrankenhäusern, Kinderkliniken oder jugendpsychiatrischen Abteilungen eingehend untersucht und mit den oben genannten Diagnosen entlassen worden. Das heißt, die Hochschulmedizin hält gesichertes medizinisches Wissen zum Nachteil der impfgeschädigten Kinder zurück. Nach den Klinikaufenthalten und nach derartigen Diagnosen, die meist mit der Aufforderung verbunden sind, das Kind in einer Anstalt »unterzubringen«, führt dies zu schwersten seelischen Reaktionen. Für die Eltern geht der Leidensweg weiter. Sie laufen von einem

Arzt zum anderen. Da die Hochschulmedizin keine Hilfe bieten kann (die Kinderärzte zucken mit den Schultern und weisen die Eltern ab), folgt das Aufsuchen der medizinischen Außenseiter. Wenn auch von deren Bemühen kein Erfolg zu ersehen ist, führt der Weg zum Heilpraktiker. Hier wird ihnen zunächst barmherzig der Glaube an eine Besserung belassen. Häufig werden auch Behandlungsversuche unternommen, die aber bei echten, wirklichen Impfschäden keine Besserung bringen können. Eine Behandlung mit dem Ziel einer wirklichen Besserung beim Vorliegen eines Zustandes nach Enzephalopathie oder Enzephalitis ist nicht möglich. Durch die Behandlungsversuche beim Heilpraktiker aber wird den Eltern Zeit gelassen, sich mit der Gewißheit des Schicksals ihres Kindes bzw. mit der Unheilbarkeit seines Zustandes auseinanderzusetzen und – vielleicht – mehr oder weniger – abzufinden.

In der Zeitschrift »Erfahrungsheilkunde«, Heft 4, S. 233 (1985) veröffentlichte ich: »Über Impfschäden und über Impfschadens-Anerkennungsverfahren« und schilderte 15 typische Abläufe. Bei jedem Einzelfall wurde die »Laufzeit« angegeben. (»Laufzeit« = die Zeit zwischen der Stellung des Antrages beim zuständigen Versorgungsamt bis zur Anerkennung des Leidens als »entschädigungspflichtiger Impfschaden«).

Die kürzeste Laufzeit betrug 4 Jahre und 9 Monate, die längste Laufzeit betrug 27 Jahre und 11 Monate.

Im Kaiserreich sind Impfungen vorwiegend von den Staatl. Gesundheitsämtern durchgeführt worden. Da diese straff organisiert waren, mußten alle Impfzwischenfälle dem damaligen Kaiserlichen Gesundheitsamt in Berlin gemeldet werden. Diese Meldepflicht blieb bestehen, als aus dem Kaiserlichen Gesundheitsamt das Reichsgesundheitsamt und nach dem Zweiten Weltkrieg das Bundesgesundheitsamt entstand. Da auch heute alle Impfzwischenfälle dem Bundesgesundheitsamt gemeldet werden müssen, muß diese Behörde über eine lückenlose bzw. fast lückenlose Liste aller seit 1875 durch

Impfungen geschädigter Personen verfügen. Im letzten Krieg hat es im damaligen Reichsgesundheitsamt schwere Bombenschäden gegeben. Möglich, daß die alten Akten dabei vernichtet worden sind. Aber aus der Zeit nach Beendigung des letzten Krieges liegen im Bundesgesundheitsamt exakte Zahlen vor. Diese Zahlen sind niemals veröffentlicht worden. Ich habe mehrfach versucht, diese Zahlen zu erhalten. Meine Bitte ist stets abgewiesen worden, teils mit dem Hinweis, das Bundesgesundheitsamt hätte keine Zahlen, teils aber auch mit der Begründung, die ärztliche Schweigepflicht ließe dies nicht zu, und außerdem würden die Bestimmungen der Datenschutzgesetze die Veröffentlichung dieser Zahlen nicht erlauben.

Erstmalig wurde jetzt im »Bundesgesundheitsblatt« 12/93, S. 516 und 3/94, S. 109 zugegeben, daß im Bundesgesundheitsamt Impfschadens-Zahlen vorhanden sind, was bisher immer bestritten wurde. Erstaunlicherweise wurde berichtet, daß es nach DPT-Impfungen 71, nach DPT-Polio-Impfungen 63, nach P(Pertussis)-Impfungen 19, nach DPT-Masern-Polio-Impfungen 16 und nach DPT-Masern-Impfungen einen anerkannten Impfschaden gegeben habe. D. h., 170 anerkannte Impfschadensfälle, deren Schädigung vermutlich auf der »P« (Pertussis oder Keuchhusten)-Komponente beruht. Wie verträgt sich das mit der Behauptung von Stehr und Heininger – die Keuchhustenimpfung sei ganz ungefährlich und verursache überhaupt keine Impfschäden? (vgl. S. 183).

Im Anschluß an meine Vorträge höre ich häufig die Frage: »Was passiert eigentlich in den Körpern unserer Kinder oder in unseren eigenen Körpern nach – oder durch eine Impfung?«

Die meisten Infektionskrankheiten werden durch Viren oder durch Bakterien verursacht. Bakterien können durch bestimmte Färbemethoden angefärbt werden, dadurch werden sie im Mikroskop sichtbar. Viren hingegen sind wesentlich kleiner, sie können nur durch das Elektronenmikroskop indirekt sichtbar gemacht werden. Das heißt, die Strukturen des in das Vakuum eingebrachten Präparates führen zu einer Ablenkung des Elektronenstrahles und werden dadurch auf einem Fluoreszenzschirm indirekt sichtbar. Bakterien und Viren sind Eiweißstoffe, also für unseren Körper Fremdeiweiß, die in unserem Blut sowohl über die Blutzellen, als auch über das Blutserum bestimmte Wirkungen auslösen. An ihren Oberflächen tragen sie »charakteristische Merkmale«, an denen sie von unserem Immunsystem erkannt werden können. Diese Merkmale werden »Antigene« genannt. Dafür vorgesehene Blutzellen bilden gegen diese Antigene Abwehrstoffe aus, die man »Antikörper« nennt. Auch das sind Eiweißmoleküle, welche durch die Verbindung mit den Antigenen diese unschädlich machen. Unser Immunsystem behält ein »Erinnerungsvermögen« zurück und ist in der Lage, beim erneuten Auftreten dieser Antigene sofort mit der Bildung großer Mengen Antikörper zu reagieren, die sich nun rasch mit den eingedrungenen Antigenen verbinden und diese dadurch ungefährlich machen. Das dauert eine gewisse Zeit, geht meist mit Fieber und Kranksein einher, das Resultat nennt man »Immunität«.

Die Schulmedizin behauptet, durch Impfungen den gleichen Vorgang auslösen zu können. Durch Einbringen von abgetöteten (Totimpfstoff) oder abgeschwächten (Lebendimpfstoff) Erregern gelänge es, den gleichen Vorgang auszulösen und gewissermaßen durch eine kleine, leichte Erkrankung (die Impfung) die gleiche, dauerhafte Immunität zu erzielen wie durch das Überstehen der entsprechenden Infektionskrankheit. Tatsächlich treten nach durchgeführten Impfungen im Blut durch komplizierte Verfahren nachweisbare und meßbare Stoffe – eben die sogenannten »Antikörper« auf, und man **glaubt**, durch diesen Nachweis im positiven Falle den Beweis einer bestehenden Immunität, das heißt einer bestehenden Schutzwirkung, geführt zu haben. Man vergißt, daß die Antigen-Antikörper-Reaktion reine Theorie ist. In einem Land, in dem Infektionskrankheiten, gegen die geimpft wird, nicht mehr vorkommen oder kaum noch eine Rolle spielen, kann unbesorgt Jahrzehnt für Jahrzehnt weiter geimpft (und verdient) werden. Der Gegenbeweis, nämlich daß die Impfung gar keine Schutzwirkung hat und Geimpfte an der Krankheit erkranken, gegen die sie geimpft worden sind, wird wegen des Fehlens entsprechender Infektionsquellen nie erbracht werden können.

Bereits 1977 kann bei Haas in seiner Veröffentlichung »Über einige Fragen der Impfung« (»Der praktische Arzt«, S. 2972 (1977) folgender Satz nachgelesen werden:

»Ob die Bestimmung der Serumantikörper in jedem Fall die für den Schutzeffekt relevante Information liefert, ist zweifelhaft, zumindest offen.«

»Im Grunde bieten alle In-Vitro-Methoden zur Feststellung des Immunisationseffektes durch Blutuntersuchungen nur Ersatzinformationen für die Antwort auf jene Frage, die bei einer Impfung allein interessiert: Wie verhält sich der Geimpfte bei der Exposition?

Leider kann gerade diese Frage in vielen Fällen nicht zuverlässig beantwortet werden...«

»Der Leser muß wissen, daß es vielfach auf die Frage, wie groß der Schutzeffekt einer Impfung ist und wie lange er anhält – keine zuverlässige Antwort gibt!«

6. Der Impfschadensantrag

Nach unseren gesetzlichen Bestimmungen kann der Impfschadensantrag in formloser Art und Weise bei den Versorgungsbehörden gestellt werden. Diese sind dann gesetzlich verpflichtet, den Vorgang aufzuklären. Die Versorgungsämter fragen dann bei allen Ärzten, bei allen Krankenhäusern, bei allen Sanatorien und bei allen Gesundheitsämtern an und bitten um Berichte. Sie versuchen, Argumente und Befunde zu finden, die den Ursprung des Leidens aufklären. Gibt es irgendwelche Hinweise, die gegen die im vorigen Kapitel genannten drei Punkte sprechen, so wird der Antrag abgelehnt. Es ist deshalb wichtig, daß ein Antrag von vornherein richtig formuliert wird. Wo kann ein Antragsteller Hilfe erhalten?

1. Es ist immer ratsam, zuerst mit dem »Schutzverband für Impfgeschädigte« zu sprechen.
   Anschrift:
   Schutzverband für Impfgeschädigte e. V.
   Postfach 1105
   35620 Hüttenberg
   Tel. u. Fax: 06441/71670
2. Ein anderer Weg ist die möglichst frühzeitige Einschaltung eines erfahrenen Juristen.
   Anschrift:
   Dr. jur. Bernhard Giese
   Haaggasse 26
   72070 Tübingen
   Telefon: 07071/22900
   Dr. Giese kann – da er kein niedergelassener Rechtsanwalt ist – nur in Zusammenarbeit mit anderen Rechtsanwälten tätig werden.
3. Die erfahrenste Anwältin in Deutschland ist meines Erachtens die Rechtsanwältin Julia Bütikofer in Nürnberg.
   Anschrift:
   Rechtsanwältin Julia Bütikofer
   Happburger Straße 132
   90482 Nürnberg 30
   Telefon: 0911/5048221 oder 0911/504112 (privat, am Abend)

Im Strafrecht gilt vor den ordentlichen Gerichten der Grundsatz »in dubio pro reo« (das heißt: »im Zweifel **für** den Angeklagten«). Einem Mörder oder einem Schwerverbrecher muß die Tat nachgewiesen werden (mit 51%). Bestehen Zweifel an seiner Schuld, muß er nach unseren gesetzlichen Vorschriften freigesprochen werden.

In einem Impfschadensprozeß gilt dieser Grundsatz nicht. Hier besteht eine Amtsermittlungspflicht des Gerichtes. Ziel des Prozesses ist die Überzeugungsbildung des Richters. Das Gericht muß zu der Überzeugung gelangen, daß die Impfung – und nur die Impfung – Ursache des Gesundheitsschadens des Antragstellers ist. Da in dieser Hinsicht ein »zweifelsfreier Beweis« von einem nicht-sprechen-könnenden Kind bzw. von den Eltern dieses Kindes nicht erbracht werden kann, wurde im Bundes-Seuchengesetz ein Weg geschaffen, um weiterzukommen. Nämlich: »Der Beweis gilt als erbracht, wenn sich eine große Klinik (oder ein entsprechender Gutachter) dahingehend ausspricht.«

Da Eltern normalerweise von den Gepflogenheiten im Sozialrecht keine Ahnung haben, fragen sie das Versorgungsamt, bei dem sie den Antrag gestellt haben, welche Klinik denn nun in Frage käme. Von den Versorgungsämtern wird meistens die nächstgelegene Universitäts-Kinderklinik oder der Chef eines in der Nähe gelegenen Kinderkrankenhauses, besonders gern aber ein Arzt gewählt, von dem das Versorgungsamt annehmen kann, daß er in einem Gutachten den Impfschaden ablehnt. Hier muß darauf geachtet werden, daß das nicht eintritt. Impfschäden sind relativ selten, so daß es viele Kliniken gibt, die von dieser Materie keine Ahnung haben. Da man sich aber einem solchen Gutachtenauftrag nicht entziehen kann, darf oder möchte, wird ein solcher Antrag auch von Kliniken oder Krankenhäusern angenommen, die in Wirklichkeit noch nie einen Impfschaden gesehen haben. Wenn es sich dabei auch häufig um wenig kenntnisreiche Gutachten handelt, so ist ein negatives Gutachten in der Akte immer ungünstig. Deshalb sollte versucht werden, wenn schon ein Gutachter benötigt wird, dann einen Gutachter zu nehmen oder dem Gericht vorzuschlagen, der von der Materie etwas versteht.

1. Der erfahrenste und kenntnisreichste Gutachter in Deutschland ist Prof. Wolfgang Ehrengut.
   Anschrift: Prof. Wolfgang Ehrengut, Am Kroog 5, 22147 Hamburg 73, Telefon: 040/6473979
   Prof. Ehrengut war früher im Glauben, daß die Pockenimpfung einen Schutz vor den Pocken hinterlasse. Demzufolge fielen auch seine Gutachten bei Schäden nach Pockenimpfung meist negativ aus, womit der »Schutzverband für Impfgeschädigte e. V.« häufig nicht zufrieden war. Bei Schäden aber nach allen anderen Impfungen sollte versucht werden, Herrn Prof. Ehrengut als Gutachter einzuschalten. Er ist **der** Gutachter in der Bundesrepublik, der auch weitgehende Kenntnisse der ausländischen Literatur hat. Ganz besonders bei Impfschadensverdacht nach Keuchhustenimpfung, Polio-Impfung, nach Lähmungen, die als Folge der Tetanusimpfung aufgetreten sind, und besonders bei Verdacht auf Hörstörungen als Impffolge sollte Prof. Ehrengut befragt werden. Hörstörungen können fast nach allen Impfungen auftreten, was aber in der Schulmedizin weitgehend unbekannt ist.

2. Ein ebenso erfahrener Gutachter ist Prof. Dr. med. Ulrich Keuth.
   Anschrift:
   Am Brückweiherhof 7
   66593 Neunkirchen/Saar
   Telefon: 06821/31382
   Prof. Keuth sollte speziell bei Schäden nach der Diphtherie-Impfung zu Rate gezogen werden.

3. Prof. Dr. med. Hans W. Kreth
   Universitätskinderklinik
   Josef-Schneider-Straße 2
   97080 Würzburg
   Telefon: 0931/2011
   Prof. Kreth hat besondere Erfahrungen bei fraglichen Schäden nach der Masernimpfung. Auch für schwierige Fragen der gegenseitigen Beeinflussung von Herpes-Erkrankungen bzw. Herpes-Enzephalitis in der Inkubationszeit, beispielsweise der Keuchhustenimpfung, sollte Prof. Kreth angesprochen werden.

4. Ein weiterer sehr erfahrener Gutachter für die Frage evtl. Hörstörungen nach vorangegangener Enzephalopathie ist
   Prof. Dr. med. Christian von Deuster
   Klinik und Poliklinik für HNO-Kranke
   Josef-Schneider-Straße 11
   97080 Würzburg
   Telefon: 0931/2012372

5. Sollte es auch heute noch Streitigkeiten um Impfschädigungen nach der Pockenimpfung geben, so sollte Prof. Dr. med. Christof Wunderlich als Experte hinzugezogen werden.
   Weidenstraße 65
   82110 Germering (Unterpfaffenhofen)
   Telefon: 089/845098

Es ist nicht ratsam, bei Impfschadensverdacht einen bekannten ärztlichen Gutachter anzurufen und um Erstattung eines Gutachtens zu bitten. Gutachten außerhalb eines Prozesses sind Privatgutachten. Taucht im Prozeß ein Beweisbedarf auf, so ist es Sache des Gerichts, einen Gerichtsgutachter zu berufen und von Amts wegen zu beauftragen. Die Kontaktaufnahme einer Partei mit dem Gutachter erzeugt die Besorgnis der Befangenheit und kann von der anderen Partei mit einem Ablehnungsantrag beantwortet werden. Zur Vorbereitung einer Impfschadensklage kommt allerdings ein Privatgutachten in Betracht. Es hat den Zweck, den Sachverhalt sachkundig festzustellen und mit der Klage nur Behauptungen vorzutragen, die Hand und Fuß haben. Der Sinn des Privatgutachtens liegt darin, Sachverhalt und Wertung so vorzuprüfen, daß die Wahrscheinlichkeit des Prozeßerfolgs deutlich erhöht wird. Die Stellungnahmen des versorgungsärztlichen Dienstes stellen auch Privatgutachten dar, weil sie nicht vom Gericht bestellt worden sind. Die Unterscheidung zwischen Gerichtsgutachten und Privatgutachten betrifft nur den Auftraggeber, nicht die Methode gutachtlichen Arbeitens. Jedenfalls dienen Gutachten zur kritischen Beweiswürdigung, gelten also nicht an sich, sondern müssen vom Adressaten des Gutachtens gewürdigt und gewertet werden. Jedes Gutachten unterliegt dem Vorbehalt rechtlichen Gehörs. Es gibt also keine Geheimgutachten. Gutachten haben in der Logik der Forschung einen bestimmten Stellenwert. Jedes Gutachten muß auf sachliche Richtigkeit zielen und der Kritik zugänglich und bedürftig sein. Gutachten müssen sich im Rechtsstreit bewähren.

Viel hängt vom Vorverständnis des Gutachters ab. Ganz allgemein kann gesagt werden: Nenne den Namen des Gutachters, dann ist eine Aussage möglich, wie sein Gutachten ausfallen wird.

Kinderärzte, die vom Nutzen und Segen der Impfungen überzeugt sind, tun sich schwer, einen Impfschaden anzuerkennen.

Im Sozialgerichtsprozeß kann das Gericht nach § 106 SGG ein Gutachten einholen, wenn es selbst Beweisbedarf erkennt. Ein Gutachten nach § 109 SGG wird vom Gericht angeordnet, wenn der Kläger sich zum Beweis seiner Behauptung auf das Gutachten eines bestimmten Arztes bezieht.

Im Prozeß spielen Privatgutachten meistens keine Rolle,

weil das Gericht das Beweisverfahren steuert. Natürlich sind im »Schutzverband« auch die Namen derjenigen Gutachter bekannt, von denen ablehnende Gutachten zu erwarten sind. Hier wird den Antragstellern geraten, das Klageverfahren durchzuführen.

7. Gesetzliche Bestimmungen

Die Anerkennung als »entschädigungspflichtiger Impfschaden« ist gesetzlich geregelt. Die entsprechenden Bestimmungen finden sich in den §§ 51 und 52 des Bundes-Seuchengesetzes (BSeuchG). Das Gesetz regelt zunächst Fragen der Anerkennung eines Leidens und besagt, daß für Entschädigungs**leistungen** die Bestimmungen der Kriegsopferfürsorge maßgeblich sind. Damit werden auch die Anerkennungsbestimmungen, wie sie in der Kriegsopferfürsorge üblich sind, zur Anerkennung von Impfschäden gültig. Diese Anerkennungs**kriterien** finden sich in der Broschüre »Anhaltspunkte für die ärztliche Gutachtertätigkeit im sozialen Entschädigungsrecht und nach dem Schwerbehindertengesetz, Ausgabe 1996«, hrsg. vom Bundesminister für Arbeit und Sozialordnung. Bereits 1971 wurden die damaligen »Anhaltspunkte« um das Kapitel »Impfschäden« erweitert, die entsprechenden Ausführungen finden sich jetzt in den Punkten 56 und 57. Hat nun eine betroffene Familie nach langwierigen Kämpfen und Verhandlungen die Anerkennung des Zustandes ihres Kindes als »entschädigungspflichtiger Impfschaden« erkämpft, so erfolgen die Entschädigungs**leistungen** in der gleichen Höhe, wie sie für Kriegsbeschädigte gewährt werden. Die entsprechenden Richtlinien finden sich im »Bundesversorgungsgesetz« (BVG), das aus 92 Paragraphen und zahlreichen Durchführungsverordnungen besteht. Die gesetzlichen Bestimmungen und der vorgeschriebene Weg zur Erlangung einer Anerkennung sind leider so abgefaßt, daß bei den komplizierten Anerkennungsverfahren der größte Teil der eingereichten Anträge abgelehnt werden kann. Den Eltern bleibt nur der Weg einer Klage vor dem Sozialgericht übrig. Die Richter der Sozialgerichte aber sind, wegen der schwierigen Materie, auf die Gutachten der Sachverständigen angewiesen, und hier dürfte es verständlich sein, daß von Ärzten, die selbst impfen und an Impfungen verdienen, nur selten objektive Gutachten erwartet werden können. Professor Georg Dick aus England drückte das in der Fachzeitschrift »British Medical Journal« (17. Juni 1971) folgendermaßen aus: »And few doctors like to attribute a death or complication to a procedure which they have recommended and in which they believe« (d. h.: Nicht viele Ärzte neigen dazu, derartige Folgen einer Methode anzulasten, die sie selbst propagieren und an die sie glauben.)

Seit 1. 7. 83 (s. S. 46) besteht in Deutschland kein Pocken-Impfzwang mehr. Nach Abschaffung des Impfzwangs gilt für die Impfung dasselbe wie für jede andere ärztliche Handlung: Die Impfung ist eine Körperverletzung im Sinne des § 223 StGB. Die Rechtswidrigkeit der Körperverletzung entfällt nur dann, wenn der ärztliche Eingriff durch informierte Zustimmung des Patienten gerechtfertigt ist. Wenn die Zustimmung des Patienten rechtswirksam sein soll, muß sie auf ausreichender ärztlicher Aufklärung beruhen. Die ärztliche Risikoaufklärung über Impfkomplikationen erfordert im Grunde ein eigenes Kapitel. Das OLG Stuttgart hat im Urteil vom 12. 6. 85 – 3 U 188/84 – dargelegt, daß eine Impfung rechtswidrig ist, wenn über die typischen Impfrisiken nicht sachgerecht aufgeklärt worden ist. Die Rechtsprechung hat sich inzwischen verschärft, weil nicht nur der Aufklärungsfehler zur Rechtsfolge der Haftung führt, sondern auch noch eine Feststellung über die Kausalität zwischen Aufklärungsfehler und aufgetretenem Impfschaden erforderlich ist. Wenn ein Patient über Impfrisiken aufgeklärt wird, sich dann aber dennoch zur Impfung entschließt, so kann sich der Patient auf die Aufklärungsrüge nicht mehr berufen, weil der Patient nach Aufklärung geimpft wurde und die Aufklärung nicht zum Anlaß genommen wurde, die Impfung abzulehnen. Der Impfarzt muß beweisen, daß er sorgfältig aufgeklärt hat. Kann er das nicht beweisen, drohen ihm Rechtsnachteile in zivilrechtlicher und strafrechtlicher Hinsicht. Die Einzelheiten sind nachzulesen in dem Heftchen »Aufklärungspflicht aus ärztlicher und juristischer Sicht« von Dr. jur. Karl Josef Franz und Dr. med. Karl-Justus Hansen, Hans Marseille Verlag GmbH, München. Hier heißt es auf Seite 17: »Beim Kunstfehlerprozeß muß der klagende Patient dem Gericht den schuldhaft verursachten Behandlungsfehler des Arztes und dessen Ursächlichkeit für den geltend gemachten Schaden beweisen … stützt der klagende Patient jedoch seine Klage auf die Behauptung, sein Einverständnis zum Eingriff beruhe auf unzureichender Aufklärung und sei daher nichtig, wird die Beweislast auf den beklagten Arzt verlagert. Der Arzt muß beweisen, daß er sorgfältig aufgeklärt hat und die Einwilligung des Patienten auf ausreichender Aufklärung beruht.«

Gelingt dem Arzt dieser Beweis nicht, so wird er wegen Fahrlässigkeit verurteilt, sofern der Aufklärungsfehler kausal für den Schaden war. Der Arzthaftpflichtprozeß wird häufig durch die Frage entschieden, wer die Beweislast hat.

Wird Schmerzensgeld wegen Impfschädigung gefordert, so verjährt ein solcher Anspruch binnen 3 Jahren ab Kenntnis von Schaden und Schädiger.

8. Was baldigst geändert werden sollte

Im Text der Broschüre »Gutachten des Bundesgesundheitsamtes über die Durchführung des Impfgesetzes« aus dem Jahre 1959 heißt es auf S. 87:

»Die Meldepflicht für alle Fälle zerebraler Komplikationen nach Pockenschutzimpfung ist unumgänglich.«

Seit 40 Jahren wird von vielen Ärzten, Wissenschaftlern, ja selbst von staatlichen Dienststellen eine Meldepflicht über Impfschäden gefordert. Professor Ehrengut hat vielfach in seinen Veröffentlichungen darauf hingewiesen, daß wir ohne Meldepflicht keine klaren Vorstellungen über die durch Impfungen entstandenen Schäden haben. Aber all diese Forderungen haben zu keinen entsprechenden Reaktionen geführt. Es entsteht daher der Eindruck, daß die Staatsmedizin und die Gesundheitspolitiker gar nicht daran interessiert sind, zu erfahren, wie viele Kinder durch Impfungen getötet oder geschädigt worden sind. Die Bevölkerung und die Ärzte erfahren über Impfschäden als Gegenstand der Forschung, aber auch über statistische Zahlen des Statistischen Bundesamtes in Wiesbaden grundsätzlich nichts.

Meines Erachtens sollten folgende Punkte baldigst geändert werden:

1. Impfen sollte eine Privatsache des Bürgers sein. Die Kosten sollte tragen, wer geimpft werden will. Die Wirksamkeit vieler Impfungen ist ungewiß, viele sind unnötig. Die Gefahren werden in Abrede gestellt. Daher sollte es dem Bürger überlassen bleiben, ob er sich (oder seine Kinder) impfen lassen will – oder nicht. Wer an Impf-Segnungen »glaubt«, soll sich impfen lassen. Jedoch ohne direkten Zwang und ohne Angstschürung, etwa mit der Drohung, Kinder würden in Kindergärten und in Schulen ohne Impfungen nicht aufgenommen. Die Impfpropaganda sollte aufhören und Impfungen sollten nicht »öffentlich empfohlen« werden (weil das beim Bürger den Eindruck der Gefahrlosigkeit hervorruft).

2. Die Aufklärung über Risiken, Komplikationen und Schäden durch Impfungen sollte wissenschaftlich kontrolliert und vereinheitlicht werden.

3. Die Kosten für Impfungen sollten nicht länger von der

Solidargemeinschaft, also von den Krankenkassen, bezahlt werden. Hier ließe sich sofort eine Kostendämpfung in Millionenhöhe im Gesundheitswesen herstellen. Da sich eine solche Maßnahme, auf lange Sicht gesehen, auch auf die Anzahl der anerkannten Impfschadensfälle auswirken würde, lägen die erzielten Einsparungen in Milliardenhöhe.

4. Das 2. Gesetz zur Änderung des Bundes-Seuchengesetzes bedarf einer Novellierung, d.h. einer Anpassung an neueste Erkenntnisse. In dieser Novellierung sollte die Meldepflicht für Impfschadensfälle, aber auch für Impfschadensverdachtsfälle, gesetzlich verankert werden.

5. Anfragen beim Bundes-Gesundheitsministerium oder beim Bundes-Gesundheitsamt werden mit dem Hinweis – Impfen sei Ländersache – beantwortet. Die Ausführungsbestimmungen zum § 52 des Bundes-Seuchengesetzes werden von Bundesland zu Bundesland unterschiedlich gehandhabt. Dies führt zu großen Ungerechtigkeiten in Fragen sowohl der Anerkennung eines Leidens als Impfschaden aber auch in Fragen der Entschädigungsleistungen.

Aus Gerechtigkeitsgründen sollten einheitlichere Bestimmungen geschaffen werden.

6. In der Praxis des Impfschadens-Versorgungsrechts und des Impfschadens-Entschädigungsrechts sollte stärker berücksichtigt werden, daß Impfschäden Arzneimittelschäden im Sinne des § 84 AMG sind. Deshalb sind die Normen dieses Gesetzes anwendbar. Insbesondere, was die Haftung des Arzneimittelherstellers betrifft, wenn über bekannte Nebenwirkungen eines Impfstoffes durch den Hersteller nicht genügend informiert wurde.

7. In der beruflichen Fortbildung der Richter und Anwälte sollte stärker berücksichtigt werden, daß es unter bestimmten Bedingungen Schmerzensgeldansprüche bei Impfschäden gibt. Beispielsweise, wenn vom Impfarzt Kontraindikationen ignoriert wurden oder nicht sorgfältig über Impfrisiken auf-

geklärt und damit die Selbstbestimmung des Berechtigten verletzt wurde. Was vollständig fehlt, ist ein Standard-Lehrbuch zur Impfschadens-Beurteilung. Anwälte wissen häufig nicht, daß es nebeneinander ein Impfschadens-Sozialrecht nach den Vorschriften des Bundes-Seuchengesetzes sowie ein Impfschadens-Zivilrecht nach den Vorschriften des BGB gibt.

8. Rechtsfolgen für Impfschäden sind ein weites Feld. Die nachvollziehbare Praxis des Impf-Strafrechtes wird vermißt. Es muß klar sein, daß Impfungen eine Körperverletzung sind und der Rechtfertigung bedürfen, um nicht rechtswidrig zu sein. Es ist eine Rechtstatsache, daß Kinderärzte durch Impfungen im Durchschnitt über 5000,– Euro pro Jahr verdienen und wegen des Verdienens ein Interesse an der Durchführung von Impfungen haben. Unsere Rechtsordnung bedroht Körperverletzungen und Tötungen mit Strafe. Staatsanwaltliche Ermittlungsverfahren und Arztstrafprozesse wegen Impfschädigungen wurden in 40 Jahren nicht erlebt. Das Strafrecht gilt anscheinend nicht für Impfärzte.

9. Es fehlt eine europäische Angleichung und Vereinheitlichung des Impfschadensrechts. Der Versorgungsanspruch nach § 51 des Bundes-Seuchengesetzes stellt in Europa ein Unikat positiver Art dar. In anderen europäischen Ländern werden Impfschäden zum allgemeinen Lebens- und Gesundheitsrisiko gezählt, das der einzelne als Schicksal hinzunehmen hat. Impfschäden aber sind kein Schicksal, sondern eine gesundheitspolitische Zumutung im Sinne der Aufopferung. Es wird sich die Frage stellen, zu welcher Rechtsfolge Impfschäden in der Europäischen Union führen. Eine Diskussion darüber gibt es nicht, weil die staatlichen Gesundheitspolitiker noch immer an eine Senkung durch Impfungen glauben und die Tatsache der Impfschäden ignorieren. Die Europäische Union wird eines Tages eine Initiative zur Impfschadensforschung ergreifen und klarstellen müssen, wie Impfschäden in der Europäischen Union zu behandeln sind.

10. Wer impft oder an Impfungen verdient, sollte von der Erstattung von Sachverständigengutachten in Impfschadensprozessen ausgeschlossen werden. Derartige Gutachter müssen immer als »befangen« angesehen werden.

11. Gutachter in Sozialgerichtsprozessen sollten vom Prozeßausgang des durch Zustellung des Gerichtsurteils unterrichtet werden.

Das Nichtzustellen der Sozialgerichtsurteile an Gutachter hat beispielsweise dazu geführt, daß manche Gutachter in ihren negativen Gutachten immer wieder ihre Ablehnung damit begründen: »Es sei nicht erwiesen, daß sogenannte Enzephalopathien einen schweren zerebralen Dauerschaden hinterlassen können.« Diese Ansicht wird in den »Anhaltspunkten« vertreten. Aber vielfach ist diese unrichtige Ansicht von den Sozialgerichten revidiert worden. Trotz ablehnender Gutachten wurden Fälle, deren Ablehnung auf dieser Meinung beruhen, zunehmend von den Sozialgerichten anerkannt. Heute gibt es bereits zahlreiche derartige anerkannte Fälle. Trotzdem laufen beim »Schutzverband für Impfgeschädigte e. V.« immer wieder ablehnende Gutachten ein und desselben Gutachters mit derartigen Begründungen ein, weil der Gutachter seinen Fehler nicht erfährt und aus seinen Fehlern nichts lernen konnte. Grundsätzlich aber ist unsere Rechtsordnung richtig organisiert. Rechtspolitischer Bedarf einer Änderung der Gesetzeslage besteht nicht. Sie beruht auf dem hier üblichen »Aufopferungsanspruch« des Bürgers, wie er schon im »Allgemeinen Landrecht« niedergelegt wurde. Das heißt: Wer im Interesse der Allgemeinheit gesundheitliche Nachteile erleidet, hat Anspruch auf Entschädigung dieses Nachteils durch die Allgemeinheit.

Eine Schadensersatzpflicht des Impfstoffherstellers (wie früher in den USA üblich und von betroffenen Eltern immer wieder gefordert wird), löst unter deutschen Verhältnissen die Probleme nicht.

9. Drohungen und Bedrohungen

Jeder Arzt erhält das »Deutsche Ärzteblatt«. Es wird in einer Auflage von fast 200000 Exemplaren hergestellt und erscheint wöchentlich. Wer an den Schaltstellen dieser Zeitschrift sitzt, hat eine gewaltige Macht. In der letzten Nummer des Jahres 1990 erschien ein Artikel mit der Überschrift: »Eine Ungeheuerlichkeit«. Darin wurde das Buch »Biologischer Ratgeber für Mutter und Kind« aus dem emu-Verlag in Lahnstein, erschienen 1989, kritisiert. Dieses Buch stammt aus der Feder von Dr. med. M. O. Bruker. Der Autor dieses Artikels, Professor Gladtke, scheint sich besonders über bestimmte Passagen in diesem Buch geärgert zu haben, in denen sich Bruker kritisch zu Impfproblemen äußert. Professor Gladtke schreibt wörtlich: »Wir sind froh, daß dank einer ungeheuer aufwendigen Aktion der WHO die Welt seit mehr als 12 Jahren pockenfrei ist.« Bezüglich der Pockenimpfung wird immerhin im nächsten Abschnitt folgendes anerkannt: »Das Abwägen zwischen Impfrisiko und Infektionsrisiko ist nicht mehr nötig.« Dann heißt es: »Die letzten Pockeneinschleppungen, es sei nur an Meschede erinnert, haben Todesopfer gefordert, aber nur bei nicht Immunisierten.« (Anmerkung: Nichtimmunisierte = nicht Geimpfte.) Ein Arzt kann nur das wissen, was er gelernt hat, und bei diesen Äußerungen rächt es sich, daß die Schulmedizin seinerzeit und auch heute noch die Wahrheit über die Pockenausbrüche unterdrückt hat. Ich habe in den Nachkriegsjahren fast alle Orte besucht, in denen es Pockenausbrüche gegeben hat, habe mit vielen ehemaligen an Pocken Erkrankten gesprochen und die Ereignisse in mehreren Arbeiten detailliert geschildert. Ganz besonders hat mich der Impfzustand der Erkrankten interessiert, das heißt, sind damals Immunisierte (Geimpfte) oder sind Nichtimmunisierte (Ungeimpfte) erkrankt und gestorben. Meine Arbeiten habe ich damals fast ohne Ausnahme den Zeitschriften der

Hochschulmedizin angeboten und habe sie von der »Deutschen Medizinischen Wochenschrift«, von der »Medizinischen Klinik«, von der »Münchner Medizinischen Wochenschrift« sowie von allen Zeitschriften der Kinderheilkunde zurückbekommen. Damals schrieb mir beispielsweise Professor Lang, der Hauptschriftleiter der »Münchner Medizinischen Wochenschrift«, am 3.6.1974: »Wenn bei uns durch weitgehende Grundimmunisierung der Bevölkerung infolge gesetzlicher Massenprophylaxe nicht ein gewisser Schutz vorhanden wäre, hätten wir bei eingeschleppten Pocken wohl auch in wenigen Wochen Zehntausende von Toten... Eine Population ohne jeden Impfschutz ... wäre ja völlig schutzlos und wir müßten Seuchenzüge befürchten, mindestens so verheerend wie im Mittelalter... Eine pockenfreie Menschheit würde es so schnell nicht geben.« Meine Arbeiten erschienen dann in der Zeitschrift »Die medizinische Welt«.

Bekanntlich ist es gelungen, die Pocken auf der Welt zum Verschwinden zu bringen. Kurz nach Erlangung dieses Zieles hieß es in der Zeitschrift der WHO »Weekly Epi. Rec.«:

»...als Haupterfahrung könne gesagt werden, daß eine so gefährliche Infektionskrankheit wie die Pocken allein durch Isolierungs- und Quarantänisierungsmaßnahmen zum Verschwinden gebracht wurde.«

Im Bericht des Generaldirektors des Exekutivkomitees der WHO zum Programm der Pockenbekämpfung aus dem Jahre 1977 heißt es: »Während des 10jährigen Kampfes um die Ausrottung der Pocken hat sich gezeigt, daß sich die Pocken auch in vollkommen durchgeimpften Bevölkerungen ausbreiten können. Infolgedessen ging man zu einer anderen Strategie über: Die Massenimpfungen wurden durch gezielte Überwachung und Behandlung des Übels ersetzt.«

Kurz danach nannte die WHO die Pockenimpfung eine »unethische Maßnahme«. In dem Büchlein »Reisen und Gesundheit« ist nachzulesen, wie wenige Impfungen bei

Auslandsreisen gefordert werden. Nur bei der Einreise in wenige Länder wird der Nachweis einer bestimmten Impfung gefordert. Eigentlich ist es nur die Gelbfieberimpfung, die dort vorgeschrieben ist. Über die Pocken heißt es in diesem Buch:

»Seit mehr als 10 Jahren sieht die WHO die Pocken als ausgerottet an. Eine Pockenimpfung ist somit nicht mehr gerechtfertigt: Sie kann sogar gefährliche Wirkungen für die geimpfte Person und deren engere Kontaktpersonen haben.«

Als ich in der Fernsehsendung »Report«, Süddeutscher Rundfunk Stuttgart, am 2. 2. 1970 gesagt hatte, daß die Schwesternschülerin Barbara Bernd in Meschede nicht an den Pocken, sondern an der Pockenimpfung gestorben sei, wurde ich als »Verräter der Wissenschaft« beschimpft. Ein Impfanstaltsleiter zeigte mich bei der Landesärztekammer München an. Das führte zu einem bis heute andauernden Schriftkrieg mit fortgesetzten Bedrohungen. 1990 wollte man mich wieder einmal »verurteilen«. Es kam aber nur eine »Rüge« heraus. Mein damaliger Arbeitgeber – die BfA – wurde aufgefordert, mich zu bestrafen. Die Bezirksregierung von Oberfranken wurde vorstellig und die Amtsärzte fielen in den Tageszeitungen über mich her. Die gleichen Ärzte, die mich damals mit den Worten wie »Scharlatan«, »Außenseiter« oder mit Worten aus der Gosse bezeichnet hatten, die klopften mir nach Abschaffung der Pockenimpfung 1983 auf die Schultern und sagten: »Ich bin ja ganz Ihrer Meinung, ich habe es ja immer schon gewußt, daß diese Impfung ein überflüssiges Fossil war.«

Kürzlich sagte Professor Koch, Vorsitzender der STIKO, in einer Rundfunkdiskussion im Süddeutschen Rundfunk Stuttgart vom 25. 1.1992:

»Die Pockenimpfung hatte ganz erhebliche Nebenwirkungen, und man kann auch heute immer nur beklagen, daß wir eigentlich die Pockenimpfung so spät erst abgeschafft haben.

Wir hätten sie – vielleicht mit etwas mehr Mut – schon früher einstellen können.«

Ich darf feststellen, daß ich damals der einzige Arzt auf der Welt gewesen bin, der die Lage richtig beurteilt hat und die einzig richtige Schlußfolgerung gefordert hatte – nämlich die Abschaffung der Pockenimpfung. Wegen meines Einsatzes für Impfgeschädigte, wegen meiner Vorträge und wegen meiner impfkritischen Veröffentlichungen werde ich seit Jahren von der Bayerischen Landesärztekammer in München mit entsprechenden Schreiben bedacht. Während Dr. Frenzel von der Bayerischen Landesärztekammer beispielsweise am 29. 6. 1990 geschrieben hatte: »Einer Sachdiskussion unter Kollegen wollen Sie damit offensichtlich aus dem Wege gehen«, hieß es später mehrfach: »Es wurde ferner ausdrücklich klargestellt, daß weder der Ärztliche Kreisverband Hof noch die Bayerische Landesärztekammer mit Ihnen ein wissenschaftlich geprägtes Fachgespräch bzw. Fachauseinandersetzung führen wollen bzw. können.«

Was mir vorgeworfen und deshalb gerügt wird, ist: »Die Überschreitung sachlicher Kritik, die geeignet ist, die Bevölkerung zu verunsichern. Eine Einschränkung der Wissenschaftsfreiheit würde dann vorliegen, wenn Ihnen das Recht generell abgesprochen werden würde. Die Vergangenheit zeigte jedoch, daß dieses nicht der Fall war, ebensowenig in dem Falle, daß Sie in Fachkreisen Ihre Auffassung darlegen. Vielmehr wird beanstandet, daß Sie die Grenzen der sachlichen Kritik weit überschreiten, wie oben zitiert.«

Aus diesem Grund wurde mir gemäß Art. 33 Kammergesetz eine Rüge erteilt. Wenn man bedenkt, daß die Bayerische Ärztekammer lange Zeit einen Arzt als Präsident hatte, der seit dem 1. November 1933 Mitglied der SS und seit dem 1. August 1934 Mitglied der NSDAP war – dann braucht man sich über die undemokratische Einstellung der Bayerischen Ärztekammer nicht zu wundern. Es soll auch nicht vergessen werden, daß vor Jahren der Arzt Dr. Issels auf Betreiben der Ärztlichen Standesorganisation ins Gefängnis gesperrt wurde, weil er Krebskranke nicht nach den Regeln der Schulmedizin behandelt hatte. Man denke an den Fall aus der Universitätsklinik Erlangen, in dem ein hirntotes Mädchen bei bestehender Schwangerschaft künstlich am Leben gehalten wurde mit der Begründung, es solle versucht werden, das Kind in dem toten Körper seiner Mutter am Leben zu erhalten. Den entsetzten Eltern wurde mitgeteilt, ihre Tochter sei über 18 Jahre alt und es bestünden keinerlei elterliche Rechte. In einer Fernsehsendung sagte die Mutter, sie vermute, daß sich ein Erlanger Professor auf Kosten ihrer Tochter den Nobelpreis habe verdienen wollen.

Diese Beispiele sollten zeigen, wie rigoros von der Schulmedizin ihre Macht benutzt wird, um die Bevölkerung rechtlos zu machen, ihre Ansichten durchzusetzen und alles zu bekämpfen, was anderer Meinung oder anderer Ansichten ist.

In dem Buch »Pädiatrische Infektiologie«, herausgegeben von Urs. B. Schaad, erschienen 1993 im Hans Marseille Verlag GmbH München, steht auf S. 15 folgender Satz:

»Jeder Arzt und auch jeder Medizinstudent, der in wesentlichen Punkten andere Meinungen vertritt, muß sich darüber klar sein, daß er gegenüber seinen Berufskollegen ein Außenseiter ist, der mit seiner Meinung, sofern er/sie diese öffentlich vertritt, das Gesundheitswesen diffamiert.«

VII. Impfschäden als Folge der Zufuhr artfremden Eiweißes direkt in den menschlichen Organismus

1. Folgen unerkennbarer Minimalenzephalopathien

Bisher ist unsere Aufmerksamkeit ausschließlich von solchen Impfschäden in Anspruch genommen worden, die schwere Schäden bzw. dauerndes Siechtum zur Folge hatten, bei denen ein höherer Grad der Behinderung (GdB) vorlag. Nun gibt es aber dazwischen gelegene Übergangsformen, d.h. Erkrankungen und Erkrankungszustände, von denen man zunächst nicht vermutete, daß es sich um impfbedingte Schäden handeln könnte, die unter Umständen auch auf einem ganz anderen Gebiet liegen. Es sind besonders französische Ärzte, die über derartige Übergangsformen berichten, wie z.B. Dr. Abeltier, Chefarzt des Krankenhauses in Coulomier, Dr. Calmar und Professor Delore (siehe Kapitel X).

Nach Beendigung des letzten Krieges wurden derartige unerklärliche Veränderungen bei Kleinkindern beschrieben.

Die Berichte hierüber kamen vorwiegend aus Ländern, in denen besonders viel geimpft wird. In Deutschland beginnen die Impfungen am Tag nach der Geburt, in den Vereinigten Staaten im Alter von zwei Monaten. Beide Staaten liegen damit an der Weltspitze. Ganz besonders in Amerika wurden in den sechziger Jahren die freiwilligen Impfungen in den meisten Bundesstaaten durch Pflichtimpfungen ersetzt. Heute wird fast jedes amerikanische Kind gegen Keuchhusten, Röteln, Kinderlähmung, Diphtherie, Mumps, Masern und Tetanus geimpft. Die Liste ist damit nicht abgeschlossen, denn die Pharmaindustrie erzeugt immer neue Impfverfahren. Meines Erachtens gibt es keine Zweifel, daß die Unzahl der Impfungen, die heute ein Kind über sich ergehen lassen muß (in den ersten Lebensjahren bis zu 17 Impfungen) zu tiefgreifenden Schäden führen können. In der Bundesrepublik gibt es im frühen Kindesalter bereits Seh- und Hörstörungen in bisher nicht bekanntem Ausmaß. 5 % aller Babys schielen und jedes 20. Schulkind leidet an einer erheblichen Aufmerksamkeitsstörung. Zahlreiche Kinder lernen spät und dann auch noch schlecht sprechen. Weitere Kinder sind kaum in der Lage, in der Schule das Lesen zu erlernen, sogar bis hin zur Alexie oder Legasthenie. Nach einem Fernsehbericht vom 2. 2. 1990 ist die Zahl der Analphabeten in der alten Bundesrepublik auf 3 Millionen angestiegen.

2. Autismus als Impffolge

Erkenntnisse bezüglich des sog. »autistischen Syndroms« wurden erstmals von dem amerikanischen Kinderpsychiater Kanner 1943 beschrieben. Warum hat es dieses »Syndrom« nicht schon früher gegeben? Beim »echten« Autismus sind – nach Auffassung von Kanner – zwei Kardinalsyndrome nachzuweisen:

1. Eine extrem autistische Abkapselung aus der menschlichen Umwelt und
2. ein ängstlich zwanghaftes Bedürfnis nach Gleicherhaltung der dinglichen Umwelt (Veränderungsangst).

Im Laufe der Jahre wurden zahlreiche Kasuistiken veröffentlicht, so daß heute eine fast unübersehbare Literatur über autistische Kinder vorhanden und in ihrem Gefolge eine babylonische Sprachverwirrung ist. So wird beispielsweise heute zur Stellung der Diagnose »Autismus« das Vorhandensein von zwei weiteren Kardinalsymptomen gefordert:

3. eine Störung der Intelligenzentwicklung und
4. eine Störung der Sprachentwicklung.

Entgegen dem klassischen Konzept von Kanner ist heute bei der Mehrzahl der als »autistisch« bezeichneten Kinder ein Hirnschaden mit Schwachsinn nachzuweisen. Bei diesen Kindern erhebt sich der Verdacht, daß es sich um unerkannte Rest- oder Teilsymptome einer postvakzinalen Enzephalopathie handelt, wie sie nach jeder Impfung unbemerkt auftreten und ablaufen kann. Stammen schon bei einer Erkrankung an Enzephalopathie die meisten Kinder aus intelligenten Familien, ist beim Autismus das dominierende Vorkommen der betroffenen Kinder aus intellektuellen Familien geradezu die Regel und wird in der Literatur immer wieder erwähnt.

Die Ursache des Autismus wird von der Schulmedizin heute in einer cerebroorganischen frühkindlichen Schädigung gesehen. Meines Wissens gibt es keine Untersuchung, ob es Autismus auch bei nichtgeimpften Kindern gibt. Über mögliche Zusammenhänge zwischen Autismus und Impfungen wird in der Literatur – allerdings meist zögerlich – hingewiesen (wie z. B. in der Arbeit von Ursula Waibel: »Autismus« »Med Sachvers.« 78, S. 112, 1983). Die Anzahl autistischer Kinder wird in Deutschland auf 5000–6000 geschätzt.

3. Dementia infantilis (Heller) als Impffolge (= Hellersche Krankheit)

Ähnlich dem Autismus verhält es sich mit der »Dementia infantilis«. Dieses merkwürdige Krankheitsbild wurde zuerst von Weygand als Einzelbeobachtung, danach von Heller und später von Zappert beschrieben. Es handelt sich um Kinder, die sich zunächst völlig normal entwickeln und mit denen man beispielsweise schon sprechen konnte. Dann trat plötzlich eine Änderung der Entwicklung ein. Als erstes Anzeichen machten sich Sprachstörungen bemerkbar und innerhalb weniger Monate vollzog sich ein intellektueller Abbau. In kurzer Zeit war aus einem fröhlichen Kind ein idiotisches, oder, wie man damals sagte, ein verblödetes Kind geworden. Heller nannte die Krankheit »Dementia infantilis«, und um ihn zu ehren, fügte Zappert die Bezeichnung »Heller« hinzu. Dadurch bürgerte sich in der folgenden Zeit die Bezeichnung »Hellersche Krankheit« ein. Die Diagnose »Dementia infantilis« oder »Hellersche Krankheit« wird nach Zappert gestellt, wenn folgende Symptome nachzuweisen sind:

1. Beginn im 3.–4. Lebensjahr,
2. Hervortreten von Sprachstörungen – oft das erste Symptom, das den Eltern auffällt,
3. Unruhe,
4. zunehmende Demenz, die innerhalb einiger Monate zur völligen Verblödung führt,
5. nicht blödsinniger, ja zuweilen intelligenter Gesichtsausdruck,
6. Fehlen aller körperlichen Symptome von seiten des Nervensystems, vollkommen unbehinderte motorische Leistungsfähigkeit,
7. schließlich stationärer Zustand ohne Beeinträchtigung der körperlichen Gesundheit.

Bezüglich der Ursache war man ratlos. Weygand hielt die Annahme »einer uns noch nicht näher bekannten organischen Schädigung des Gehirnes« für die nächstliegende Erklärung. Zappert weist in seinen differentialdiagnostischen Überlegungen auf die merkwürdige Tatsache hin: »...daß ein bis dahin gesundes Individuum innerhalb weniger Monate vollkommen idiotisch wird«. Einen Zusammenhang mit der Dementia praecox (praecox = vorzeitig, frühzeitig) schließt Zappert aus und stellt heraus, daß ein solcher Verlauf bei der Dementia praecox nicht vorkommt. Im »Lehrbuch der speziellen Kinder- und Jugendpsychiatrie« von H. Bauer, Lempp, Nissen und Strunk findet sich folgender Hinweis: »Wahrscheinlich dürfte es biochemischen und anderen modernen Untersuchungsmethoden in den kommenden Jahren gelingen, die Zuständigkeit dieser Syndromdiagnose weiter zu verkleinern. Trotz dieses Schrumpfungsprozesses haben bisher die Erkenntnisse der neuropathologischen und der biochemischen Forschung noch nicht soviel Wissenswertes gebracht, um im klinischen Alltag auf die Diagnose eines Heller-Syndroms verzichten zu können.«

Zum Verständnis wichtig ist folgendes:

1. Weygand und Heller beschrieben diese Krankheitsbilder 1908, Zappert 1922.
2. Heller und Zappert waren Österreicher.
3. Im Deutschen Impfgesetz war nach § 2 die Impfung »bis zum Ablauf des auf das Geburtsjahr folgenden Kalenderjahres« vorgeschrieben.

In Österreich hat es keinen dem deutschen Gesetz vergleichbaren Impfzwang gegeben. Im Hofkanzleidekret vom 9.7.1836, welches meist als »Impfregulativ« bezeichnet wird, war eine Impfpflicht nicht vorgesehen. Von 1938 bis 1945 war in der »Ostmark« das deutsche »Reichsimpfgesetz« gültig. Nach Kriegsende trat in Österreich am 30.6.1948 das »Bundesgesetz für die Schutzimpfungen gegen Pocken (Blattern)« in Kraft. Dieses Gesetz wurde etwa zur gleichen Zeit aufgehoben, als alle europäischen Kulturstaaten auf die Pockenimpfung verzichteten. Vor diesem Hintergrund müssen die Ereignisse gesehen werden, die die drei Autoren Weygand, Heller und Zappert veranlaßten, unerklärliche Krankheitsbilder als »Dementia infantilis« zu bezeichnen. Daß sich jenes Krankheitsbild mit seinen von Zappert postulierten Kardinalsymptomen mit der Symptomatik der »blanden postvakzinalen Enzephalopathie« deckt, konnten damals Weygand, Heller und Zappert nicht wissen, denn zur Zeit ihrer Veröffentlichung gab es weder in Österreich noch in Deutschland gesichertes Wissen über Impfschäden. Erst 1923 wurde der Begriff »postvakzinale Enzephalitis« durch Professor Lucksch in Prag für Todesfälle nach Pockenimpfungen geprägt. Seit 1938 kennen wir Beschreibungen klinischer Krankheitsbilder durch Kaiser und Zappert. Sie veröffentlichten in diesem Jahr 240 österreichische Fälle. Erst in der Nachkriegszeit erkannte man die Impfschädigungsform des Kleinkindes, wie sie bei Kindern auftritt, die im ersten oder zweiten Lebensjahr geimpft wurden. Im Gegensatz dazu impften die Österreicher hauptsächlich im dritten und vierten Lebensjahr, aber viele Eltern entschlossen sich für einen früheren Termin. Damals wurde die Pockenimpfung als »Fortschritt« gepriesen, und so waren es besonders gebildete, belesene, »fortschrittliche« Familien, die ihre Kinder im zweiten oder dritten Lebensjahr impfen ließen. Von den 6 von Heller beschriebenen Kindern sind 3 die Kinder von Ärzten, auch unter den 7 von Zappert beschriebenen Fällen befindet sich das Kind eines Arztes. Unter den 14 von den drei Autoren damals beschriebenen Fällen befinden sich somit 4 Ärztekinder, denn unter Ärzten war der Glaube an den Segen der Pockenimpfung weit verbreitet. Noch im § 2 des Gesetzes aus dem Jahre 1948 wird behauptet, es sei »allgemein anerkannt, daß Kinder in den ersten zwei Lebensjahren die Impfung am besten vertragen«. Heute wissen wir, daß dies ein Trugschluß war. In diesem Lebensabschnitt sind Impfschäden nicht seltener, sondern nur schwerer erkennbar. So waren es damals in Österreich eben besonders intelligente Familien, die der Impfpropaganda glaubten. Inzwischen haben wir in Deutschland gelernt, daß die Hirnschwellungszustände beim Kleinkind nicht oder nur sehr schwer erkennbar sind. Es sind jene Kinder, bei denen irgendwo ein »Entwicklungsknick« eintritt und die innerhalb weniger Monate vom gesunden Kind zum idiotischen Individuum werden. Man könnte es als eine Tragik bezeichnen, daß der Erstbeschreiber klinischer Impfschadensfälle der gleiche Professor Julius Zappert aus Wien war, der 1922 in der »Zeitschrift für Kinderheilkunde« die Dementia infantilis beschrieb und damals anregte, diese mit dem Zusatz »Heller« zu versehen. Er erkannte freilich den Zusammenhang der Erkrankung dieser Kinder mit vorangegangenen Impfungen nicht, weil er ihn nicht erkennen konnte. Wir wissen nicht, ob die Kinder, an denen Heller damals die oben geschilderten sieben Symptome beobachtete, geimpfte oder ungeimpfte Kinder waren. Nach dem bisher Gesagten aber können wir als sicher annehmen, daß die Kinder vorher geimpft worden waren. Weygand, Heller und Zappert konnten die Diagnose »Impfschädigung« nicht nennen und auch nicht ahnen. Heute würden wir ein solches Krankheitsbild als schweren Intelligenzdefekt als Folge eines Hirnschwellungszustandes nach einer Impfung im Sinne der blanden postvakzinalen Enzephalopathie (bpvEp) bezeichnen. Verständlich, daß in den Ländern, in denen die Frühimpfung üblich war (Holland und Deutschland), das häufigere Vorkommen von Todesfällen nach Impfungen zum Auffinden der Enzephalopathie zunächst durch die Pathologen (1959) führte. Später erfolgte die Beschreibung überlebender Fälle durch die Kliniker (1960). Es muß daher festgehalten werden, daß es eine »Hellersche Erkrankung« nicht gibt. Bei allen Kindern, die unter dieser Diagnose in Heimen leben, besteht der Verdacht, daß es sich um unerkannte Impfschäden handelt. Die Diagnose »Hellersche Krankheit« könnte nur aufrechterhalten werden, wenn der Nachweis erbracht wird, daß auch ungeimpfte Kinder an der Symptomatik dieser Krankheit erkranken können. Nebenbei bemerkt, Heller war nicht, wie gelegentlich behauptet wird, ein Wiener Arzt, sondern Sozialpädagoge und leitete eine Anstalt für geistig behinderte Kinder.

4. HKS (= Hyperkinetisches Syndrom)

Motorisch unruhige Kinder hat es immer schon gegeben. Es sei an den »Zappelphilipp« im »Struwwelpeter« erinnert.

Wissenschaftlich erfaßt wurde diese Störung erstmalig bereits Anfang der dreißiger Jahre von Kramer und Pollnow. Bis heute konnte keine befriedigende Deutung gefunden werden. Bereits 1969 schrieb Manfred Müller-Küppers in der Broschüre »Das leicht hirngeschädigte Kind«: »Die Zahl der frühkindlichen Hirnschäden ist größer und ihre klinischen Erscheinungsbilder sind vielfältiger, als früher bekannt war.« In der letzten Zeit aber wurden verstärkt Mediziner und die Öffentlichkeit auf eine andere, heute besonders unter Schulkindern grassierende Störung aufmerksam, die man zunächst als »Hyperaktivität« bezeichnete. Die Zahl dieser Kinder muß langsam, aber stetig zugenommen haben, denn zur Zeit hört man in Deutschland viel von solchen »verhaltensgestörten Kindern«, und diese Nervensägen sieht man auch allerorts. Es besteht kein Zweifel, daß in den letzten Jahren Aufmerksamkeitsstörungen bei Kindern beträchtlich zugenommen haben. Die Kinder sind unruhig, benehmen sich auffällig und aggressiv. Im Extremfall wird dann von »schwer erziehbaren Kindern« gesprochen. In der alten Bundesrepublik Deutschland (also ohne die fünf neuen Bundesländer) erhielten 1990 1,4 Mill. Kinder unter 12 Jahren wegen dieser Hyperkinesie Psychopharmaka, d. h. Medikamente, die auf das seelische Verhalten dämpfend wirken, welche die Aktivität beeinflussen und Wirkungen auf psychische Funktionen haben. Eltern schildern ihr Kind so: »Unser Sohn flippte oft aus, warf mit Gegenständen um sich, biß die Kindergärtnerin und konnte mit keinem anderen Kind zusammen spielen.« Eine andere Schilderung: »In den ersten vier Lebensjahren war unser Junge ein ausgesprochen liebes, zufriedenes und fröhliches Kind. Um den Kindergarten besuchen zu können, mußte er eine Fünffachimpfung erhalten. Danach trat eine Verhaltensänderung in seinem Wesen ein. In der Schule gab es dann später ständig Klagen. Er sei unkonzentriert, unruhig, mache keine Hausaufgaben, er sei der Klassenkasper. Die schulischen Leistungen lagen dadurch immer weit unter seinen Möglichkeiten. Entsprechende Verhaltensweisen zeigten sich auch zu Hause: Er ist hyperaktiv, extrem unordentlich, er stiehlt, es besteht keine Bereitschaft zur häuslichen Mithilfe, aber ein hoher Verbrauch an Süßigkeiten.« Der Vater dieses Jungen (ein Lehrer) schließt seinen Bericht mit folgendem Satz: »Als Lehrer werde ich mit dem Problem der verhaltensgestörten Kinder täglich konfrontiert. Schulpsychologische Maßnahmen bewirken in der Regel kaum etwas.«

In allen westlichen Industriestaaten gibt es das gleiche Problem. In der Schweiz wurde im Frühjahr 1974 der ELPOS (»Elternverein für Kinder und Jugendliche mit leichten psychoorganischen Funktionsstörungen«) gegründet. Dort wird auch vom »PO«-Syndrom gesprochen (= **P**sycho-**O**rganisches **S**yndrom). Es handelt sich um Verhaltensstörungen, gekennzeichnet durch unmotivierte Aggressivität, hyperaktives, unkontrolliertes Verhalten, Konzentrationsschwächen, verminderte oder fehlende Hemmschwelle. Diese schweizerische Elternorganisation gibt es in fast allen Kantonen. Bei den Elternvereinen trafen nach einer entsprechenden Fernsehsendung über 18000 Anfragen ein. In Amerika ist das alles noch schlimmer. In ihrem Buch »Dreifachimpfung – ein Schuß ins Dunkle« schreiben Coulter und Fisher: »Die Zahl der lernbehinderten Kinder in den öffentlichen Schulen ist von 830000 im Jahre 1958 auf 3234000 im Jahre 1980 gestiegen (lt. National Center for Education Statistics) und steigt weiter, obwohl die Schulanmeldungen abnehmen. Ist es Zufall, daß dieser dramatische Anstieg lernbehinderter Bevölkerung genau mit den drei Dekaden zusammenfällt, in denen die Pertussis-Impfung auf alle amerikanischen Kinder ausgeweitet wurde?«

5. MCD (= Minimale Cerebrale Dysfunktion)

Vor 25 Jahren wurde geschätzt, daß in der BR Deutschland jede 35. Geburt zu einem toten, jede 200. Geburt zu einem hirngeschädigten Kind führt. Damals wurde pro Jahr mit 10–15000 Hirnschäden gerechnet. Die Normalschule konnten 160000 Kinder nicht besuchen. Wurden die Sonderschüler dieser Zahl zugerechnet, erhöhte sich die Zahl auf 500000. Auf je 10000 Einwohner kam ein geistig behindertes, imbezilles Kind.

Zwischen den gesunden und diesen schwer geschädigten Kindern liegen die leichtgradigen Störungen, die als »Übergangsformen« bezeichnet werden können.

Schon von der theoretischen Wahrscheinlichkeit her muß angenommen werden, daß es eine viel größere Zahl von Kindern gibt, die in steigender Verdünnungsreihe leichtere sowie wenig leichtere Schädigungen erkennen lassen, als diejenigen Kinder mit erkennbaren Schäden. Ihre Schädigung ist oft schwer erkennbar. Laut Intelligenztest sind es meist durchschnittlich begabte Kinder, bei welchen aber einzelne Intelligenzfunktionen, und zwar insbesondere die Fähigkeit zur Formerfassung, aus der durchschnittlichen Leistung nach unten herausfallen. In der Einzelsituation sind die Kinder meist normal leistungsfähig. In der Gruppe, besonders in größeren Schulklassen, fällt ihre Leistungsfähigkeit aber deutlich ab. Dies wird durch eine hochgradige Ablenkbarkeit, eine unfixierbare Aufmerksamkeit und mehr oder weniger auffällige Bewegungsabläufe gekennzeichnet. Die Gefühls- und Gemütsverfassung (Affektivität) ist vorwiegend labil. Die Kinder weinen leicht, sind aber auch rasch wieder zu beruhigen. Ihr Antrieb ist deutlich gesteigert. Allerdings ist ihre Durchhaltefähigkeit gering. Sie fassen im allgemeinen rasch auf und zeigen doch eine eher herabgesetzte Lern- und Merkfähigkeit. Äußerlich wirken die Kinder oft schlampig, manchmal unsauber und stehen damit oft im Gegensatz zu ihrem häuslichen Milieu. Die Bewegungsabläufe sind unruhig, fahrig und wirken deutlich verzögert und zurückgeblieben. Dementsprechend haben sie in der Schule oft eine schlechte Handschrift. Hervorstechendes Merkmal ist oft die Ruhelosigkeit. In dem Buch »Neuropädiatrie« von Matthes u. Kruse werden solche Kinder folgendermaßen geschildert:

»Die Kinder stehen unter einem permanenten Betätigungsdrang, ihre Aufmerksamkeit läßt sich nur ganz kurzfristig auf einen Gegenstand lenken. Von der Mutter in der Sprechstunde auf dem Schoß festgehalten und bereits allergisch gegen jede Form der Fixierung beginnen sie sofort, sich loszuwinden, stürzen sich auf den Wasserhahn, werfen die Seife herunter, greifen nach dem vorgehaltenen Spielzeug, werfen es weg, um sich des Papierkorbes anzunehmen. Die Wände werden beklopft, berochen, beleckt, das Untersuchungsbett wird bestiegen, die Fensterbank erklommen und schreiend nach dem Wandkalender verlangt oder das Telefon vom Schreibtisch gerissen. Der Betätigungsdrang ist nicht selten mit einer enormen motorischen Geschicklichkeit beim Klettern, Hüpfen, Springen und Sichfallenlassen verbunden, so daß der Eindruck eines herumgeisternden Irrlichtes entsteht.«

Ärztlicherseits wird als Ursache eine leichte Hirnfunktionsstörung genannt, die in der Wissenschaft als »MCD« (Minimale Cerebrale Dysfunktion) bezeichnet wird.

6. Sprachentwicklungsverzögerungen

Heilemann und Höpfner veröffentlichten in der Zeitschrift »Der Kinderarzt« **23** (S. 1635 [1992]) ihre Untersuchung: Screening-Verfahren zur Erfassung von Sprachentwicklungsverzögerungen (SEV). Es heißt hier in dem Abschnitt Ergebnisse: »Bei dieser Untersuchung in Kindergärten der Stadt Mainz, die jedoch zum größten Teil zu den sogenannten ›sozialen Brennpunkten‹ gehören, wurde nach den Ergebnissen der Screening-Untersuchung 34 % der deutschen Kinder als sprachauffällig eingestuft... Die Quote von 34 % Sprachentwicklungsverzögerungen unter deutschen Kindern war so erschreckend und unglaubhaft, daß sich bei uns wieder ernsthafte Zweifel einstellten, ob eine Sprachentwicklungsverzögerung wirklich mit einem so einfachen Screening erfaßt werden kann... Die Ursache für die erschreckend hohe Zahl von Sprachentwicklungsverzögerungen, die bei unseren Untersuchungen in Kindergärten zwischen 18 und 34 % lag, können hier nicht erörtert werden. Die geradezu katastrophalen Ergebnisse zeigen jedoch, daß dem Problem der Sprachentwicklungsverzögerung in Zukunft sehr viel mehr Aufmerksamkeit gewidmet werden muß.«

Woran liegt es, daß unsere Jugendlichen vielfach nicht mehr in der Lage sind, vernünftige Sätze zu bilden? Daß sie nicht in der Lage sind, ein Ereignis zu schildern, daß sich der Zuhörer ein zusammenhängendes Bild davon machen kann? Liegt es nur daran, daß in der Schule nicht mehr ordentlich Lesen gelernt wird, liegt es daran, daß keine Aufsätze mehr geschrieben werden? D. h. liegt es an der Übung – oder liegt es daran, daß diese Jugendlichen aus bestimmten Gründen (das Zuviel an Impfungen) nicht mehr in der Lage sind, diese Dinge zu erlernen?

7. SID-Syndrom (plötzlicher, unerwarteter Kindstod)

Schon vor Jahren wurde in der Literatur darauf hingewiesen, daß einem SID-Syndrom oftmals eine Impfung vorausgegangen ist.

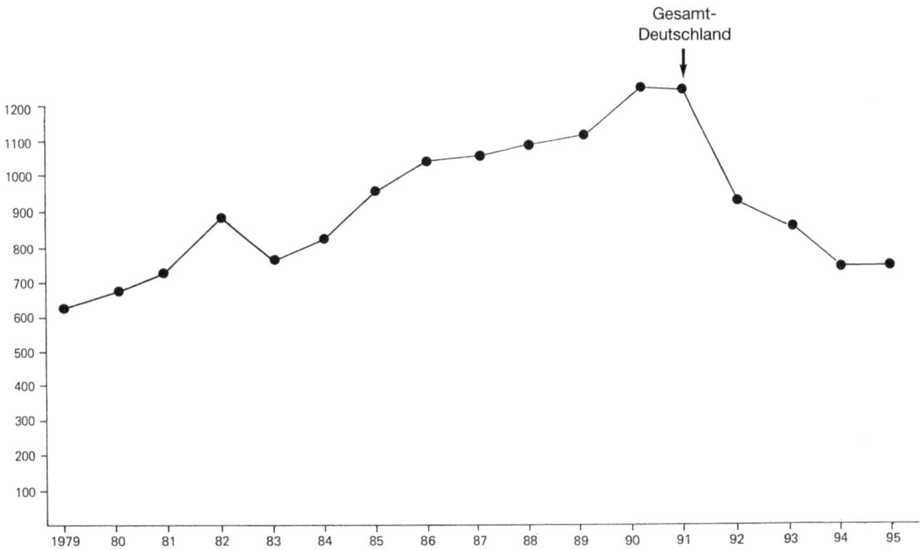

Abb. 56 Sterbefälle am Syndrom des plötzlichen Kindstodes (SID = Sudden Infant Death) in der Bundesrepublik Deutschland

Quelle: Statistisches Bundesamt Wiesbaden, Gruppe VII D.

»Daten wurden erst ab 1979 erhoben«

Die Kurve über das SID-Syndrom zeigt einen jährlichen Anstieg. Während alle Infektionskrankheiten bei uns regelmäßig und z. T. fast gleichmäßig zurückgehen, z. T. zu so niedrigen Werten, daß die früher so gefürchteten Kinderkrankheiten bei uns bedeutungslos geworden sind, steigen die Zahlen der jährlich aus unerklärlichen Gründen tot im Bettchen gefundenen Kinder von Jahr zu Jahr an. Drängt sich hier nicht der Vergleich geradezu auf: je mehr Impfungen, desto mehr tote Kleinkinder im Bett? Über dieses mysteriöse Ereignis gibt es eine kaum überschaubare Literatur meist spekulativer Art, und fast jährlich erscheinen neue Theorien über mögliche Ursachen. Während meiner Studienzeit galt die Lehrmeinung von der vergrößerten Thymusdrüse, die die Luftröhre einenge und einen Erstickungstod verursache. Vor einigen Jahren wurde die bis dahin übliche Rückenlage der Babys als Ursache benannt und die Bauchlage propagiert. Kürzlich aber wurde die Bauchlage als völlig falsch angesehen – seit 1990 werden die Babys wieder auf den Rücken gelegt. Zur Verhütung des SID-Syndroms werden jetzt Überwachungsapparate empfohlen. Man stelle sich das Geschäft vor, wenn nur jede Familie ein solch teures Gerät kauft, bei 1 Million Babys, die jedes Jahr zur Welt kommen. Die Geräte werden dann jährlich technisch verfeinert, so daß besorgte Eltern nicht wagen, ein gebrauchtes Gerät zu verwenden. Welche Rolle eventuelle Impfungen beim SID-Syndrom spielen, darüber finden sich nur versteckte Hinweise. Aber bereits 1965 veröffentlichte der Leipziger Pathologe P. F. Mahnke seine Untersuchung »Plötzlicher Tod im Kindesalter und vorausgegangene Schutzimpfungen«. Immer wieder tauchen in der Literatur Hinweise auf die Möglichkeit eines Zusammenhangs zwischen durchgeführten Impfungen und Ansteigen des SID-Syndroms auf, die meist ein rasches Dementi nach sich zogen. Diese besorgniserregende Entwicklung dürfte der Grund sein, weshalb das Paul-Ehrlich-Institut im Oktober 1992 in fast allen medizinischen Fachzeitschriften Artikel veröffentlichte unter folgender Überschrift:

»Paul-Ehrlich-Institut bittet um Fallmeldungen. Unklare Todesfälle von Säuglingen und Kleinkindern nach Schutzimpfungen. Das Paul-Ehrlich-Institut ist daran interessiert zu erfahren, ob in Deutschland in den vergangenen 12 Monaten unklare Todesfälle von Säuglingen oder Kleinkindern, insbesondere nach Schutzimpfungen, beobachtet wurden.«

Vermutlich wird dabei nichts herauskommen, denn Ersterkenntnisse und Erstveröffentlichungen kamen bisher immer aus dem Ausland.

Die neuesten Erkenntnisse stehen in »Medical Tribune« vom 7. September 1993 und stammen aus der Universitäts-Kinderklinik Erlangen: Einen »plötzlichen, unerwarteten Kindstod« gibt es gar nicht, die Kinder sterben an einer (unerkannten) Keuchhustenerkrankung. Zu dieser Erkrankung kommt es, »weil zu wenig geimpft wird.« (!)

An dieser Stelle sollte besagter Artikel im Originaltext folgen. Da es sich um einen »Nachdruck« handeln würde, muß die Genehmigung des Verlages eingeholt werden. Auf meine diesbezügliche Bitte erhielt ich von der Zeitschrift »Medical Tribune« folgende Antwort:

Sehr geehrter Herr Buchwald,
unsere Kontroversen in der Vergangenheit waren stets fruchtlos. Darum bin ich nicht bereit, Ihnen die Nachdruckrechte für den Bericht »Plötzlicher Kindstod« aus der Medical Tribune – Klinik Ausgabe Nr. 17 vom 7. September 1993 für Ihr Buch »Impfen – das Geschäft mit der Angst« zu erteilen.

Mit freundlichem Gruß

CHEFREDAKTION MEDICAL TRIBUNE
(Unterschrift)
Klaus Nürnberger
Chefredakteur.

In dem Artikel wird behauptet, daß viele der Todesfälle am sog. »Plötzlichen Kindstod« in Wirklichkeit Todesfälle an Keuchhusten seien. Begründet wird dieser Verdacht mit dem Hinweis, die Erreger des Keuchhustens (Bordetella pertussis) seien sehr empfindlich und ließen sich an einer erkalteten Leiche nicht mehr nachweisen. Der Keuchhusten sei eine sehr schwere Erkrankung mit erheblichen Komplikationen: 20 % bekämen eine Lungenentzündung, 7 % hätten andere pulmonale und kardiale Symptome, 4 bis 5 % bekämen im Zuge der Sauerstoffmangelversorgung des Gehirnes Krämpfe und 3,5 % erkrankten an einer Enzephalopathie. Der Keuchhusten könne sogar zum Tod des Kindes führen, und zwar öfter, als bisher in den Statistiken belegt sei. Es läge daran, daß nur 40 % der Kinder in Deutschland gegen Keuchhusten geimpft seien. Der Artikel schließt mit dem Satz: »Und wenn Ende des Jahres der heißersehnte, besser verträgliche azelluläre Pertussisimpfstoff zur Verfügung steht, steigt hoffentlich auch die Impffreudigkeit in Sachen Pertussis wieder an.«

M.E. wird durch diesen Satz zugegeben, wie gefährlich der bisher verwendete Impfstoff war oder ist. Denn wenn er so harmlos und ungefährlich wäre, wie bisher von den Experten behauptet, dann ist unverständlich, warum die Einführung eines neuen Impfstoffes »heiß ersehnt« wird.

VIII. Gefährliche Fremdviren

1. Das SV-40-Virus

Amerikanische Impfstoffherstellerfirmen verstärkten in der Zeit nach dem letzten Krieg ihre Bemühungen zur Herstellung eines Impfstoffs gegen die Poliomyelitis. In der damaligen Zeit spielte der bereits erwähnte Impfstofforscher Hilary Koprowski eine Rolle, dem es gelang, die Erreger der Poliomyelitis auf Affennieren zu züchten.

Nieren sind Ausscheidungsorgane. Später, nachdem Impfstoffe in riesigen Mengen hergestellt worden waren, stellte sich heraus, daß die Viruskulturen (und auch die Impfstoffe) alle die Arten von Viren in sich bargen, welche in den Affennieren zu finden sind. Man numerierte diese Viren und versuchte herauszufinden, welche Eigenschaften sie bei anderen Tieren bzw. bei Menschen haben. Am unangenehmsten verhielt sich das Virus Nr. 40, es erhielt deshalb den Namen »SV 40«. Dabei bedeutet »S« = Simian, d. h. affenähnlich, und »V« bedeutet Virus, und »40« besagt, daß es das 40. Virus ist, das in Affennieren gefunden wurde. Meines Wissens war die Amerikanerin Dr. Eva Sneed die erste, die in ihrem Buch »Win against Herpes and Aids« die Ursächlichkeit der in Afrika durchgeführten Impfkampagnen für die Entstehung des Aids-Virus HIV nachwies. Man stellte nämlich fest, daß das Simian-40-Virus (SV-40-Virus) beinahe identisch ist mit dem bekannten Aids-Virus HIV. Das wurde zögerlich auch zugegeben. So erschien beispielsweise in der »Züri-Woche«, Donnerstag, 10. Januar 1991, ein Artikel von Dr. Robert Steffen: »Ist die Impfung gegen Kinderlähmung gefährlich?«, in dem es heißt: »Als der Impfstoff eingeführt wurde, waren tatsächlich die ersten Dosen mit dem sogenannten Simian-Virus-40 verunreinigt. Das liegt jedoch gut 30 Jahre zurück.«

Es hat sich später herausgestellt, daß das Simian-40-Virus zu den sogenannten Slow-Viren gehört, die eine Latenzzeit von ca. 30 Jahren haben.

Ist es nun ein Zufall, daß ca. 30 Jahre nach den ersten großen, von Herrn Koprowski in Afrika durchgeführten Impfkampagnen dort die Aids-Krankheit in ganz besonders hohem Maße auftrat? Kürzlich wurde berichtet, daß in Belgisch-Kongo bzw. in Zaire zwischen 10 und 30 % der Bevölkerung HIV-positiv reagieren.

2. Die Prionen

Im Tierkörper und in den Tierorganen leben Viren, die in der Lage sind, bei Einbringen in einen Fremdorganismus ganz anders zu reagieren als in dem Organismus, von dem sie eigentlich stammen. Abgesehen von dieser nachträglichen Mutation haben Viren außerdem die Eigenschaft, weitere, vielfach unbekannte, langzeitige Erkrankungseffekte hervorzurufen, die bei der Überquerung der Artenschranke gefährlich werden, wenn sie in ein anderes Lebewesen gelangen. So kommen die eben geschilderten SV-40-Viren regelmäßig beim Affen vor, bei dem sie ganz ungefährlich sind. Zur Produktion des Masern-Virus werden Hundenieren verwendet, die immer Erreger der Hundehepatitis enthalten. Beide verursachen Erkrankungen bei anderen Tieren. Viren, bei denen von der Infektion bis zum Ausbruch der Erkrankung unter Umständen viele Jahre vergehen, nennt man Slow-Viren (es bedeutet: langsam, nachgehen, schwerfällig, schleichend). Es kommt also zu langsam fortschreitenden Krankheitsverläufen mit ungünstiger Vorhersage und Beschränkung auf ein einziges Organsystem, meistens das Gehirn. Als Ursache wird eine besondere Virus-Wechselwirkung angesehen. Diskutiert wird die Möglichkeit, daß weitere, chronisch-degenerative Erkrankungen des zentralen Nervensystems Folge einer solchen Infektion sind. Zur Gruppe dieser »Slow-Viren« gehören auch die sogenannten Prionen, die so ungefähr gegen alles widerstandsfähig sind, was wir kennen. Es heißt in der »Deutschen Apothekerzeitung« vom 20. 9. 1990 auf S. 276: »Bislang kann nicht ausgeschlossen werden, daß Slow-Virus-Infektionen von Tieren auf den Menschen übertragen werden können. Ein weiteres Problem ist die beträchtliche Widerstandsfähigkeit dieses unkonventionellen Erregers. Für die Herstellung von Arzneimitteln aus tierischen Organen und Organextrakten könnte dies gravierende Konsequenzen haben.« Damit enthalten die Herstellung und besonders die Verwendung der Impfstoffe unkalkulierbare und teilweise erhebliche Gefahren, die nicht in ausreichendem Maße bekanntgemacht werden und über die auch der Patient nicht aufgeklärt wird. Im letzten Abschnitt des Artikels in der »Deutschen Apothekerzeitung« heißt es: »Denn die mysteriösen Prionen sind gegenüber den üblichen Maßnahmen zur Inaktivierung von Krankheitserregern – seien es Bakterien oder Viren – weitgehend resistent. Sie behalten beispielsweise ihre Infektiösität auch noch nach Erhitzen auf 80°, nach Behandlung mit ultraviolettem Licht und ionisierten Strahlen und trotzen selbst den aggressivsten Desinfektionsmitteln. Da sie im Organismus keine Immunreaktion auslösen, ist eine Infektion auch nicht indirekt, also über den Nachweis von Antikörpern, diagnostizierbar. Mithin Gründe genug, eine mögliche Gesundheitsgefährdung des Menschen durch Prionen nicht auf die leichte Schulter zu nehmen.«

3. Die Bovine Spongiforme Enzephalopathie (BSE)

Vor einiger Zeit erreichten uns Meldungen über eine merkwürdige Krankheit unter englischen Haustieren. Die Tiere verendeten qualvoll unter Krankheitserscheinungen, aus denen man ersehen konnte, daß sie vom Gehirn der Tiere ausgingen. Es handelt sich um die Bovine Spongiforme Enzephalopathie, kurz BSE genannt. Wir kennen ähnliche seltene Erkrankungen, bei denen charakteristische Veränderungen im Gehirn auftreten, und bei denen bisher die Ursache unbekannt war. Zu nennen wäre hier die multiple Sklerose, die Parkinsonsche Erkrankung und die Alzheimer-Krankheit. Heute wissen wir, daß die zuvor erwähnten Prionen vermutlich als Ursache in Frage kommen. Wir wissen z. B., daß die Kuru-Krankheit, die es bei dem Volksstamm der Papuas gegeben hat, eine Inkubationszeit von 18–30 Jahren hatte. Der Verlauf dieser Erkrankung beim Menschen ist ähnlich der BSE-Erkrankung beim Tier. Die Kuru-Erkrankung entsteht durch Aufnahme bestimmter Eiweißstoffe in den Organismus, deutlicher ausgedrückt, bei den Papuas bestand die Sitte, die Gehirne der Verstorbenen zu essen. Die gleiche Ursache hat die BSE: Tiere, insbesondere Rinder, wurden aus rein kommerziellen Gründen zu einem nicht artgemäßen Freßverhalten gezwungen. Sie erhielten als sogenannte »Mastnahrung« Eiweißpräparate, die aus Körpern von Tieren gewonnen wurden, welche für den menschlichen Verzehr nicht geeignet waren. Rinder sind aber Pflanzenfresser, sie wurden so künstlich zum Fleischfresser gemacht. Das Ergebnis war die Bovine Spongiforme Enzephalopathie, zu deren Bekämpfung in Großbritannien 60000 Rinder geschlachtet werden mußten, wie in unseren Zeitungen zu lesen war. Welche Auswirkungen diese Viren haben, wenn sie in den menschlichen Organismus gelangen, ist weitgehend unbekannt.

Dieses Buch erschien erstmalig 1994 im emu-Verlag, Lahnstein. Damals war mir wenig übe BSE bekannt, so daß dieses Kapitel im Abschnitt »Gefährliche Fremdviren« nur am Rande erwähnt wurde. Heute könnte über BSE ein eigenes Buch geschrieben werden. An dem oben geschilderten Basis-Wissen hat sich nichts geändert.

4. Acquired Immune Deficiency Syndrome (Aids = erworbene Immunschwächekrankheit)

War das Durcheinander zwischen Wahrheit, Vertuschung und Unwahrheit auf dem Gebiet der Infektionskrankheiten und der Impfungen schon beträchtlich, so ist dieses Durcheinander bei der Aids-Krankheit bzw. bei der Aids-Forschung noch wesentlich größer. Eines wird jedem, der sich etwas mehr mit dieser Materie beschäftigt, klar: Wir werden kräftig auf der ganzen Linie belogen. In den letzten Jahren haben etwa 10000 Wissenschaftler mehr als 60000 Arbeiten über Aids veröffentlicht, damit Karriere gemacht und gut verdient. Jetzt ist man sich darüber einig, daß nach mehr als 10 Jahren intensiver Aids-Forschung weder ein Medikament noch ein Impfstoff gefunden wurde und man auch keine Aussicht sehe, die Immunschwächekrankheit heilen zu können. Zwei Namen stehen hier im Vordergrund: Robert Gallo, Wissenschaftler im Nationalen Amerikanischen Institut für Gesundheit, und der Franzose Luc Montagnier. Gallo behauptete, der Entdecker des HIV-Virus zu sein. Wegen seiner Verdienste wurde er mit mehreren Professorentiteln und Doktorhüten geehrt. Er mußte dann zugeben, daß diese Ehre ihm nicht gebührt. Er minderte das aber ab mit der Behauptung, Montagnier sei zwar der tatsächliche Entdecker des HIV-Virus, er aber sei es gewesen, der dieses Virus als Erreger der Aids-Krankheit identifizierte. Die These ist einfach: Wenn es einen viralen Erreger gibt, braucht man nur ein Medikament oder ein Impfserum, und schon ist Aids besiegt. Damit fließen die Fördermittel! Das ist nicht nur in Amerika so! Dort wurde die Aids-Forschung mit 2 Milliarden Dollar subventioniert, während ein deutscher Forscher die geringen deutschen Forschungsergebnisse damit begründete, daß die öffentliche Zuwendung von 24 Millionen DM im Jahr ein »Pappenstiel« sei. Der Streit der beiden Aids-Forscher ging so weit, daß der gerichtliche Vergleich direkt zwischen der amerikanischen und französischen Regierung geschlossen wurde, indem man den Kuchen halbierte, wobei sich die Präsidenten der beiden Staaten einschalteten. Wir haben also eine Krankheit, die durch Infektion vom HIV-Virus verursacht sein soll – dieser soll die T-Zellen vernichten. Wir haben ein Virus, das weder in allen abgestorbenen Zellen zu finden ist, noch diese Zellen angreift. Wir haben weiterhin teure Untersuchungsmethoden auf HIV-Antikörper, die keine spezifische Aussage über das Vorliegen dieser Krankheit machen können und den Umstand, daß bei manchen Erkrankten dieser »schuldige Erreger« nicht nachzuweisen ist. Dessen ungeachtet läuft die Forschung weiter auf Hochtouren, die Industrie liefert alles, von den Anlagen über die Tiere bis zum Zaubermittel. Der Steuerzahler wird zur Kasse gebeten und hält still, aber eben nur, wenn man die Angst vor der Infektion genügend schürt – und das geschieht. Dem deutsch-amerikanischen Professor Duesberg, der diese »Ungereimtheiten« seit Jahren anprangert, wurde unverhohlen gedroht, man werde ihn mundtot machen. Nach einem Artikel im »Deutschen Ärzteblatt« 87 vom 12. April 1990 »Streit über Entdeckung des Aids-Virus neu entbrannt« wurden Einzelheiten dieses Streites geschildert. Es wurde aber klar und deutlich gesagt: »... ging es nicht nur um wissenschaftliches Prestige, sondern um Millionenbeträge aus Lizenzeinnahmen für Aids-Tests.« Wenn man bedenkt, daß ein Aids-Test 25 DM kostet, kann man sich vorstellen, welch riesige Summen zusammenfließen, da man ja die

Furcht vor Aids mit Hilfe der gut funktionierenden Presse auf mindestens 4 Erdteilen (lediglich Australien ist etwas ausgenommen), in die Bevölkerung getragen hatte. Soviel scheint heute festzustehen, daß Aids vorwiegend durch Blut, Blutprodukte oder durch kleine Verletzungen übertragen wird. So sind es bei uns vorwiegend Randgruppen, die von dieser Krankheit befallen wurden.

Mit Blutspenden ist schnell Geld zu verdienen. Es gibt zwei amerikanische Firmen, die mit Blut oder Blutprodukten handeln. Bei uns werden daraus die Stoffe hergestellt, die bei bestimmten Erkrankungen notwendig sind, um das Blut zur Gerinnung zu bringen. Die Behring-Werke stellen ein Präparat PTSB her; es handelt sich dabei um die Anfangsbuchstaben derartiger Blutgerinnungsfaktoren. Sie fördern die Blutgerinnung. Damit werden nicht nur die Menschen behandelt, die bei uns an der Bluterkrankheit leiden, sondern sie werden regelmäßig gegeben, wenn etwa bei einer Operation größere Blutungen zu befürchten sind. Diese Präparate wurden aus Blutplasma hergestellt, das auch heute noch zu 65–80 % aus den USA kommt, weil es dort billiger ist. Unter den Spendern waren Anfang der 80er Jahre viele HIV-Träger, weil gerade für Drogensüchtige das Blutspenden den schnellen Dollar brachte. Das abgetrennte Plasma von bis zu 25 000 Blutspenden wurde zu großen Pools verrührt, den schon ein einziger HIV-Infizierter verseuchen konnte. Mit diesen Blutgerinnungsfaktoren wurden alle deutschen Bluter behandelt. Wie viele es sind, und wie viele daraufhin HIV-positiv wurden, wird verschwiegen. Jedenfalls wurden so auch Menschen infiziert, die weder homosexuell noch drogensüchtig sind. Erhielten diese Blutgerinnungsfaktoren Patienten vor einer Operation, so wurden dadurch auch Menschen HIV-positiv, die nicht an der Bluterkrankheit leiden. Erst etwa seit 1985 traten bei uns Sicherheitsvorkehrungen in Kraft. Es wurde aus Amerika nur Blut von Spendern bezogen, die im HIV-Test negativ waren. Trotzdem gab es erneut HIV-Infektionen. Wie ist das zu erklären? Durch den Aids-Test wird festgestellt, ob jemand Antikörper gegen das HIV-Virus entwickelt hat. Können diese im Blut nachgewiesen werden, ist er infiziert, wenn nicht, gilt er als gesund. Da es aber vom Zeitpunkt einer Infizierung drei Monate dauern kann, bis Antikörper gebildet sind, erweist sich ein frisch Infizierter in dieser Zeit als HIV-negativ – und kann so durch die Spenderkontrolle rutschen. Man spricht vom »diagnostischen Fenster«. In der Bundesrepublik wird die Zahl der Infizierten auf 30000 geschätzt. Es gibt etwa 2500 Kranke. Jedes Jahr erkranken und sterben etwa 2000 Deutsche an Aids. Die Tendenz ist in der letzten Zeit gleichbleibend. Zur Zeit ist die Verbreitung bei den Heterosexuellen verschwindend gering. Aids ist also weiterhin eine Erkrankung der Randgruppen.

Zum Thema »AIDS« ist das Buch von Jon Rappoport: »Fehldiagnose ›AIDS‹. Geschäft mit einem medizinischen Irrtum«, erschienen im Verlag Bruno Martin, sehr zu empfehlen.

In den Medien wurde das Thema »AIDS« vom Thema »BSE« abgelöst.

Die AIDS-Erkrankungen aber gehen – wie die Statistiken zeigen – ohne Medikamente und ohne Impfungen – von Monat zu Monat zurück.

IX. Nicht erkennbare Impfschäden

»Knickeier« ... »Zerbrochene Eier«

Nun gibt es aber keinen Zweifel, daß nach Impfungen aufgetretene Schäden nicht nach dem grundsätzlichen Gegensatz

a) völlige Ausheilung und
b) Ausgang in schwerste Hirnschäden mit geistiger Behinderung, Epilepsie und Lähmungen

verlaufen, sondern daß es dazwischen gelegene Übergangsformen geben **muß**. Hier aber gibt es nur wenig »gesichertes Wissen«, und es dürfte verständlich sein, daß in dieser Richtung auch nicht geforscht, sondern höchstens vertuscht wird.

So äußerte Dr. Abeltier, Chefarzt des Krankenhauses in Coulommier, die Meinung, wenn über Impfschäden berichtet werde, befasse man sich nur mit den »zerbrochenen Eiern«, d. h. mit den unheilbar Geschädigten. Niemand aber kümmere sich um die viel größere Zahl der »Knickeier«, d. h. um die Kinder, die einen weniger dramatischen Schaden erlitten haben. Die Äußerung besagt, daß die 18141 Impfschäden (s. Kap. XIV), für die in Deutschland der entsprechende Antrag eingereicht wurde, nur die aus dem Wasser herausragende Spitze eines Eisberges sind. Der unter Wasser befindliche, viel größere Teil des Eisberges, entspricht dem, was Dr. Abeltier als »Knickeier« bezeichnet. Der französische Arzt Dr. Calmar sieht in Impfungen die Ursache für später aufgetretene Gemüts- und Charakterschäden, und Prof. Delore warnt vor den Gefahren, daß durch Impfungen ganze Generationen charakterlich verändert werden. Nach seiner Meinung beeinflussen Impfungen das Verhalten. Es entstünden unsichere und verschlossene Menschen, die sich kaum für Sinnvolles interessierten, weil sie den verschiedensten Ängsten kritiklos ausgesetzt seien. Sicherlich kommen noch andere Faktoren hinzu, aber Impfungen sind, nach Meinung von Prof. Delore, stark an dieser Umstrukturierung des Charakters und des Verhaltens der heutigen und besonders der zukünftigen Massen beteiligt.

Es kommt zu Verhaltensstörungen, diese sind durch unmotivierte Aggressivität, hyperaktives, unkontrolliertes Verhalten, Konzentrationsschwäche, verminderte oder fehlende Hemmschwelle, gekennzeichnet.

Viele dieser Störungen gibt es erst in diesem Ausmaß, seitdem unsere Kinder pausenlos gegen Krankheiten geimpft werden, die in unserem Land kaum noch Krankheitswert besitzen. Die eben genannten Störungen treten vermutlich ganz oder teilweise bei den Kindern auf, die von Dr. Abeltier als »Knickeier« bezeichnet werden, wobei es sich um Veränderungen im Immunsystem handelt. Wenn bedacht wird, in welchem Maße das empfindliche Immunsystem bei Säuglingen und Kleinkindern durch die Unzahl der heute durchgeführten Impfungen belastet wird, so liegt der Verdacht nahe, daß die riesige Zahl der durch Impfungen zugeführten Giftkeime Ursache dieser Störungen ist. Alle diese Störungen hat es beispielsweise in meiner Jugendzeit noch nicht gegeben. Impfungen sind nämlich kein Immuntraining, sondern sie sind die Ursache für ein völlig durcheinandergebrachtes Immunsystem.

Ganz anders verhält es sich beim »Durchmachen« der echten Kinderkrankheiten. Eine richtig nacheinander durchgestandene Masern-, Mumps- und Rötelnerkrankung im Kindesalter bietet lebenslängliche Immunität. Die Abwehrstoffe werden durch den laufenden Kontakt mit den Viren immer wieder aufgefrischt. Insbesondere nach Masern bessern sich oft chronische allergische Krankheiten wie Ekzeme oder Asthma. Eine Impfung führt lediglich dazu, die Auseinandersetzung mit einer bestimmten Krankheit zu umgehen. Wenn heute nach Impfungen von »lebenslänglichem Impfschutz« gesprochen wird, so handelt es sich hierbei um ein Wunschdenken, da doch die Impfstoffe erst ca. 20 bis 25 Jahre zur Verfügung stehen. Es fragt sich im Gegenteil, ob geimpfte Menschen – langfristig gesehen – im höheren Alter nicht ein viel größeres Risiko haben werden, um an Masern, Mumps oder Röteln zu erkranken. Bei den Kinderkrankheiten bestand jahrhundertelang ein ökologisches Gleichgewicht zwischen den Viren und den Menschen. Es wurde beobachtet, daß solche Rückfallepidemien unter der erwachsenen Bevölkerung stets eine hohe Komplikationsrate und eine Sterblichkeit bis zu 25 % hatten. Die Erfahrungen der letzten Jahre in verschiedenen Teilen der Welt (USA, Gambia, DDR) zeigen drastisch, daß eine Ausrottung von Masern, Mumps und Röteln ein unrealistisches Bild ist. Im afrikanischen Gambia, dem bisher einzigen Land, in dem die WHO die Masern als ausgerottet erklärte, trat die Krankheit wenige Jahre später wieder auf – aber jetzt mit ungleich schwereren Krankheitsverläufen. In den USA gibt es nach einer 20jährigen Impfkampagne gegen Masern an Schulen wieder Masernausbrüche mit epidemischem Verlauf, wobei Geimpfte und Ungeimpfte gleichermaßen erkranken. Dies machte dann rigorose seuchenpolizeiliche Maßnahmen mit Quarantäne und Zwangsimpfungen notwendig. Impfungen sind immer ein Eingriff ins Immunsystem, sie sind damit auch ein Eingriff in das Ökosystem. Die Menschheit lernt allmählich, welche Folgen es haben kann, in dieses, von der Natur so weise geschaffene Ökosystem einzugreifen. Die für Masern, Mumps und Röteln typischen Symptome nach einer natürlichen Infektion sind Ausdruck der Auseinandersetzung des Immunsystems mit der Krankheit. Diese führt nicht nur zur Erzeugung von Antikörpern gegen **ein** bestimmtes Virus, sondern zur Aktivierung der gesamten Immunmechanismen. Nicht geklärt ist heute die drängende Frage, ob die jahrzehntelange Unterdrückung von Krankheiten zu einer gefährlichen Schwächung der Abwehrkräfte geführt und damit die Verbreitung der Immunschwächekrankheit AIDS mit ermöglicht hat. Zur Erforschung der Immunschwächekrankheit AIDS wird zwar ein riesiger Aufwand betrieben, doch die naheliegenden Untersuchungen zur Frage des Zusammenhangs zwischen Impfungen – also Eingriffen in das Immunsystem – und Abwehrschwächen finden keinen Platz. An solchen Untersuchungen kann weder Prof. Gallo in Amerika noch Prof. Montagnier in Frankreich verdienen.

Weiterhin ist auch zu erwarten, daß die breite Anwendung von Lebendimpfstoffen mit ihrer bekannten Fähigkeit zur Rekombination zu neuartigen Viren und zur Bildung von veränderten Viren führt. Zudem birgt die Manipulation der Immunitätslage einer ganzen Bevölkerung durch die systematische Anwendung von Impfviren ein nicht abschätzbares Risiko in sich. Die »Ärztegruppe für differenzierte MMR-Impfungen« in der Schweiz schreibt: »Wenn nun eine Impfkampagne durchgeführt wird, ohne daß wir wissen, ob eine genügende Impfdichte überhaupt erreicht wird, das Risiko eines ›Scheiterns‹ also bewußt in Kauf genommen wird, so ist ein solches Vorgehen fahrlässig. Geradezu eine Unverschämtheit ist es jedoch, daß die Initianten der Impfkampagne bereits heute die Verantwortung für die entstehenden Schäden bei ungenügender Impfdichte jenen Ärzten und Eltern in der Schweiz in die Schuhe schieben, die aus gutem Grund die Impfungen nicht durchführen. Die Frage nach einem Sinn dieser Kinderkrankheiten sollte nicht verdrängt werden, sondern im Zentrum des Interesses stehen.«

Wie aus den bisher gezeigten Kurven und Tabellen zu ersehen ist, haben Impfungen nichts mit den Seuchenrückgängen zu tun, denn diese setzten **vor** Impfeinführung ein und lassen **nach** Einführung eher negative Einflüsse erkennen.

Aufgrund der bisher gezeigten Kurven über die Rückgänge der Infektionskrankheiten kann folgende Aussage gemacht werden: Keine der zahlreichen, in diesem Buch gezeigten und kommentierten Kurven läßt den Schluß zu, daß Menschen – gleichgültig, ob Erwachsene oder Kinder – durch eine dieser Impfungen vor der Erkrankung, gegen die sich die Impfung richtete, geschützt worden sind.

X. Typische Impfschadensfälle
(nach § 52, Abs. 1 des Bundes-Seuchengesetzes)

Der Absatz 1 des § 52 des BSEUCHG lautet:
»Ein Impfschaden ist ein über das übliche Ausmaß einer Impfreaktion hinausgehender Gesundheitsschaden. Ein Impfschaden liegt auch vor, wenn mit lebenden Erregern geimpft wurde und eine andere als die geimpfte Person durch diese Erreger einen Gesundheitsschaden erleidet. Als Impfschaden gilt ferner eine gesundheitliche Schädigung, die herbeigeführt worden ist durch einen Unfall, den der Impfgeschädigte

1. auf einem Hin- oder Rückweg erleidet, der notwendig ist, um eine Maßnahme, eine Badekur, Versehrtenleibesübungen als Gruppenbehandlung oder berufsfördernde Maßnahmen zu Rehabilitation nach § 26 des Bundesversorgungsgesetzes durchzuführen oder um zur Aufklärung des Sachverhaltes persönlich zu erscheinen, sofern das Erscheinen angeordnet ist.
2. bei der Durchführung einer der unter Nummer 1 aufgeführten Maßnahmen erleidet.

1. Impfschäden als Folge der Pockenimpfung

Da alle Impfungen auf die Pockenimpfung zurückgehen, soll mit den Schäden nach dieser Impfung begonnen werden, obwohl die Impfpflicht gegen Pocken bei uns 1983 aufgehoben wurde und die Durchführung einer Pockenimpfung heute als Kunstfehler bezeichnet wird. Nach dieser Impfung gab es Komplikationen

a) an der Haut
b) am Nervensystem
c) allgemeine Komplikationen

Bei den Komplikationen am Nervensystem gab es die postvakzinale Enzephalopathie (bei Kindern unter 2 Jahren) sowie die postvakzinale Enzephalitis bei den älteren Kindern. Bei letzteren waren Krämpfe relativ selten, während sie bei der Enzephalopathie im Vordergrund standen. Bei der Enzephalitis standen Enzephalo-meningo-myelitische Bilder im Vordergrund, Bewußtlosigkeit bis zum schweren Koma, Lähmungen, als Folgezustand spastische Lähmungen. Jedes vierte an einer pvE erkrankte Kind starb. Bekannt waren auch postvakzinale Neuritiden bzw. Polyneuritis. Über Polyneuritiden vom Typ Guillain-Barré-Syndrom ist berichtet worden, ebenso über Neuritiden des Nervus accusticus, die zu Ertaubungen führten.

Zur Demonstration zwei Impfschäden nach Pockenimpfung.

Beispiel 1:

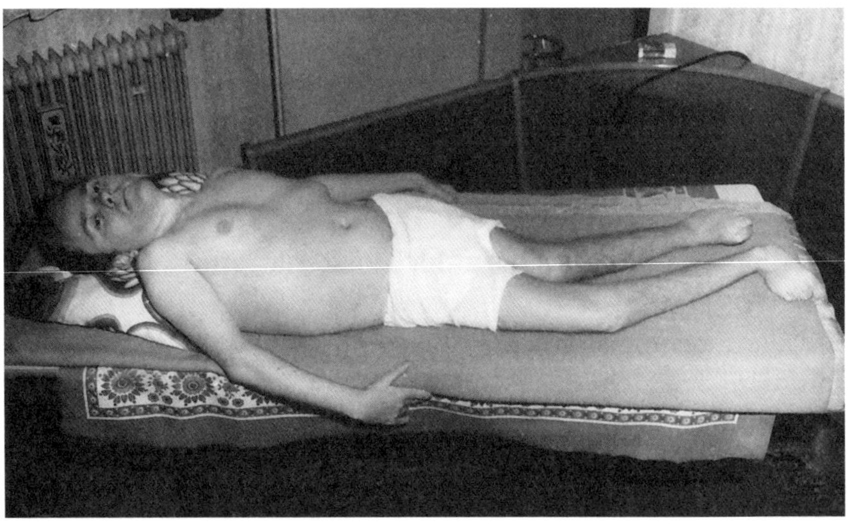

Abb. f

Karlheinz H., geboren am 12.3.1938. Er erlitt nach der Pockenimpfung im Jahr 1940 einen schweren körperlichen und geistigen Schaden und verbringt seit dieser Zeit sein Leben in der Form, wie es hier zu sehen ist. D.h. er ist teilweise gelähmt; es blieben Schäden am Skelettsystem zurück, und er ist auf dauernde Hilfe und Versorgung angewiesen.

Beispiel 2:

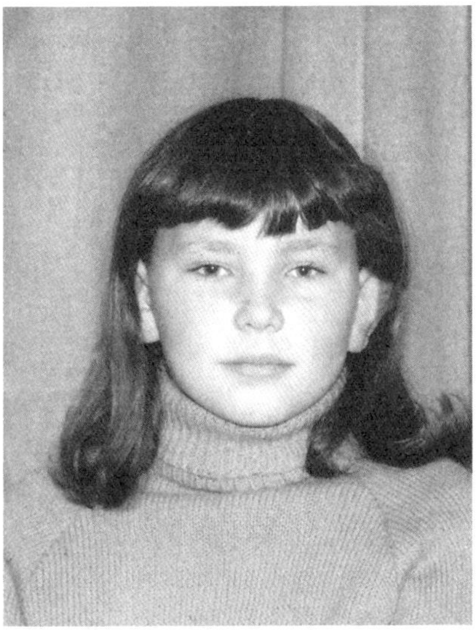

Abb. g 1

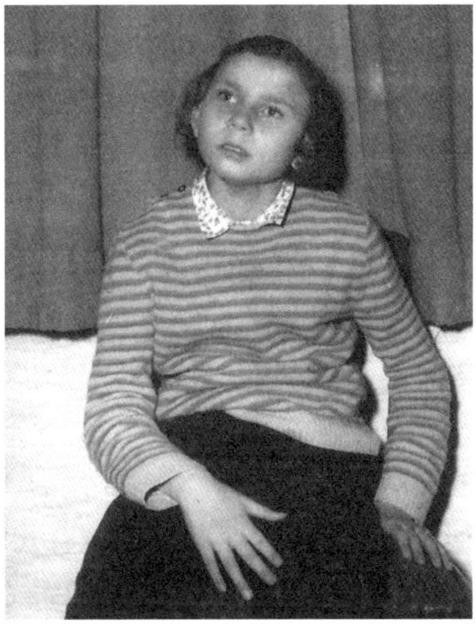

Abb. g 2

Die Zwillinge Doris und Jutta W., geboren am 18.12.1956. Sie wurden vom gleichen Arzt, mit gleichem Impfstoff, mit der gleichen Impftechnik, an gleicher Körperstelle, im gleichen Raum, natürlich nacheinander, aber doch zur gleichen Zeit geimpft. Der nicht erkrankte Zwilling (li.) ist eine moderne junge Dame. Sie hat das Abitur gemacht, spielt Klavier, Tennis und kann alle Sportarten betreiben und alle Freuden genießen, die es heute für einen Menschen gibt. Bei der impfgeschädigten Schwester (re.) bestand ein hochgradiger Intelligenzdefekt. Sie konnte nicht sprechen, mußte dauernd beaufsichtigt werden und benötigte Hilfe, weil sie allein nicht lebensfähig war. Ihre Mutter, eine ganz hervorragende Frau, starb schon vor vielen Jahren. Der Vater hat wieder geheiratet. Jutta lebte in einem Heim, vor einigen Jahren ist auch sie gestorben.

2. Impfschäden als Folge der Keuchhustenimpfung

Bei der Keuchhustenimpfung, die es bei uns nicht als Einzelimpfung, sondern nur als Kombinationsimpfung gibt, treten die gleichen zentralnervösen Komplikationen auf wie nach der Pockenimpfung. Die typische Komplikations-Inkubationszeit beträgt in der Regel zwischen 1/2 Stunde bis 72 Stunden. Es sind aber auch Fälle beschrieben worden, bei denen neurologische Symptome erst nach 7 Tagen auftraten. Treten zentralnervöse Komplikationen bei Verwendung eines Mehrfachimpfstoffes (mit Salkkomponente) auf und zeigen sich hier die ersten Erscheinungen in der Zeit vom 6.–26. Tage, so ist die Ursache mit Wahrscheinlichkeit nicht die Pertussis-, sondern die Salkkomponente. Bei der Keuchhusten-Impfenzephalopathie kann »unstillbares schrilles Schreien« ein Frühsymptom sein.

Es kann zur Ausbildung eines Wasserkopfes und zu spastischen Lähmungen kommen wie auch zu hochgradigen Intelligenzdefekten, meist im Sinne der Imbezillität. Ebenso wurden hirnorganische Anfälle beschrieben, die in ein Krampfleiden übergingen (Epilepsie), manchmal sogar mit progredientem Verlauf. Seltener wurde über Neuritis berichtet (auch des Nervus opticus), die beispielsweise zu Lähmungen von Augenmuskeln oder zu Ertaubungen führte.

Bereits wenige Stunden nach der Impfung kann es zu kollapsähnlichen Kreislaufreaktionen kommen, auch Provokationen einer Herpesenzephalitis sind bekannt, und wahrscheinlich bestehen auch Zusammenhänge mit dem Vorkommen des plötzlichen Kindstodes (SIDS-Sudden Infant Death Syndrom). Verdacht auf einen ursächlichen Zusammenhang zwischen der Keuchhustenimpfung und einem plötzlichen Kindstod besteht dann, wenn sich der Todesfall in einem bestimmten Zeitraum nach der Impfung ereignet. In 80 % der Fälle tritt dieses Ereignis innerhalb von sieben Tagen nach der Impfung auf. Das SID-Syndrom kommt am häufigsten bei Kindern im Alter vom 1. Lebensmonat bis zum vollendeten 1. Lebensjahr vor und sogar bis zu 90 % bei Kindern vor dem 6. Lebensmonat – dem bevorzugten Alter für die Durchführung der Keuchhustenimpfung! Unsere Säuglinge werden ab dem 3. Lebensmonat mit Keuchhusten-Impfstoff geimpft. Bei all diesen schrecklichen Ereignissen ist nach der heutigen Lehrmeinung der Zusammenhang zwischen der Keuchhustenimpfung und dem plötzlichen Kindstod (SIDS) bestritten worden.

Beispiel:

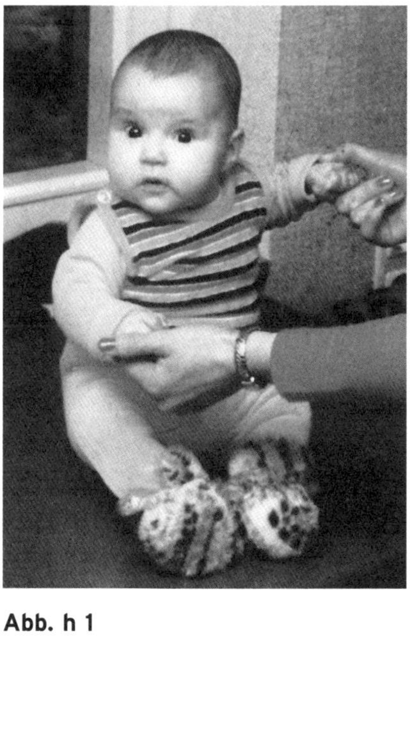

Daniela E., geboren am 8. 10. 1976. Zunächst eine Aufnahme vor der Impfung. Sie erlitt durch die Impfung eine Hirnschädigung mit einem Krampfleiden. Die heute üblichen Medikamente, mit denen versucht wird, Krampffreiheit zu erreichen, blieben wirkungslos. Es mußte Cortison eingesetzt werden.

Abb. h 1

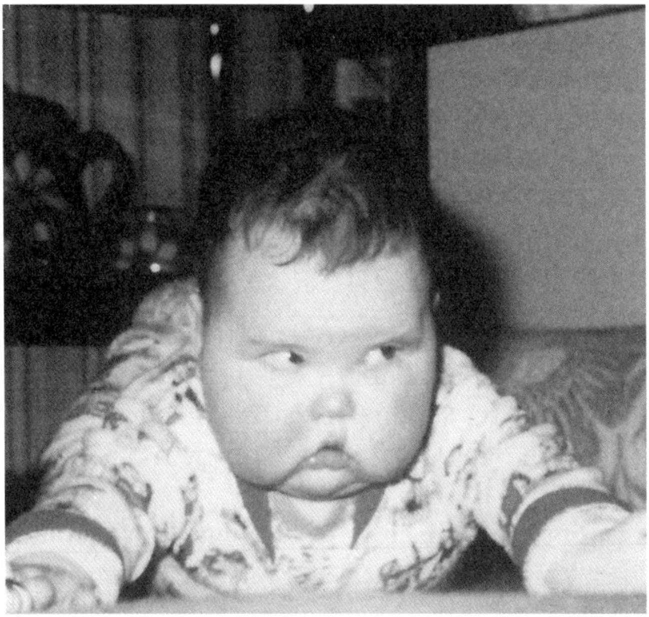

Abb. h 2

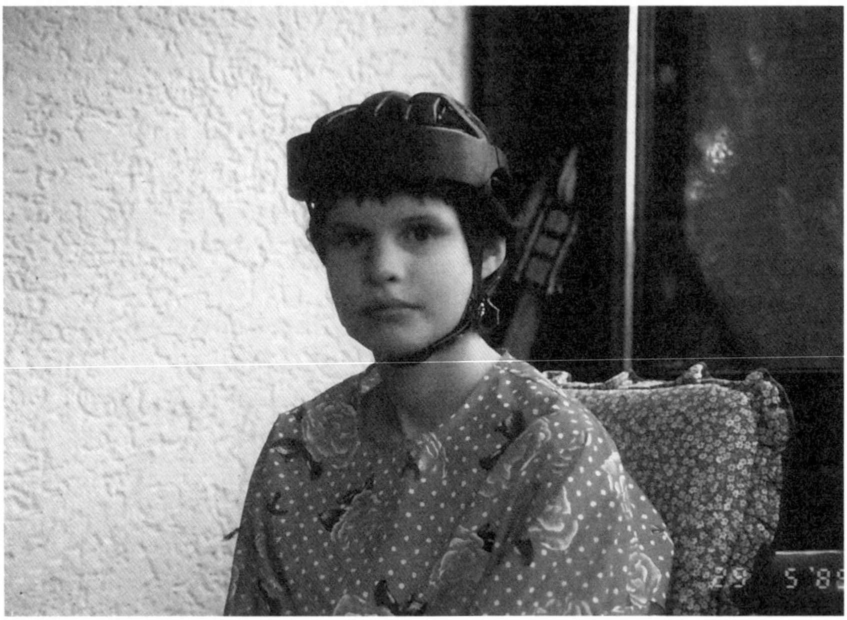

Abb. h 3

Dies führte zu Veränderungen im Sinne eines Cushing-Syndroms, d. h. eine schwere Störung des Hormonsystems unter anderem mit Stammfettsucht und Vollmondgesicht. Ein unbehandeltes Cushing-Syndrom führt in kurzer Zeit zum Tode. Das Medikament mußte deshalb abgesetzt werden, worauf erneut Krampfanfälle auftraten.

Daniela leidet heute an Epilepsie (Krampfleiden bzw. Fallsucht). Die Krampfanfälle stellen sich unvermittelt ein, so daß sie umfällt, wo sie auch immer geht und steht. Damit sie sich nicht am Kopf verletzt, muß sie einen Helm tragen (siehe Abb. h 3, S. 272.

Im Pressedienst des Bundes-Gesundheitsamtes erschien kürzlich folgende Mitteilung:

»Die Keuchhusten-Impfung wird wieder für alle gesunden Säuglinge und Kleinkinder empfohlen. Eine sorgfältige Überprüfung der berichteten Nebenwirkungen dieser Impfung sowie neue umfangreiche Untersuchungen haben ergeben, daß die Häufigkeit und Schwere der Nebenwirkungen dieser Impfung sich nicht von denen vergleichbarer Impfungen unterscheidet.«

Stehr und Heininger hatten in der Zeitschrift »pädiatrische praxis« in ihrer Veröffentlichung »Aktueller Stand der Keuchhusten-Schutzimpfung« geschrieben: »So konnte gezeigt werden, daß bei mittlerweile mehr als 635 000 DPT-Impfungen in Nordbayern seit 1982 kein einziger bleibender Schaden auf die Impfung zurückzuführen war.« Dieser Auffassung widersprach Prof. Ehrengut. Er war bis zu seiner Pensionierung Leiter der Impfanstalt Hamburg. Als Antwort auf die Veröffentlichungen erschien in der Zeitschrift »Der Kinderarzt« seine Entgegnung »Die Pertussis-Impfenzephalopathie – eine Legende?« Er kritisiert die Behauptung von Stehr und Heininger sowie die Entscheidung der STIKO und berichtete, daß es bei Kindern, die gegen Diphtherie-Pertussis-Tetanus

(DPT) geimpft wurden, mehr Dauerschäden gibt als bei Kindern, die nur gegen Diphtherie und Tetanus geimpft waren. Er schloß daraus, daß im Pertussis-Impfstoff die Ursache der Zwischenfälle zu suchen sei. Außerdem wies er in seiner oben erwähnten Arbeit sofort und aus dem Stegreif vier anerkannte schwere Impfschadensfälle als Folge der Keuchhusten-Impfung nach. Sie waren in Franken beheimatet und durch fränkische Versorgungsämter – nach entsprechenden Gutachten einer fränkischen Universitäts-Kinderklinik bzw. einer bayerischen Landesimpfanstalt – als »entschädigungspflichtiger Impfschaden« gesetzlich anerkannt worden.

In einer früheren Veröffentlichung war zu lesen: »...daß Krämpfe nach der Pertussis-Schutzimpfung nicht viel seltener sind als nach der Pocken-Schutzimpfung.«

Ich habe am 15. Februar 1992 einen Leserbrief an die Geschäftsleitung der Zeitschrift »Der Kinderarzt« eingereicht, in dem ich darauf hinwies, daß Prof. Stehr am 10. Mai 1989 in der Falter-Gaststätte in Hof über das Thema »Impfungen in der ärztlichen Praxis – nicht nur möglich, sondern auch notwendig« referierte. In der anschließenden Diskussion wurde mir nach langem Hin und Her 10 Minuten Redezeit zugebilligt. Ich zeigte Dias von schwerst impfgeschädigten Kindern und machte darauf aufmerksam, daß die Kinder aus Franken und damit aus Nordbayern stammten. Über diese Fälle wurde anschließend mit Prof. Stehr gesprochen. Er wußte also, daß es sich um fränkische Kinder handelte. Es ist daher verwunderlich, wenn in seiner Veröffentlichung zu lesen ist: »So konnte gezeigt werden, daß bei mittlerweile mehr als 635 000 DPT-Impfungen in Nordbayern seit 1982 kein einziger bleibender Schaden auf die Impfung zurückzuführen war.«

Die Mitteilungen von Stehr und Heininger gingen wie ein Lauffeuer durch die gesamte medizinische Presse. Sofort wurden in den Krankenhäusern die Babys nach der Geburt wieder gegen Tuberkulose geimpft, und sofort begannen auch die

Kinderärzte wieder gegen Keuchhusten zu impfen. Sie versuchen jetzt, auch die Kinder nachzuimpfen, die aufgrund der Herausnahme der Keuchhusten-Impfung aus der Liste der »empfohlenen Impfungen« seit 1975, also in den letzten 20 Jahren, nicht geimpft worden waren. Stehr und Heininger haben auch »das Rezept« für die Ablehnungsbegründungen mitgeliefert: Da bei uns nach den merkwürdigen sozialen Rechtsgepflogenheiten im Impfschadensrecht der Antragsteller beweispflichtig ist, wird den Eltern zum Beispiel entgegengehalten:

»Die Krampfanfälle, die bei ihrem Kind kurz nach der Keuchhusten-Impfung aufgetreten seien, seien nur reiner Zufall, sie hätten sich auch ohne die Impfung ereignet.«

Ein Kind, das nicht in der Lage ist, das Sprechen zu erlernen – bzw. seine Eltern – müssen nun »beweisen«, daß die Schulmedizin und ihre Professoren unrecht haben, daß es sich bei den Krampfanfällen nicht um ein zufälliges, sondern um ein ursächliches Zusammentreffen handelt. Da dieser Beweis nicht zu führen ist, wird es vermutlich in Zukunft keine Impfschäden mehr nach der Keuchhusten-Impfung geben.

Aber: Die »Anhaltspunkte« 1996 enthalten im Punkt 57, Abs. 11, Pertussis-Schutzimpfung keine Änderung der Impfschadens-Anerkennungs-Kriterien im Vergleich zur Ausgabe 1983.

Herr Ehrengut hatte in der »Deutschen Medizinischen Wochenschrift« 110, S. 974 (1985) seine Arbeit »Impfschäden nach Pertussis-Schutzimpfung in der Bundesrepublik Deutschland 1970 bis 1978« veröffentlicht. Beim Betrachten der nachfolgenden Tabelle fällt auf, daß es bis 1975 Todesfälle gegeben hat. Im Jahr 1976, 1977 und 1978 war ein deutlicher Rückgang der Dauerschäden zu verzeichnen, Todesfälle hat es überhaupt keine gegeben. Damals hat man sich gefragt, woran mag das liegen? Was hat sich im Jahr 1976 ereignet? Erst im Jahr 1992 kam die Aufklärung. Prof. Ehrengut hatte die Tabelle nämlich weitergeführt. (»Kinderarzt« **23**, S. 1662 [1992]) s. Tab. 9, S. 276.

Impfjahr	Todesfälle (n)	Dauerschäden (n)
1970*	–	20
1971*	(1)	14
1972*	(1)	9
1973*	(2)	17
1974*	(3)	16
1975*	(2)	15
1976**	–	4
1977**	–	2
1978**	–	4
1979**	–	3
1980**		8
1981**	(1)	2
1982**	–	3
1983**	–	5

* Impfjahre 1970 bis 1975 Pertussis-Impfstoff mit 15×10^9 Bakt./Dosis
**Impfjahre 1976 bis 1983 Pertussis-Impfstoff mit $11{,}5 \times 10^9$ Bakt./Dosis

Tabelle 9: Todesfälle und Dauerschäden (einschließlich anerkannter tödlicher Impfkomplikationen) nach Pertussis-Schutzimpfung in der Bundesrepublik Deutschland (Impfjahre 1970 bis 1983)

Sie reichte jetzt bis 1983. Ehrengut schreibt:

»Nach Rückfrage bei den Behring-Werken/Marburg erhielten wir die Angabe, daß ihre DPT-Vaccine in den Jahren 1951 bis 1976 auf 30×10^9 Bakterien/ml eingestellt war. Im März 1976 hatte der Pertussis-Vaccine-Produzent den Impfstoff auf Opacity Units (= OU) umgestellt mit ca. 23×10^9 Bakterien/ml. Eine Impfdosis von 0,5 ml enthält seitdem $11{,}5 \times 10^9$ statt bisher 15×10^9 Bakterien, so daß eine Reduktion der Keimmasse um ca. 25 % stattfand. Wir hatten uns bei der Erstellung einer Statistik der anerkannten Impfschäden in der BR Deutschland (1970 bis 1983) die Frage gestellt, warum ab 1976 die Zahl dieser Schäden eminent zurückging.«

	Anamnestisch Pertussis	davon gegen	nicht gegen
		Pertussis geimpft	
1 bis 3 Jahre	11	7	4
3 bis 6 Jahre	20	13	7
6 bis 15 Jahre	111	66	45
	142	86 = 60,6 %	56

Tabelle 10: Über den Pertussis-Impfzustand 1 bis 15jähriger Wiener Kinder, die anamnestisch an Pertussis erkrankt waren. Aus 2672 Ambulanzkarten des Jahres 1965 der Universitäts-Kinderklinik Wien (Vorstand: Prof. Dr. H. Asperger)

Quelle: Hayek, H. W.: Problematik der aktiven Keuchhustenschutzimpfung in Österreich. Wien. med. Wschr. 118 (1968) 937

Er schreibt dann weiter: »In diesem Zusammenhang darf erwähnt werden, daß in den USA die Entschädigung von Pertussis-Impfschäden durch die Gerichte weitergeht. Dem ›US Claims Court‹ liegen allein 1719 Anträge an das Department of Health and Human Services wegen Todesfällen oder Dauerschäden im Gefolge der DPT-Impfung vor. Von den bisher gewährten 230 gerichtlichen Entschädigungen (zwischen 48000 bis 2,9 Millionen Dollar) waren 51 Todesfälle, darunter allein 42, die als Sudden Infant Death Syndrom (SIDS) fehldiagnostiziert wurden. Falls die Aussage von Cherry sowie von Stehr und Heininger zutreffen sollte, daß es keine Dauerschäden nach DPT-Impfung gibt, wieso gewähren dann US-Zivilgerichte noch weiterhin Entschädigungen für erlittene Impfschäden?« Ehrengut berichtet schließlich, daß in den Jahren nach 1975 die Durchimpfungsrate an Keuchhusten nur sehr gering gewesen ist (zwischen 3 und 7 Prozent). Trotzdem ist der Keuchhusten nicht angestiegen, im Gegenteil, selbst bei der geringen Zahl der jährlichen Keuchhusten-Todesfälle ist doch ein leichter Abwärtstrend erkennbar. (s. Abb. 30, S. 99)

Die Zahlen aus einer Universitätsklinik in Wien (Tab. 10) zeigen, daß 1965 von 142 an Keuchhusten erkrankten Kindern und Jugendlichen 86, das sind über 60 Prozent, geimpft waren. Neben dieser sehr geringen – oder besser gesagt, nicht vorhandenen – Schutzrate sollte folgendes bedacht werden: Selbst von den Impfärzten wird die Schutzdauer der Impfung mit etwa 5 Jahren angegeben, und es werden relativ starke Nebenreaktionen bei vielen Kindern und die Möglichkeit des Auftretens schwerer Komplikationen wie zum Beispiel der Impfenzephalose genannt. Vor allem erreicht die Impfung die wichtigste Zielgruppe nicht: die jungen Erdenbürger im ersten Halbjahr ihres Lebens. Da wegen der Nebenreaktionen Erstimpfungen gegen Diphtherie, Pertussis und Tetanus ab dem dritten Lebensmonat empfohlen werden, kommt nach dreimaliger Injektion im Abstand von vier Wochen eine tragfähige Immunität nicht vor dem siebten Lebensmonat zustande. Die größte Pertussis-Letalität liegt aber innerhalb des ersten Lebensjahres – und hier vor allem im ersten Halbjahr – im Säuglingsalter. Die positive Seite dieser Impfung ist so gering und die negative Seite ist so umfangreich, daß die Wiederaufnahme dieser Impfung in die Liste der »öffentlich empfohlenen Impfungen« unverständlich ist. Es sei denn, man sieht das Ganze vom kommerziellen Standpunkt des Herstellers aus. Dann wird die Wiedereinführung angesichts einer bisherigen Durchimpfungsrate von 2 bis 7 Prozent bei fast 1 Million Geburten im wiedervereinigten Deutschland sofort verständlich!

Der wahre Grund für die staatlich geförderten Impfaktionen ist das Profitdenken der Pharmaindustrie und der Ärzte. In »Medical Tribune« Nr. 49 vom Freitag, den 14. März 1987 heißt es: »Süßmuth beschimpft impfmüde Ärzte. Wer nicht impft, verzichtet auf 10000 DM pro Jahr.« Nach diesem Artikel haben die Ärztefunktionäre Dr. F. H. Mader, Bundesgeschäftsführer, und Dr. E. Brüggemann, Bundesvorsitzender des Fachverbandes Deutscher Allgemeinärzte, empfohlen: »Impfen Sie, was das Zeug hält.« Das heißt doch nichts anderes, als daß jeder deutsche Allgemeinarzt allein durch Impfungen (damals) jährlich 10000 DM verdienen konnte. Da bei uns jährlich fünf bis sechs Millionen Impfungen durchgeführt werden (vor Wiedereinführung der BCG-Impfung und der Pertussis-Impfung), sagt allein diese Zahl, welche Verdienstsummen die Impfungen für Pharmaindustrie – und für Ärzte – darstellen.

Zur Frage des Keuchhusten-Impfschadens

Der Mischimpfstoff DPT enthält nicht-vermehrungsfähige, aber immunogene Substanzen gegen Diphtherie, Pertussis (Keuchhusten) und Tetanus (Wundstarrkrampf), daher die Bezeichnung »Totimpfstoff«. Alle drei Substanzen können Impfschäden erzeugen.

Wissenschaftliche Literatur über Impfschäden (mit oder ohne Dauerfolgen im Gefolge des in den sechziger Jahren angewandten Keuchhusten-Impfstoffes) ist reichlich vorhanden. Die Reaktion auf diese Zwischenfälle bedeutete für Deutschland, mit Beginn in den siebziger Jahren, stärkere Auswahl der Impflinge bzw. Einengung auf sogenannte Indikationsgruppen, Abschwächung der Konzentration des Impfstoffs (was stillschweigend Ende der siebziger Jahre durchgeführt wurde, wenn auch mit unzureichendem Ergebnis) und schließlich Suche nach neuen, wesentlich verträglicheren Impfstoffen.

Dies, obwohl sich nachweisen läßt, daß die »Dokumentation«, auf welche Stehr und Heininger diese erneute Empfehlung stützen, strengen wissenschaftlichen Anforderungen nicht genügt. Nach wie vor also gilt: Keuchhusten-Impfschäden sind ganz sicher nicht so ungewöhnlich, wie die bereits erwähnte »Dokumentation« von Stehr und Heininger glauben machen möchte. Es sei nur auf die jüngsten Publikationen von Prof. Ehrengut verwiesen. (»Kinderarzt« 23, 1992, S. 222 ff, 1042 f, 1662 f). Ehrengut kommt zu dem Ergebnis, daß der alte, auch in den sechziger Jahren angewandte (und im Mischimpfstoff enthaltene) Keuchhustenimpfstoff – sog. Ganzkeimvakzine – auch heute noch und trotz der o. g. Konzentrationsabschwächung Impfenzephalopathien mit anschließenden Dauerschäden in einer Häufigkeit von 1 auf rund 25 000 Impflingen provoziert.

Die neurologische Akutsymptomatik der durch im Impfstoff enthaltene Toxine erzeugten Enzephalopathie (= Impfschaden) setzt nach wenigen Stunden bis zu 3 Tagen ein, in Ausnahmefällen auch bis zum 7. Tag. Häufig sind Fieber und Krampfanfälle. Diagnostisch entscheidender jedoch sind Symptome pathologischer Erregung bzw. Enthemmung oder/und Hemmung, wie unstillbares, schrilles Schreien, Agitieren usw. oder/und Reaktionsarmut, Verlangsamung, Bewußtseinstrübung bis Bewußtseinsverlust, wie sie auch bei jeder anderen Enzephalopathie oder auch Enzephalitis auftreten. Die Akutphase flaut in der Regel nach wenigen Tagen ab.

Falls ein Dauerschaden sich anschließt, erfolgt dieser Anschluß sofort (ausgenommen Fälle von Epilepsie als Dauerschaden!). Falls dieser Dauerschaden von Angehörigen (oder Ärzten) erst später, evtl. erst nach Monaten erkannt werden sollte, so muß er sich retrospektiv bis unmittelbar an die soeben genannte enzephalopathische Akutphase heran zurückverfolgen lassen. Der übliche Dauerschaden beinhaltet vor allem Intelligenzdefekte sowie Epilepsien (insbesondere im Anschluß an konvulsive Enzephalopathien) und weitere unterschiedliche Ausfälle. Der Dauerschaden im Anschluß an eine Keuchhusten-Impfenzephalopathie bietet kein spezifisches Muster. Daher ist allein aufgrund der Dauerschadenssymptomatik kein Rückschluß auf die Ursache »Keuchhustenimpfung« möglich.

Wichtige nachfolgende Veröffentlichungen über Schäden der Keuchhustenimpfung, die zur Aufhebung der »Empfehlung« der Keuchhustenimpfung führten (1972):

1933 Madsen, T.: (Dänemark) 2 Krampferkrankungen mit tödlichem Ausgang.
1946 Werne, J. u. Garrow, J.: (USA) 2 Todesfälle (Zwillinge)
1947 Brody, M.: (USA) 2 Todesfälle
1948 Byers, R. K. u. Moll, F. C.: (USA) 15 Schadensfälle, von denen 2 starben, 9 Dauerschäden
1948 Sauer, L. A.: (USA) Symptomenbeschreibung
1949 Toomey, J. A.: (USA) 38 schwere Reaktionen nach postvakzinaler Enzephalitis
1953 Koenig, S.: (Schweiz) 82 Schadensfälle aus der Literatur, 2 eigene Beobachtungen, davon 34 Todesfälle, 44 Dauerschäden und von diesen 25 schwere Schäden.
1958 Berg, J. M.: (England) 107 Fallbeschreibungen
1960 Cockburn, W.: (England) Errechnete eine Schadenshäufigkeit von 1:2400 für Krampfanfälle und von 1:3200 für Dauerschäden.
1960 Stroem, J.: (Schweden) Komplik. d. Pertussis-Impfung bzw. deren Schäden sind ebenso hoch wie bei der Pocken-Impfung. Aus 153 Fällen der Weltliteratur sowie 36 Fällen aus Schweden errechnete Stroem eine Schadensquote von 167:1000000 Impfungen.
1961 Hopper, J. M. A.: (USA) 52 Fallbeschreibungen

Da die »Empfehlungen« der STIKO dem Stellenwert einer »Impfpflicht« gleichkommen, gingen die durchgeführten Keuchhustenimpfungen bis auf 3–7 % zurück.

1974 Kulenkampf, M. S., Schwartzmann, J. S. u. Wilson, J.: (England) 36 Fallbeschreibungen

1974 Dick, G. W. A.: (England) In England pro Jahr 80 schwere Schadensfälle, von denen ein Drittel stirbt.

1977 Ehrengut, W.: (Deutschland) »Seit 1950 wurden im Hamburger Raum 59 Konvulsionen im Gefolge der Pertussis-Schutzimpfung registriert.«

1977 Stewart, G. T.: (Schottl.) 160 Fälle

1981 Miller, D. L.: (England) 1000 Fälle, die vom NCES erfaßt wurden (NCES = **N**ational **C**hildhood **E**ncephalopathie **S**tudie).

1981 Cody, C. L., Baraff, L. J., Cherry, J. D., Marcy, S. M. u. Manclark, C. R.: (England) Vergleichende Studie mit Beschreibung der Symptome der Impfschädigungen.

1981 Dittmann, S.: (DDR) Von 1964–1976: 132 Schäden, darunter 23 Todesfälle und 56 Enzephalopathien.

Trotz weiterer hier aufgeführter Abeiten führte die Veröffentlichung von Prof. Stehr (1991) zur sofortigen Wiedereinführung dieser Impfung.

1991 Stehr, K., Heininger, U.: (Deutschland) Es besteht nur ein zeitlicher, aber kein ursächlicher Zusammenhang zwischen Impfung und Schaden. Eine DPT-Impfung erzeugt keine neurologische Erkrankung, sondern läßt die bereits subklinisch existierende Krankheit kurze Zeit früher in Erscheinung treten.

3. Impfschäden als Folge der Diphtherieimpfung

An Impfschäden treten Enzephalopathien und Enzephalomyelitis auf, aber auch Neuritiden, vor allem der Hirnnerven, seltener Thrombosen, Nephritis. Die Komplikationen sollen nicht vor dem 5. Tag nach der Erstimpfung mit Diphtherietoxoid auftreten, bei wiederholter Gabe des Diphtherieimpfstoffes verkürzt sich die Inkubationszeit. Es sind Halbseitenlähmungen bekannt sowie Sinusthrombose, die als anaphylaktisch-toxische Gefäßwandschädigung aufgefaßt werden, d. h. die Schädigungen spielen sich an den Innenwänden der Blutgefäße ab und führen zu Aufquellungen der Gefäßinnenwände. Diese sollen innerhalb von wenigen Stunden nach der Impfung auftreten. Es sind auch Mono- oder Polyneuropathien beschrieben worden, auch über das Guillain-Barré-Syndrom wurde berichtet. Bei der Diphtherieimpfung gibt es auch Blutveränderungen. Thrombocytopenien sind beschrieben worden. Es wurden zentralnervöse Ausfälle nach Gabe von Diphtherietoxoid nachgewiesen mit Lähmungen des Gaumensegels und der Akkomodation. Beschriebene Impfschadensfälle nach Diphtherieimpfung finden sich in der Literatur spätestens seit den **20er Jahren.**

Es sind drei verschiedene Schadensmechanismen zu unterscheiden, nämlich:

1. Provokation (Bahnung infektiöser zentralnervöser Erkrankungen).
2. Imitation von für Wilddiphtherie typische periphere direkt neurotoxische Schäden.
3. Schäden des Zentralnervensystems auf der Basis immunpathogenetisch verursachter Gefäßschäden.

Nur letztere stehen in den letzten Jahren im Mittelpunkt wissenschaftlichen Interesses. Die Häufigkeit wird je nach Literaturstelle mit 1:135000–700000 Diphtherieimpfungen angegeben. Die letztgenannte Zahl muß als zu optimistisch angesehen werden.

Ehrengut stellte 1964 (»Monatsschrift Kinderheilkunde« 112, S. 331, 1964) eine umfangreiche Literatursammlung vor. Unter diesen Fällen fanden sich mehrere ganz eindeutig zentralnervöse Enzephalopathien teils mit, teils ohne Dauerschaden. Diese Zusammenstellung ging auch in das »Handbuch der Schutzimpfungen« ein. Weiterhin befaßten sich Wilson (»Hazards of Immunization«, Athlone Press, London 1947) sowie Dittman (»Atypische Verläufe nach Schutzimpfungen«, Verlag J. A. Barth, Leipzig, 1981) mit diesem Thema. Einschlägige Einzelpublikationen sind in diesen genannten Übersichten reichlich zitiert. Später konnte Ehrengut (»Dtsch. Med Wsch.« 1986, S. 761 und 939) noch einmal auf das Problem eingehen unter Vorstellung weiterer bundesdeutscher Fälle, die er gesammelt hatte, insbesondere von Fällen enzephalopathischer Verläufe und Dauerschäden. Er bezieht dabei auch die neuere Literatur über inzwischen gefestigte generelle Vorstellungen über die Pathogenese dieser Schäden im Sinne eines durch Reste von Diphtherietoxin ausgelösten immunpathologischen Mechanismus an den Endothelien (Innenauskleidungen) der für die Blutversorgung des Zentralnervensystems zuständigen Gefäße ein. Es handelt sich also nicht um direkte Toxinwirkung an den Hirn- und Rückenmarkszellen, vielmehr kommt es durch Zusammenwirken von im Impfstoff enthaltenen Toxinresten einerseits, beim Impfling präformiert vorhandenen oder auch jüngst entstandenen Antikörpern andererseits, zu sogenannten Toxinimmunkomplexen, die durch Schädigungen der Innenwandschichten eine (sterile) Gefäßentzündung (Vaskulitis) erzeugen. Durch diese Vaskulitis, insbesondere im Bereich der zuführenden Arterien, kommt es zu Zirkulationsstörungen und damit zu Versorgungsstörungen der von diesen Gefäßen abhängigen Gewebe und Organe. Daraus resultieren entsprechende akute und (bei Absterben der Gewebe) auch dauerhafte Schadensbilder.

Es ist zu unterstellen, daß bei derartigen Prozessen nicht nur Gefäße des Zentralnervensystems, sondern auch solche anderer Körperregionen und Organe betroffen sein dürften (es gibt zuverlässige Mitteilungen über Herzinfarkt nach Diphtherieimpfung); jedoch machen sich naturgemäß zentralnervöse Teilausfälle häufiger und alarmierender klinisch bemerkbar als Teilausfälle der Mehrzahl anderer Organe.

Beispiel:

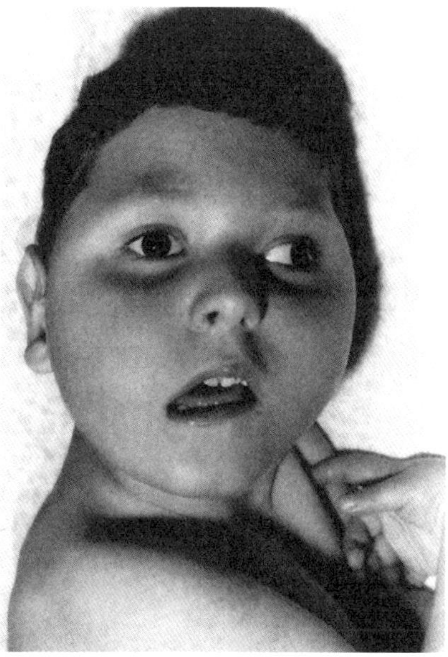

Abb. i1

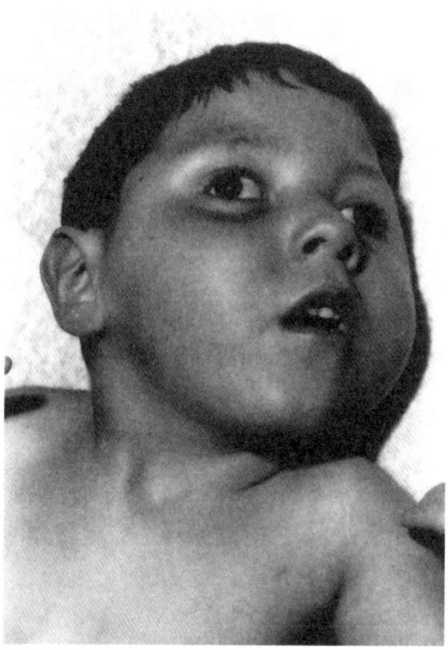

Abb. i2

Alexander K., geboren am 18.5.1983. Er wurde am 22.9.1983 mit einem Kombinationsimpfstoff geimpft (DPT). Er erlitt eine Schädigung des Gehirns. Heute ist er blind und leidet an einem hochgradigen, schwersten Intelligenzdefekt und an verkrampfenden Lähmungen aller vier Gliedmaßen.

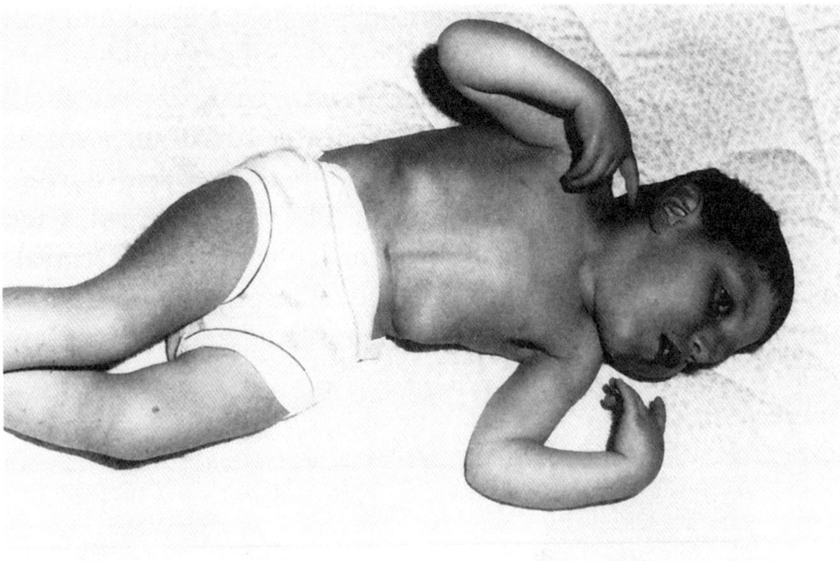

Abb. i 3

Die computertomographische Untersuchung des Gehirns ergab eine fast vollständige Zerstörung des Großhirns. In dem (anerkennenden) Gutachten wurde diskutiert, ob die Keuchhustenkomponente des Impfstoffs möglicherweise zu einer Aktivierung einer Herpes-Enzephalitis geführt haben könnte.

4. Impfschäden als Folge der Tetanusimpfung

Als Folge der Tetanusimpfung treten Neuritiden sowie das Guillain-Barré-Syndrom auf, und zwar in einer Zeit von wenigen Stunden bis längstens 14 Tagen. Wahrscheinlich ist die Immunitätslage von der Zahl der vorausgegangenen Tetanusimpfungen abhängig. Bekanntlich sind viele Menschen bei uns viel zu oft gegen Tetanus geimpft worden, so daß eine Hyperimmunisierung vorliegt. Quast und Mitarbeiter berichteten über 22 Fälle von Mono- und Polyneuritis nach der

Tetanusimpfung (leider erschien diese Veröffentlichung nicht in einer deutschsprachigen, sondern 1979 in einer englischsprachigen Fachzeitschrift). Als Folge der Tetanusimpfung sind auch Blutveränderungen, nämlich Thrombozytopenien bekannt, ebenso Nierenschäden in Form einer Glomerulonephritis. Nach Erstimpfung sind die Symptome einer Glomerulonephritis frühestens nach 4–6 Tagen zu erwarten, nach Wiederholungsimpfung bereits vorher, frühestens nach mehreren Stunden. Der Verdacht auf eine Nierenschädigung ergibt sich nur, wenn das Intervall die Zeitspanne von etwa 14 Tagen nach der Impfung nicht überschreitet. In der Zeitschrift »Klinik-Arzt« 21, S. 318 (1992) erschien folgende Anzeige:

»Kombinationsimpfstoff: Die ständige Impfkommission des Bundesgesundheitsamtes (STIKO) hat seit Juli 1991 die Keuchhustenimpfung aller Kinder zusammen mit der Diphtherie- und Tetanus-Impfung empfohlen. Die Firma Smith-Kline-Beecham erweiterte daraufhin ihre Impfstoffpalette um einen Kombinationsimpfstoff, der mit nur einer Impfung gegen alle drei Infektionskrankheiten schützen soll. Er heißt DTP-RIX, ist vom Paul-Ehrlich-Institut zur aktiven Immunisierung gegen Diphtherie, Tetanus und Keuchhusten für Kinder ab dem 3. Lebensmonat zugelassen und wird Anfang Mai 1994 im Handel erhältlich sein.«

DTP-RIX ist ein Diphtherie-Tetanus-Pertussis-Adsorbat-Impfstoff für Kinder. Bei der Pertussis-Komponente handelt es sich um einen Ganzkeimimpfstoff. Der Impfstoff wird in einer vorgefüllten Fertigspritze geliefert und ist damit sofort gebrauchsfertig.

Daß ein Kind **gleichzeitig** an Keuchhusten, Diphtherie und Tetanus erkrankt, gibt es nicht. Eine in unseren Körper eingespritzte Flüssigkeit soll keine Nebenwirkungen haben, aber angeblich in der Lage sein, gleichzeitig einen Schutz gegen die drei Erkrankungen zu liefern.

5. Impfschäden als Folge der Poliomyelitisimpfung

Die ersten Impfstoffe gegen Poliomyelitis wurden aus dem Rückenmark infizierter Affen hergestellt. Die in den Jahren 1935–1936 in den USA erfolgten Impfungen von etwa 20000 Personen führten zu mindestens 12 Poliomyelitisfällen. Als Fehler wurde eine unvollständige Inaktivierung der Poliomyelitis-Viren angegeben. Die Inaktivierung von Viren in einer Suspension von Eiweißmaterial stößt auf Schwierigkeiten. Die ungenügende Berücksichtigung dieser Erkenntnisse führte 1955, trotz inzwischen fortgeschrittenen virologischen Wissens, zum umfangreichsten Zwischenfall in der Geschichte der Polyomyelitis-Impfstoff-Entwicklung, dem sogenannten Cutter-Zwischenfall (= amerikanische Firma, die Impfstoffe herstellt und zum Bayer-Konzern gehört). Im April 1955 wurden 5 Mio. USA-Bürger gegen Polio geimpft. Am 26. April wurden die ersten 6 Poliomyelitisfälle bei Kindern festgestellt, die Cutter-Impfstoff erhalten hatten. Es handelte sich dabei um einen Salkimpfstoff aus formalininaktivierten Viren, wobei nicht beachtet wurde, daß das Formaldehyd sich auch in anwesenden Aminosäuren befinden kann und dadurch von den Viren abgelenkt wird (dies kam später im Experiment im Robert-Koch-Institut in Berlin unter Professor Henneberg heraus). Der Impfstoff wurde deshalb gesperrt. Da aber bereits Millionen damit geimpft worden waren, traten weitere Fälle von Poliomyelitis auf. Insgesamt wurden 260 Poliomyelitiden registriert (94 bei Geimpften, 126 bei Kontaktpersonen in der Familie und 40 bei Kontaktpersonen in der Umgebung). 192 Erkrankungen gingen mit Lähmungen einher, 11 Personen starben. In Deutschland erfolgte nach kurzfristiger Sperrung dieses Impfstoffs 1958 die erneute Ausbietung. Es handelte sich jetzt um einen Cox-Impfstoff aus den drei Typen attenuierter Polio-Impfviren. 1960 setzten Massenimpfungen zunächst in Westberlin ein und 1962 im ganzen Bundesgebiet. Vom 11. bis 20. Mai 1962 wurden in Berlin 281 000 Personen gegen Poliomyelitis geimpft. Dieser hochkonzentrierte, trivalente Impfstoff aus – wie sich später herausstellte – nicht ausreichend attenuierten Viren verursachte 24 Direktimpfpoliomyelitiden und etwa 24 Kontaktpoliomyelitiden (25mal bei geimpften und 23mal bei ungeimpften Personen). Zwei Väter, die die geimpften Kleinstkinder zu pflegen hatten, starben an Impfpolio. Der Impfstoff wurde dann verboten. Es erkrankte damals auch eine »junge Frau in Berlin« nach diesen Impfungen an einer schweren Polyarthritis. Der Zusammenhang mit der Impfung wurde anerkannt, und sie wurde auf Staatskosten zur Bibliothekarin umgeschult. Diese Patientin hatte als 17jährige die Polio-Schluckimpfung mitgemacht (Henneberg). Obwohl in Berlin-West die Massenimpfungen zu zahlreichen erheblichen Nebenwirkungen bei Geimpften und Kontaktpersonen geführt hatten, wurden in der Bundesrepublik Deutschland seit 1962 Massenimpfungen angeordnet – und obwohl die amerikanischen Zwischenfälle bekannt waren, wurde bei uns mit dem gleichen Impfstoff geimpft.

Darüber berichten P. E. Trüb und andere in »Die orale Poliomyelitisschutzimpfung«, Veröffentlichungen der Akademie der Staatsmedizin, Düsseldorf, 1969. Es kam angeblich zu keinen Massenimpfzwischenfällen, aber an aufgetretenen Gesundheitsstörungen wurden aufgezählt: 2mal Guillain-Barré-Syndrom, 3mal Enzephalomyelitis, 4mal multiple Sklerose, 1mal postencephalitisches Syndrom, 1mal Meningitis. Ein Zusammenhang dieser Krankheiten mit der Impfung wurde damals verneint, obwohl bekannt war, daß z. B. das Guillain-Barré-Syndrom eine typische Impfkomplikation sei und daß ein Schub einer multiplen Sklerose durch eine Impfung provoziert werden kann. 1979 wurde bekannt, daß in Amerika nach einer Massenimpfung von über 40 Millionen mit einem Schweineinfluenzavirus mehr als 500 Fälle von

Guillain-Barré-Syndrom (GBS) unter den Geimpften mit 25 Todesfällen aufgetreten waren. Diese Impfung war vom damaligen Präsidenten Ford in Amerika initiiert worden, der nicht wiedergewählt wurde, weil ihm 35 000 Stimmen fehlten. Die Empörung über die Schäden und Todesfälle dieser Impfaktion war unter der amerikanischen Bevölkerung so groß, daß all die Betroffenen sowie ihre Verwandten und Bekannten ihre Stimme nicht dem Präsidenten Ford gegeben haben. Es ist anzunehmen, daß die Wiederwahl des Präsidenten Ford am Ausgang dieses Impfexperiments gescheitert ist.

Wie man liest, will der jetzige amerikanische Präsident Bill Clinton alle amerikanischen Kinder kostenlos gegen alles impfen lassen – hoffentlich geht's ihm nicht wie seinem Vorgänger, dem Präsidenten Ford. Damals traten weiterhin 138 gemeldete Gesundheitsstörungen nach Polioschluckimpfungen bei Personen im Alter von 20 Jahren und älter auf, wobei die Krankheitserscheinungen nicht nur im zeitlichen Zusammenhang mit der Impfung standen, sondern auch ursächlich mit der Impfung in Zusammenhang gebracht werden müssen. Der Zeitabstand zwischen der Impfung und den Krankheitserscheinungen betrug in den einzelnen Fällen Stunden, manchmal auch ein bis zwei Tage und mehr. Daher ist für diese Altersgruppe in den meisten Fällen anzunehmen, daß die Geimpften bereits vor der Impfung mit dem Poliovirus Kontakt gehabt haben. Dem Bericht von Raettig (1962) ist zu entnehmen, daß unter den 280 000 Bürgern, die im Mai 1960 eine einmalige trivalente Impfung erhielten, im Laufe des Jahres 48 Poliomyelitiserkrankungen auftraten, davon 25 binnen 28 Tagen nach der Impfung. Raettig und andere Untersucher wiesen aus epidemiologischen und virologischen Gründen den Zusammenhang mit der Impfung nach, wenngleich Raettig dem Impfstoff nur eine indirekte (Provokations-)Wirkung zuschrieb. Nach unseren heutigen Kenntnissen ist an der direkten Kausalbeziehung nicht zu zweifeln. Die Erkrankun-

gen traten in unmittelbarem zeitlichen Zusammenhang mit der Impfung 2–3 Monate vor der gewöhnlichen saisonalen Häufung der natürlichen Poliomyelitis und 15mal häufiger bei geimpften als bei ungeimpften Personen auf. Es ist ungeklärt geblieben, weshalb in Berlin relativ zahlreiche Impfkomplikationen aufgetreten sind, während angeblich in der Schweiz und in Miami keine derartigen Beobachtungen gemacht worden waren.
Fallbeispiel einer Impfschädigung durch die Poliomyelitisimpfung.

Beispiel:

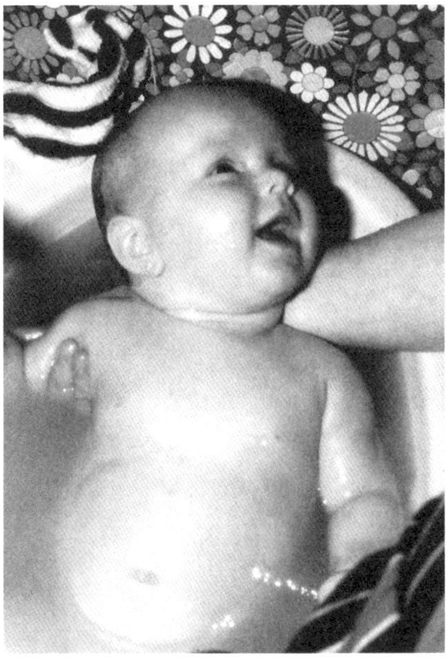

Abb. j 1

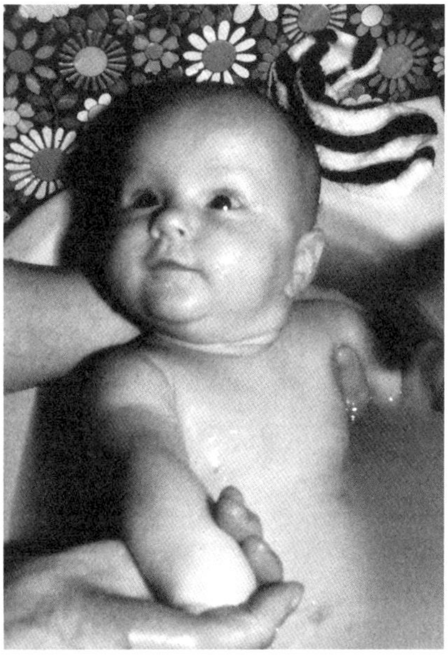

Abb. j 2

Kirstin B., geboren am 15. 1. 1977. Vor der Impfung ein Säugling bzw. ein Kleinkind, wie es sich eine Mutter nur wünschen kann.

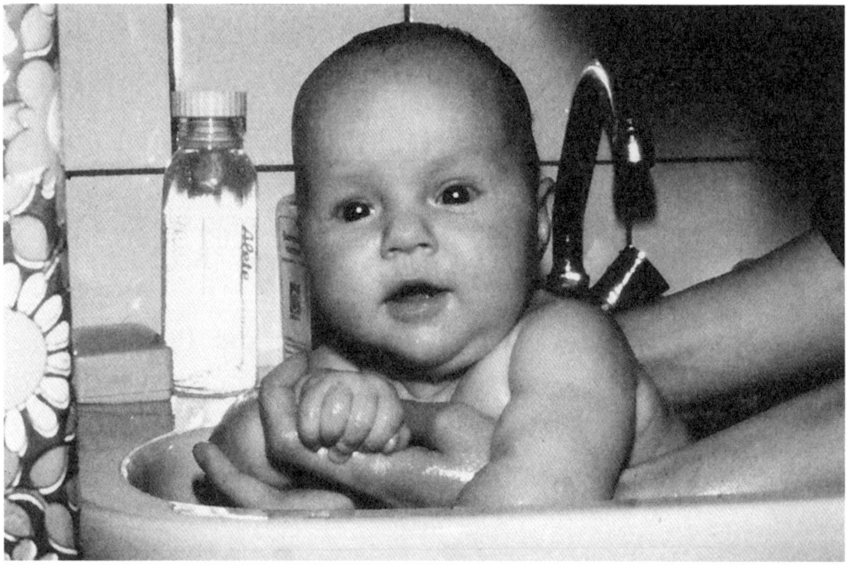

Abb. j 3

Sie wurde am 24. 5. 1977 mit dem Impfstoff Oralvirelon gegen Kinderlähmung geimpft.

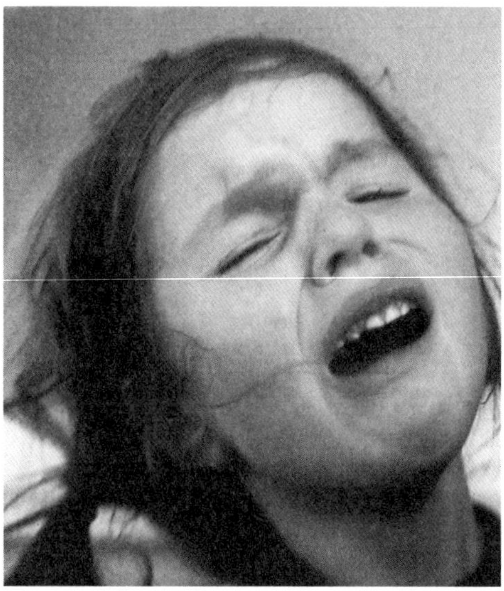

Abb. j 4

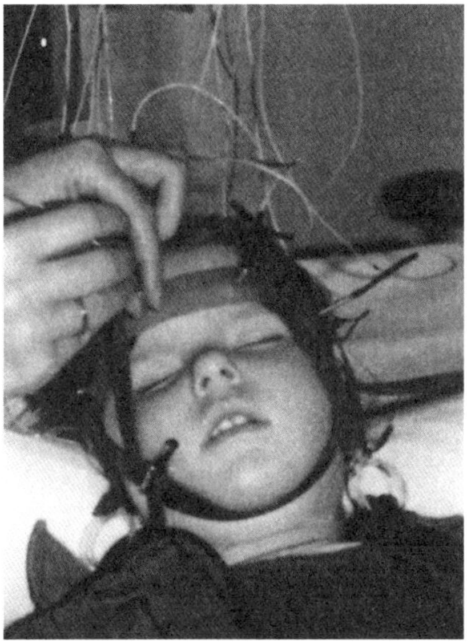

Abb. j 5

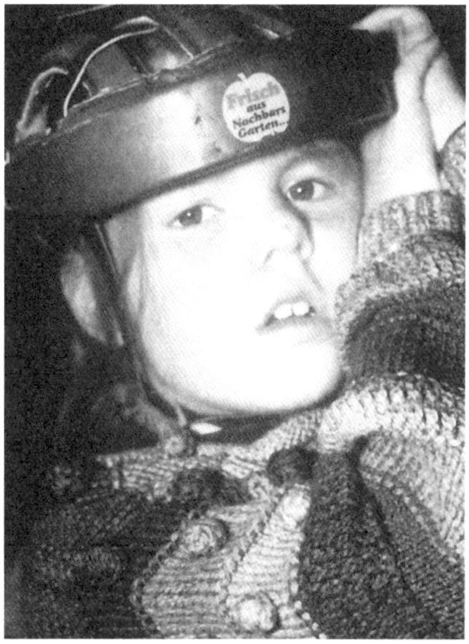

Abb. j 6

Ab Mai 1977 erfolgte eine unendliche Zahl von Vorstellungen bei Kinderärzten, von stationären Behandlungen in Kinderkliniken, Universitäts-Kinderkliniken und Epilepsiezentren. Fast alle derartigen Einrichtungen von der Nordsee bis etwa zur Main-Linie sind diesem Kind in leidvoller Erinnerung. Wenn in der Presse sogenannte »Kosten-Nutzen-Rechnungen« über den angeblich so hohen volkswirtschaftlichen Nutzen der Impfungen veröffentlicht werden, dann fehlen auf der Negativseite nicht nur die hohen Behandlungskosten, sondern auch die Entschädigungszahlungen an die Impfopfer. Bei Kerstin B. dürften die bisherigen Behandlungen unvorstellbare Summen gekostet haben. Nach einer Prozeßdauer von $6^{1}/_{2}$ Jahren ist dieser Fall am 11. 5. 1984 als »entschädigungspflichtiger Impfschaden« anerkannt worden.

Hier einige Aufnahmen, die zeigen, wie Kerstin heute aussieht und wie es ihr geht. Sie leidet an einer durch Medikamente nicht zu beeinflussenden Epilepsie.

Ein Epilepsie-Anfall bedeutet ein blitzartiges Zusammenstürzen, es treten krampfartige Zuckungen auf und nach einer mehr oder weniger langen bewußtlosen Zeit kommt es zum Erwachen.

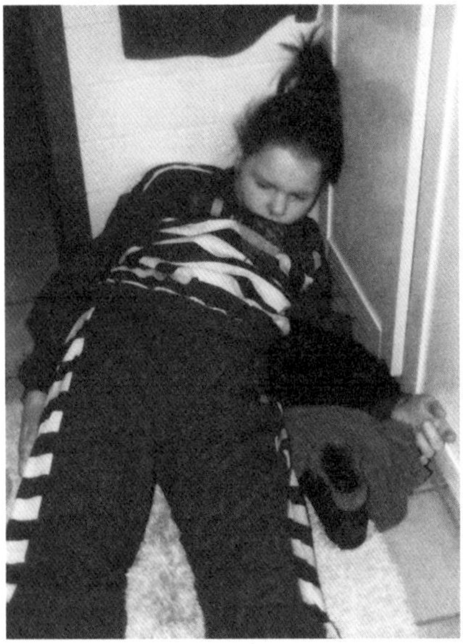

◄ Abb. j 7

Abb. j 8

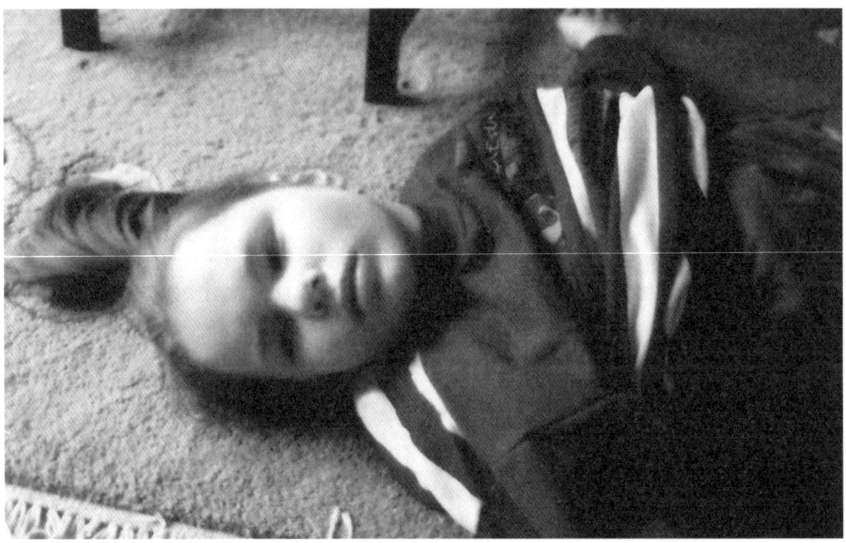

Sie sehen den Zustand nach dem Zusammenbruch (Abb. j 7) sowie kurz nach dem Erwachen (Abb. j 8).

Bei diesen plötzlichen Stürzen kommt es häufig zu mehr oder weniger schweren Verletzungen.

Hier sehen Sie Kerstin nach erfolgter Naht einer Nasenverletzung sowie mit einer tiefen Platzwunde am Kopf, die auch genäht werden mußte.

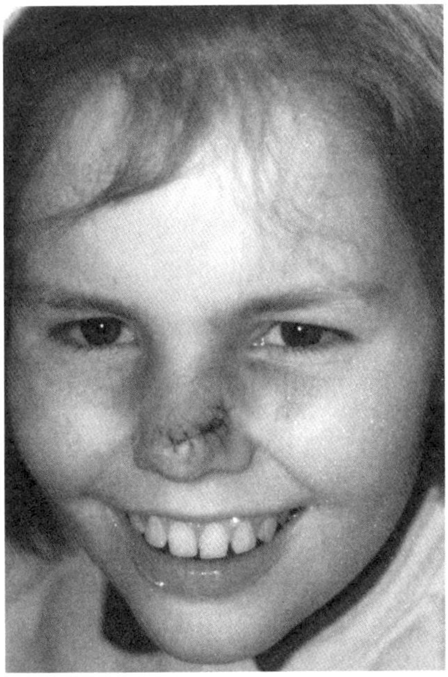

Abb. j 9

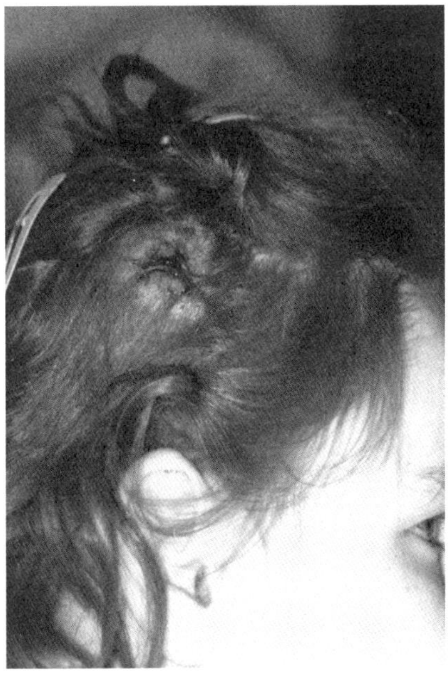

Abb. j 10

So leben die Eltern bzw. die Mutter nicht nur in einer fortgesetzten Angst vor diesen schrecklichen Anfällen, sondern auch in einer noch größeren Angst vor den damit verbundenen Verletzungen.

Hier Aufnahmen vom Oktober 1995 nach einem schweren Sturz mit langanhaltenden Krampfanfällen.
Aufnahmen einige Tage nach dem Ereignis.

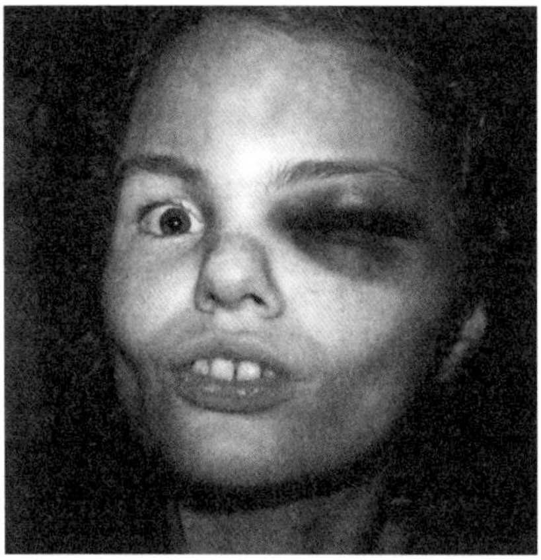

Abb. j 11

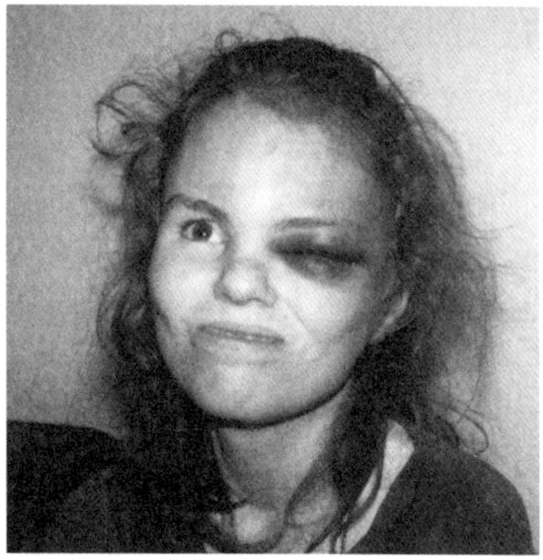

Abb. j 12

Das zugeschwollene Auge sowie das Monokelhämatom deuten auf eine Affektion im Bereich der Schädelbasis hin. Sicherlich hat auch ein Hirnödem vorgelegen.

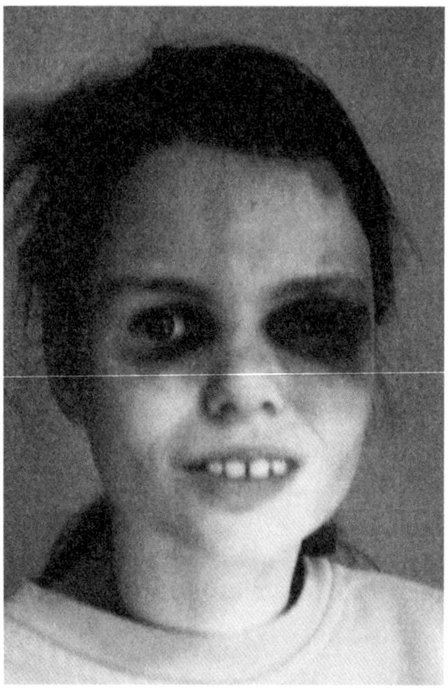

Wieder einige Tage später. Die Schwellungen im Bereich des Ober- und Unterlides sind zurückgegangen.

Das Hämatom ist noch deutlich ausgeprägt.

Die Mutter fragt sich täglich: Wann kommt der nächste Krampfanfall, der nächste Sturz – und was passiert dann?

Abb. j 13

Das nächste Foto zeigt Dominik R., geb. am 13. 10. 1994.

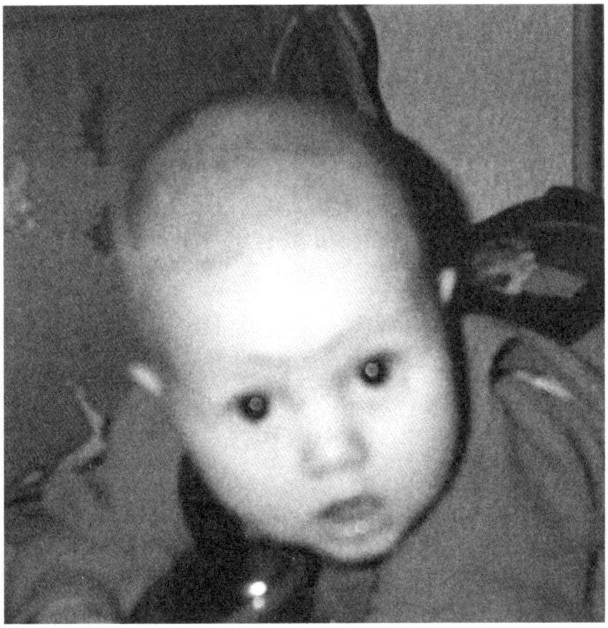

Abb. j 14

Die Aufnahme entstand etwa Ende Januar 1995. Am 13. 2. 1995 erfolgte eine 5fach-Impfung. Am 16. 2. 1995 war er tot.

Bei ungeklärten Todesfällen muß der Staatsanwalt beigezogen werden. Der Kinderarzt aber schrieb auf den Totenschein: »Plötzlicher Kindestod«. Damit war die Angelegenheit geklärt, die Polizei zog wieder ab und das Kind wurde begraben. Die Eltern gaben aber keine Ruhe. Ihr Kind war zum Impfzeitpunkt krank. Obwohl die Mutter den Kinderarzt darauf hinwies, führte dieser die Impfung durch, wie üblich, ohne jede Aufklärung.

Nachdem Dominik 5 Monate im Grab gelegen hatte, wurde er wieder ausgegraben und obduziert. Die Obduktion ergab – wie bei einem Impfschaden zu erwarten – keine Todesursache. Auch die feingeweblichen Untersuchungen ergaben das gleiche Resultat. Auf Antrag der Eltern kam es nun zu einem Ermittlungsverfahren gegen den impfenden Arzt seitens der Staatsanwaltschaft. Diese holte verschiedene Gutachten ein. Dann wurde das Ermittlungsverfahren eingestellt. Seitens der Eltern ging eine Beschwerde an den Oberstaatsanwalt, dieser holte wieder ein Gutachten ein und wies dann die Beschwerde ab.

Obwohl der Kinderarzt ein krankes Kind geimpft hat und obwohl keinerlei Aufklärung erfolgte, wurde dem Arzt bestätigt, daß er unschuldig sei. Zur Frage der dem Tod vorangegangenen Impfung äußerte sich Prof. Dr. J. in seinem Gutachten folgendermaßen: »Ein kausaler Zusammenhang zwischen der durchgeführten Impfung, der aufgetretenen Impfreaktion und dem plötzlichen Tod des Säuglings ist nach dem derzeitigen Wissensstand und dem ermittelten Tatbestand als unwahrscheinlich anzusehen.« Nach Meinung der medizinischen Wissenschaft handelt es sich hier also nicht um einen Impfschaden, sondern um einen natürlichen, »plötzlichen Kindestod«.

Als Abschluß dieses Kapitels zeige ich Ihnen Christian R. Geburt am 27. 4. 1988 nach normaler Schwangerschaft mit optimaler Vitalität und einem exzellenten Apgar-Wert von 10/10/10. Am 29. 4. 1988 erfolgte die BCG-Impfung. Dieses Foto entstand Anfang August 1988. Man sieht, wie exakt sich Christian in der Entwicklung befindet, denn im 4. Lebensmonat beginnt ein Kind einen Gegenstand festzuhalten. Bis zum 6. Lebensmonat sollte das gezielte Greifen erlernt sein.

Am 10. 8. 1988 erfolgte die Di.-Tet.-Pert.-Impfung (DPT) mit dem bisher gebräuchlichen Ganzkeim-Impfstoff (der wegen seiner häufigen Nebenwirkungen durch einen azellulären Impfstoff ersetzt wurde). Gleichzeitig erfolgte die orale Polio-Impfung. Noch am Impftag Unruhe. Am nächsten Tag Weinen mit schrillen, unmotiviertem Geschrei. (Was von den Eltern als normale Impfreaktion angesehen wurde.) Im

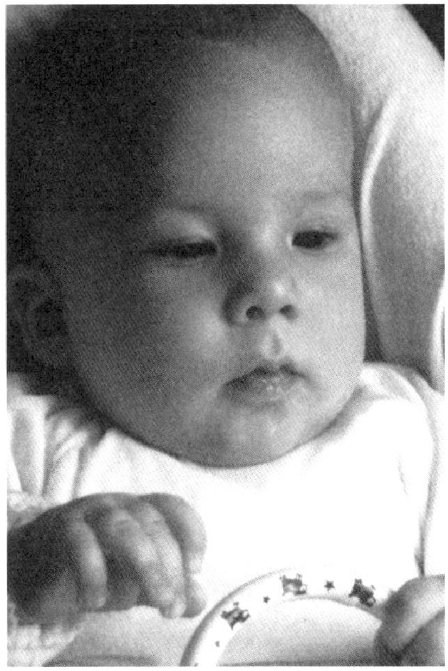

Abb. j 15

Gegensatz zu der Zeit vor der Impfung schlief das Kind von da an keine Nacht mehr durch, »zuckte« immer wieder ohne erkennbaren Grund, sabberte und war extrem schreckhaft. Deshalb am 18. 8. 1988 Arztbesuch. Der Zustand wurde als »Dyspepsie« bezeichnet. Beim Arztbesuch traten die Zuckungen nicht auf, deshalb blieben sie unberücksichtigt. In der folgenden Zeit war Wachstum und Gewichtszunahme unverändert, jedoch traten die merkwürdigen »Zuckungen« weiterhin auf. Als es im Mai 1990 zu fortgesetzten »Zuckungen« kam, war an der Diagnose »epileptische Anfälle« nicht mehr zu zweifeln. Die Eltern suchten Experten in der näheren und weiteren Umgebung auf. Bis nach Bethel. Das kostete viel Geld und brachte nichts. Es gelang nicht, mit den heute gebräuchlichen Mitteln Krampffreiheit zu erzielen. Daraufhin wurde das Medikament Kortison eingesetzt. Das führte zu einer schweren Störung des Hormonsystems u. a. mit Stammfettsucht und Vollmondgesicht. Ein unbehandeltes Cushing-

Syndrom führt in kurzer Zeit zum Tod. Nach Absetzung des Kortisons traten die Krampfanfälle wieder auf. Heute leidet Christian an Epilepsie (Krampfleiden bzw. Fallsucht). Da die Krampfanfälle ganz unvermittelt auftreten, muß er einen Schutzhelm tragen, um Kopfverletzungen zu vermeiden. Bei Christian treten die Krampfanfälle vorwiegend in der Nacht auf. Das bedeutet, daß seine Mutter seit 6 Jahren keine Nacht mehr richtig geschlafen hat. Sie wurde darauf aufmerksam gemacht, daß eine Impfung Ursache des Leidens sein könnte. Bis dahin hatten die Eltern keine Ahnung, daß es so etwas gibt. So war ihnen beispielsweise nicht aufgefallen, daß das Kind nach der Impfung schielte. Dieser Auffälligkeit war von keinem der aufgesuchten Experten irgendwelche Bedeutung beigemessen worden. Der genaue Zeitpunkt der folgenden Aufnahme läßt sich nicht mehr feststellen. Sie entstand einige Zeit nach der Impfung.

Schielen nach einer Impfung ist ein Alarmzeichen. Es zeigt ein impfbedingtes Reagieren des Gehirns an und gehört zu den Impfschadens-Verdacht-Zeichen.

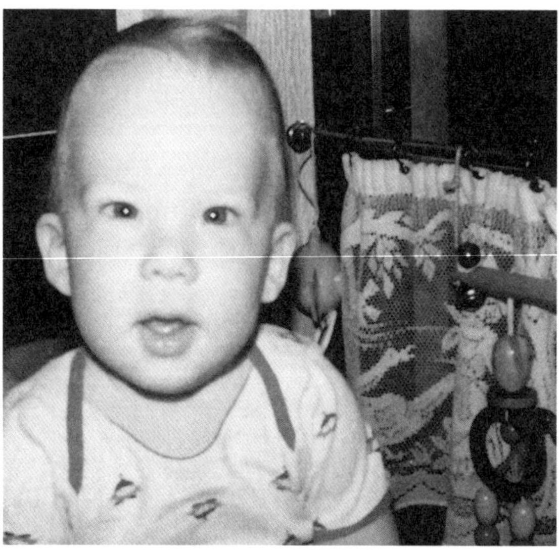

Abb. j 16

Die beiden nächsten Aufnahmen stammen aus der Zeit der Kortison-Behandlung. Als das Medikament abgesetzt werden mußte, war er im Magen-Darm-Kanal so durcheinandergekommen, daß er mit einer Sonde durch die Nase ernährt werden mußte.

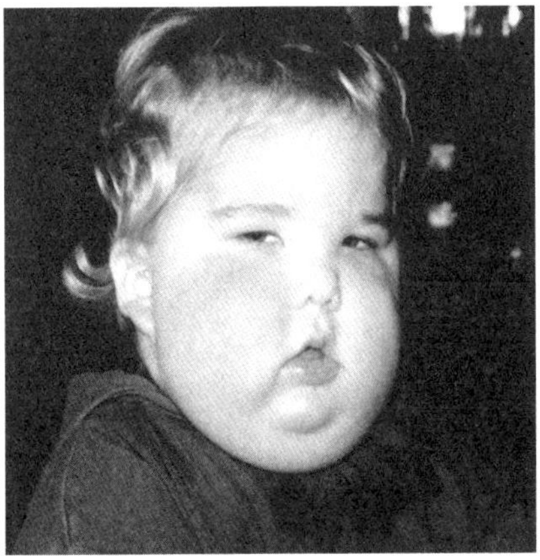

Abb. j 17

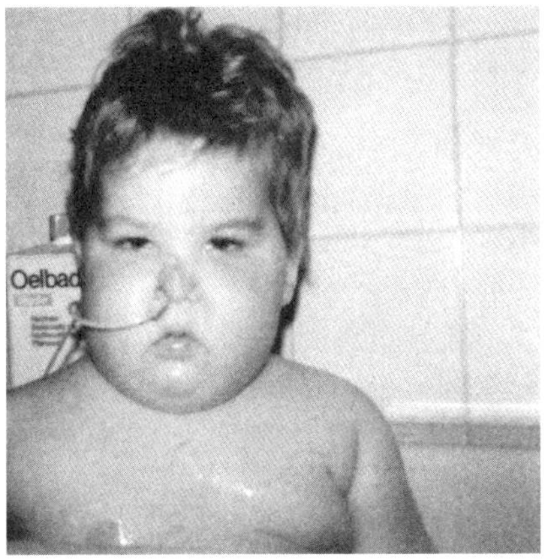

Abb. j 18

Da Kortison abgesetzt werden mußte, traten die Krampfanfälle wieder auf. Das Foto rechts zeigt den Zustand während eines Krampfanfalles.

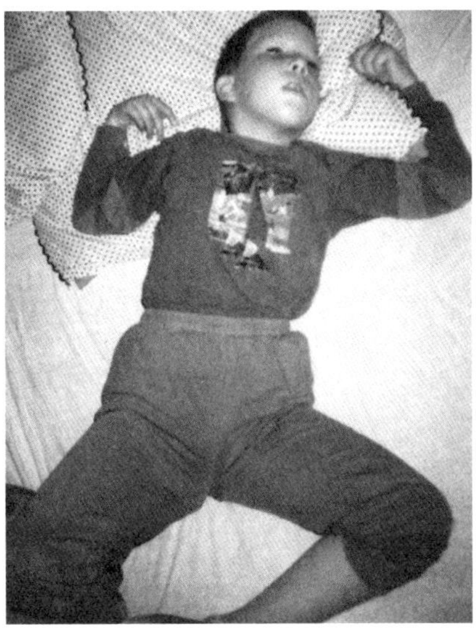

Abb. j 19

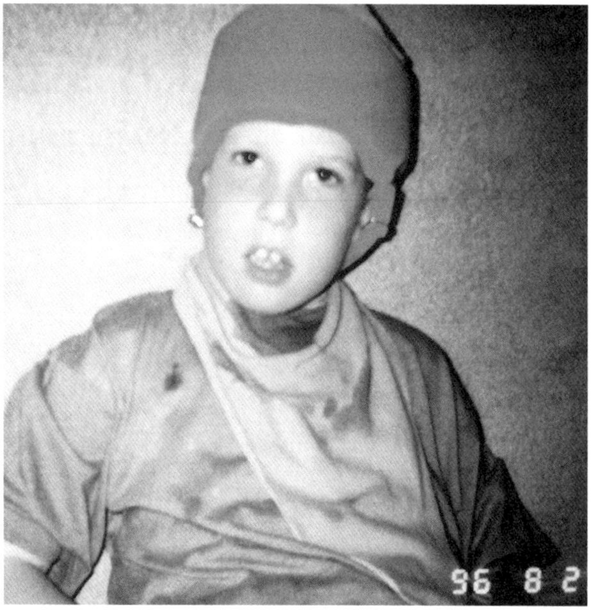

Abb. j 20

Aufnahmen vom August 1996. Zwar treten die Anfälle vorwiegend in der Nacht auf. Wird aber die gewohnte Umgebung verlassen, setzen ihm seine Eltern den Kopfschutz-Helm auf.

Er kann kein Wort sprechen und ist hochgradig geistig behindert. D. h., er muß dauernd beaufsichtigt werden, er muß gewaschen und gefüttert werden und bedarf bei Stuhlgang und Wasserlassen entsprechender Hilfe. Seinem Gesicht aber ist anzusehen, daß es sich um ein mit voller Intelligenz geborenes Kind handelt, dessen Hirnschädigung auf einem von außen gekommenen Ereignis beruht.

Der Impfschadens-Antrag wurde am 19. 6. 1995 eingereicht. Die Vernehmung beim Gesundheitsamt erfolgte Anfang 1996. Am 2. 5. 1996 Vernehmung der Eltern sowie der Zeugen beim Versorgungsamt. Der »Fall Christian R.« ist also noch nicht als »entschädigungspflichtiger Impfschaden« anerkannt.

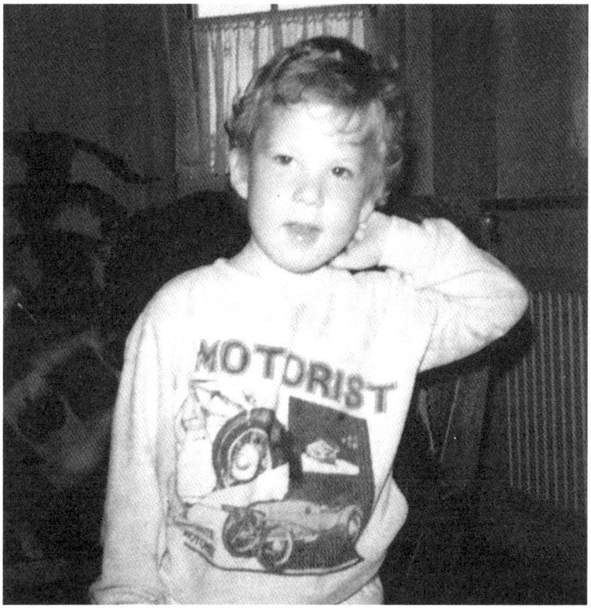

Abb. j 21

Das Zerstören eines Kindes dauert nur wenige Sekunden. Bis zur im Gesetz vorgesehenen Entschädigung dauert es gewöhnlich Jahre.

6. Impfschäden als Folge der Masernimpfung

Bisher bekannt geworden sind Krampfanfälle, die in der Zeit vom 9.–12. Tag vorkommen, sowie Gangunsicherheiten, die in der Zeit vom 5.–12. Tag auftreten. In der Literatur heißt es über die Gangunsicherheiten:

»Obwohl das Auftreten dieser Symptomatik beunruhigend wirken kann, besteht kein Grund zur Sorge, da bisher keine bleibenden Schäden bekannt wurden.« Es ist nicht bekannt, auf welchen Pathomechanismus diese Störung zurückzuführen ist.

Weiterhin treten Schäden am Blutsystem auf; in der Zeit vom 3.–14. Tag p. v. kann es zum Auftreten einer Thrombozytopenie kommen. Sie machen sich durch petichiale Blutungen bemerkbar. ... die aber bisher in keinem Fall zu ernsthaften Blutungskomplikationen geführt haben. Sie waren entweder spontan oder innerhalb von mehreren Wochen Kortiko-Steroid-Therapie rückläufig.

Enzephalitis nach Masernimpfung tritt in der Zeit vom 9.–15. Tag auf. Die Symptome sind Krampfanfälle, gelegentlich verbunden mit Halbseitensymptomatik sowie Kopfschmerzen. Auch die subakute sklerosierende Panenzephalitis (SSPE) ist als Impffolge nach Masernimpfung bekannt. Die Symptome sind schleichender Beginn mit Wesensänderung, Leistungsabfall und zunehmende Zeichen einer chronischen Enzephalitis mit letalem Ausgang. Weiterhin sind aufsteigende Lähmungen im Sinne des Guillain-Barré-Syndroms (GBS) bekannt.

Beispiel:
Nina K., geboren am 10. 5. 1981.

Im Oktober 1986 wog sie 13,5 kg. Zu diesem Zeitpunkt bestand ein hochgradiger Muskelschwund. Sie war pflegebedürftig und hilflos. Fast die gesamte Körpermuskulatur war geschwunden und nirgends tastbar. Besonders im Bereich des Gesäßes waren die Beckenknochen zu sehen. Auch hier war kaum Muskulatur zu tasten. Der ganze kleine Körper, einschließlich der Arme und Beine, schien nur von Haut überzogen zu sein. In den Kniegelenken hatte sich durch das lange Krankenlager eine Beugekontraktur mit einer Versteifung beider Kniegelenke in einem Winkel von 90 Grad herausgebildet. Daher konnte sie nicht stehen und nur in einer Seitenlage auf dem Fußboden spielen. Mit Mühe gelang es ihr nach einiger Zeit, sich zum Kniestand aufzurichten. Dann entwickelte sie durch Hochziehen und Weiterziehen an den Möbeln eine

Möglichkeit, kriechend und rutschend kleine Entfernungen im Zimmer zu überwinden.

Wasserlassen und Stuhlgang waren nur mit mütterlicher Hilfe und durch eine besondere Technik möglich.

Testungen ergaben eine überdurchschnittliche Intelligenz. In diesem Fall wurde das Gehirn ausnahmsweise einmal nicht von der Impfschädigung betroffen.

Heute besucht Nina im Rollstuhl das Gymnasium. Sie ist betroffen über die Hänseleien und den Spott ihrer Mitschüler.

7. Impfschäden als Folge der Tuberkuloseimpfung (BCG-Impfung)

An Impfkomplikationen sind bekannt: 1. Abszesse an der Impfstelle – sie treten etwa 6 Wochen nach der Impfung auf und werden als Komplikation gerechnet, wenn sie größer als 0,6 cm im Durchmesser sind. Dann gibt es Lymphknotenschwellungen über Mandelgröße mit Rötungen und Neigungen zu Abszedierungen, weiterhin eiternde Lymphknotenentzündungen, die 13 Monate nach der Impfung auftreten, sowie Osteitis (Knochenentzündung) und Osteomyelitis (Knochen- und Knochenmarksentzündung). Sie bevorzugen die langen Röhrenknochen. Es können auch mehrere Knochen – auch Rippen – befallen werden. Sie treten 6 Monate bis 4 (selten 6) Jahre nach Impfung auf, im Mittel 12 Monate danach. Wegen der langen Inkubationszeit sollte beim Auftreten einer Osteomyelitis immer an die Möglichkeit einer BCG-Osteomyelitis gedacht werden. Weiterhin wurden disseminierte BCG-Infektion (BCG-Sepsis, BCG-Generalisation, BCG-Granulomatose) beobachtet. Diese Komplikationsart der BCG-Impfung hat eine schlechte Prognose. Es kann nach der BCG-Impfung auch zu einer BCG-Meningitis kommen.

8. Impfschäden als Folge der Rötelnimpfung

Bekannt geworden sind Gelenkentzündungen, die mit zunehmendem Alter der Impflinge häufiger und intensiver auftreten. Sie können in Einzelfällen einen protrahierten Verlauf bis zu mehreren Jahren nehmen. Das Intervall beträgt normalerweise 2–4 Wochen.

Auch Krampfanfälle nach der Rötelnimpfung sind bekannt geworden. Da es sich aber um einen Kombinationsimpfstoff handelt, kann nicht gesagt werden, ob die Krampfanfälle auf die Mumps- oder auf die Masernimpfung zurückgeführt werden muß. In den meisten Fällen wird die Masernviruskomponente diese Reaktion verursachen. Das Intervall beträgt 14 Tage. An neurologischen Komplikationen ist das Guillain-Barré-Syndrom beschrieben worden sowie Myelitis mit Querschnittssymptomatik – aber auch über Enzephalitis wurde im zeitlichen Zusammenhang zur Impfung berichtet. In der Literatur heißt es: »Bisher konnte aber in keinem Fall ein kausaler Zusammenhang bewiesen werden; die meisten publizierten Kasuistiken sind lückenhaft dokumentiert.«

9. Impfschäden als Folge der Mumpsimpfung

Da gegen Mumps nur in Kombination mit einem Impfstoff gegen Masern und Röteln geimpft wird, ist bei einer Impfkomplikation nicht zu sagen, welche Komponente dafür verantwortlich ist. Es gibt nach der Masern-Mumps-Röteln-Impfung Krampfanfälle. Die Inkubationszeit beträgt 9–12 Tage. Es wird vermutet, daß diese Reaktionen auf die Masernkomponente zurückzuführen sind. Zuweilen kommt es etwa 2 Wochen nach der Impfung zu einer meist einseitigen, manchmal aber auch beidseitigen Anschwellung der Ohrspeicheldrüse (Parotitis). Häufigkeit: Unter 200 Geimpften erkrankt einer an dieser Parotitis. Seltener sind Hodenschwellungen, meist einseitige, aber auch beidseitige. Sie treten nach 4–14 Tagen auf und bilden sich dann wieder zurück. Während von den Hodenschwellungen, die nach der Mumps**erkrankung** auftreten, behauptet wird, sie könnten später eine Sterilität verursachen, wird von den Hodenschwellungen nach der Mumps**impfung** gesagt, sie seien ganz ungefährlich, Folgeschäden seien nicht zu erwarten. Als Harris 1899 die Vermutung veröffentlichte, daß es sich bei einem nach Mumps aufgetretenen Diabetes nicht um ein zufälliges, sondern um ein ursächliches Zusammentreffen handele, genügte **eine** Fallbeschreibung, in der auf eine mögliche pankreasschädigende Wirkung der Mumpserreger aufmerksam gemacht wurde, um in der Folgezeit durch weitere Beobachtungen die Möglichkeit zur Gewißheit werden zu lassen. Stickl wies 1988 darauf hin, daß innerhalb der letzten 10 Jahre in der Bundesrepublik Deutschland 19 mal bei Kindern und Jugendlichen im zeitlichen Zusammenhang mit der Impfung Erstmanifestationen an Typ-1-Diabetes zu verzeichnen gewesen waren. Trotzdem wird bei uns der ursächliche Zusammenhang bestritten.

Es wurde weiterhin über Zusammenhänge zwischen Mumpsimpfung und Hörschäden berichtet, über Gangunsicherheit, über Meningitis und über Enzephalitis.

10. Impfschäden als Folge der Zeckenimpfung

Nach der FSME-Impfung ist über unterschiedlichste neurologische Symptome berichtet worden. Sie wurden – je nach Standpunkt des Autors – einmal bagatellisiert, zum anderen aber nachdrücklichst betont. Sicher gibt es nach dieser Impfung meningitische Beschwerden; es sind auch echte Nervenschäden beschrieben worden (Scholz E. und H. Wiethölter. »Postvakzinale Schwerpunkt-Neuritis nach prophylaktischer

Im

arznei-telegramm

erschien im Juli 1993 nachfolgender Artikel:

ALPENLÄNDER: WELCHE GEFAHREN BIRGT DIE FSME-IMPFUNG (FSME-IMMUN U. A.)?

Die Informationen zu Nutzen und Risiken der FSME-Impfung (FSME-IMMUN u.a.) sind in Österreich dürftig. So fehlt in einem aktuellen Bericht in der Tiroler Tageszeitung der Hinweis, daß es im Bergland oberhalb von 1000 m keine FSME-Viren gibt, selbst in Endemiegebieten nur 0,1% der Zecken mit dem Virus infiziert sind und daß die medizinische Bedeutung der etwa 500- bis 1000mal häufiger als FSME vorkommenden Borreliose meist verkannt wird. Risiken der Impfung bleiben unerwähnt. Im Austria Codex findet sich lediglich der Hinweis »gelegentlich leichte lokale Reaktionen«.

Aus Deutschland kommen Berichte über neurologische Krankheitsbilder nach FSME-Impfung (vgl. a-t 6 [1991], 50, 9 [1991], 83). Spontanmeldungen aus der Schweiz (Schweizerische Arzneimittel-Nebenwirkungszentrale [SANZ]) einschließlich des Berichtes einer Polyradikulomyelitis lassen auf eine Häufigkeit neurologischer Nebenwirkungen von 1:23000 bzw. bei Annahme einer Dunkelziffer von nur 10% gemeldeter Zwischenfälle von 1:2300 schließen. Die Schweizer Autoren folgern, »die Indikation zur Immunprophylaxe muß weiterhin auf die bekannten FSME-Risikopersonen, d. h. beruflich Exponierte in Endemiegebieten, beschränkt bleiben« (S. GOERRE et al.: Schweiz. Med.Wschr. ***123*** *[1993], 654). Ähnlich zurückhaltend sieht die Deutsche Arzneimittelkommission in Köln die Indikation der FSME-Impfung (vgl. a-t 5 [1993], 49).*

Zwei Drittel aller Österreicher sollen inzwischen geimpft sein. Also sind mindestens fünf Millionen Impfungen in Österreich durchgeführt worden. Laut Auskunft des Bundesministeriums für Gesundheit, Sport und Konsumentenschutz (vom 8. Juni 1993) sind im Zeitraum 1982 bis 1993 (11 Jahre) 19 neurologische Nebenwirkungen spontan gemeldet worden. Dies würde einer (spontan gemeldeten) Nebenwirkungsrate von 1:250000 entsprechen. Im 1993 erschienenen Buch »Impfreaktionen« wird allein die Häufigkeit der Impfkomplikation »meningitische Beschwerden« mit etwa 1:1000 angegeben.

Der Schluß ist erlaubt, daß in Österreich nicht etwa die Nebenwirkungshäufigkeit, sondern die spontane Meldungsrate von Nebenwirkungen im Verhältnis zur Schweiz und Deutschland ca. zehnmal niedriger liegt. Das Verhalten des österreichischen Herstellers in bezug auf die Aufklärung von Ärzten und Patienten bezüglich möglicher Nebenwirkungen in Österreich ist skandalös und möglicherweise sogar strafrechtlich relevant.

Univ. Prof. Dr. med. H. GLOSSMANN (Klin. Pharmakologie)
Institut für Biochemische Pharmakologie
A-6020 Innsbruck

Naturherde virusinfizierter Zecken sind in der Schweiz in erster Linie das Berner Seeland, das Züricher Unterland und die Gegend um Landquart-Seewies. Auch ein »Großteil der Österreicher lebt nicht in einem Endemiegebiet« (Gesundheitsminister AUSSERWINKLER). Der FSME-Anbieter Immuno erklärt hingegen »ganz Österreich« zum Endemiegebiet und schürt Ängste vor den Folgen eines Zeckenbisses. Kritiker wie GLOSSMANN tut der Immuno-Vorstand EIBL als »G'schaftelhuber« ab. Ein Statistiker, der die vom Erfinder des Impfstoffes FSME-IMMUN KUNZ publizierten FSME-Daten in Frage stellt, wird ignoriert: EIBL redet nicht »mit jedem Wurschtl« (Profil 25/1993, S. 38). KUNZ ist übrigens nicht nur mit Tantiemen am Impfstoff beteiligt, sondern auch Mitglied des obersten Sanitätsrates, der Impfempfehlungen herausgibt (vgl. a-t 9 [1991], 79). Der Zielkonflikt liegt offen.

Unserem NETZWERK DER GEGENSEITIGEN INFORMATION gingen innerhalb von sechs Jahren 115 Berichte über Zwischenfälle in Verbindung mit FSME-Impfstoffen zu. Überwiegend handelt es sich um ZNS-Störwirkungen, darunter Kopfschmerzen (30%), zerebrale Krampfanfälle (12%), Asthenie (10%), Parästhesien (8%), Paresen (7%), Enzephalitis (6%), Meningismus (4%), Meningitis (3%) sowie Depression, Myelitis, Polyneuritis, Reflexabschwächung, Verwirrtheitszustand u.a. Im Bereich der Sinnesorgane werden Doppeltsehen und Schwindel (je 4%), Sehstörungen und Augenmuskellähmung (je 3%) sowie Taubheit, Störung des Geruchssinns und Lichtscheu beschrieben. 34% der gemeldeten Zwischenfälle gehen mit Fieber einher, 11% mit Übelkeit und Erbrechen, 7% mit Glieder- und 5% mit Nackenschmerzen. Ein Allgemeinmediziner aus dem Stuttgarter Raum findet bei mehreren Patienten trotz dreifacher Grundimmunisierung keine für einen Impfschutz ausreichenden Titer. Die Kontrolluntersuchung in einem anderen Labor bestätigt die fehlende Immunisierung (Bericht 4882), Red.

FSME-Impfung«, »Dtsch Med Wschr.« 112, S. 544, 1987). Die umfangreichsten Sammlungen von Schäden und Nebenwirkungen wurden in der Zeitschrift »arznei-telegramm« veröffentlicht. Hier wurde auch mehrfach über das Vorkommen des Guillain-Barré-Syndroms (GBS) geschrieben.

Dem Paul Ehrlich Institut, Paul-Ehrlich-Straße 51–59 in 63225 Langen wurden bis 25. 10. 1993 folgende Verdachtsfälle neurologischer Komplikationen nach FSME-Impfung gemeldet:

PEI-Nr.	UAW	Datum Impfung wie viele	Datum UAW	Zeit-diff. in Tagen
1990				
143–90	Kopf- u. Rückenschmerzen, Sensibilitätsstörung u. Parese der Hände bds., Exanthem gen. mit Pruritus	12. 6. 89 1. Impf.	0	?
144–90	Aphasie, kompl. Migräne	6. 3. 89 1. Impf.	16. 3. 89	10
607–90	Krampfanfälle, Sehstörungen, Kopfschmerzen	8. 88 2. Impf.	1. 10. 88 stat.	?
609–90	Cephalgie, Myalgie, Arthralgie	17. 7. 89 1. Impf.	17. 7. 89 stat.	1
610–90	Cerebrale Krampfanfälle	5. 6. 88 1. Impf.	7. 88 stat.	28
611–90	Cerebraler Krampfanfall	14. 9. 84 27. 1. 86 3. 7. 89	stat. 10. 7. 89	7
620–90	Parästhesien u. Paresen der Beine bds.	8. 1. 90 3. Impf.	23. 1. 90	15
981–90	Meningitis	Erst-impfung	2	

PEI-Nr.	UAW	Datum Impfung wie viele	Datum UAW	Zeit-diff. in Tagen
1121–90	fokaler Krampfanfall	3. 5. 90 1. 6. 90	stat. 4. 6. 90	 31
1123–90	Cephalgie, Dyskinesien	8. 5. 90 1. Impf.	23. 5. 90 stat.	18
1126–90	Krampfanfälle, EEG-Anfälle	7. 7. 88 29. 8. 88	9. 7. 92 31. 8. 92	2 2
1318–90	Abducensparese	21. 5. 90	29. 5. 90 stat.	8
1415–90	Meningoencephalitis, Opticusneuritis	29. 5. 90 5. 6. 90	15. 6. 90	10
1434–90	Cerebraler Krampfanfall, V. a. Encephalitis	3. 4. 86 30. 4. 86	stat. 15. 5. 86	15
1550–90	Cerebrale Krampfanfälle	30. 5. 90 3. 7. 90	stat. 10. 7. 90	7
1578–90	Parese des N. axillaris li.	23. 4. 90	11. 5. 90	18
1583–90	Myalgie-Syndrom re. Glutäal u. re. Oberschenkel	Herbst 87 keine weit. Angaben	einige Tage	(?)
1618–90	Polyneuritis	5. 89 Auffrisch-impfung	stat.	21
1735–90	Diplopie (Doppelbilder)	keine Angaben	19. 6. 90	?
1991				
136–91	Meningitis	3. 8. 90 2. Impf.	13. 8. 90 stat.	5
287–91	extreme Kopfschmerzen, Gangunsicherheit, Ataxie, Fieber, gesteig. Geruchsinn	19. 11. 90 1. Impf.	2. 12. 90	13

PEI-Nr.	UAW	Datum Impfung wie viele	Datum UAW	Zeit-diff. in Tagen
439–91	Krampfanfall	22. 5. 91 3. Impf.	23. 5. 91 stat.	17
445–91	spas. Hemiparese, Stammganglieninfarkt, Athetose, Psychosyndrom	7. 5. 90 3. Impf.	21. 5. 90 stat.	14
446–91	Myoklonisch-dystones Syndrom. bei Encephalomyelitis	17. 4. 91 3. Impf.	29. 4. 91 stat.	12
459–91	V. auf Encephalitis	21. 9. 90 (?)	28. 9. 90 stat.	7
471–91	Parese re. Arm, Sehstörung, Doppelbilder	6. 5. 91 (?)	6. 5. 91	1
490–91	Meningismus, Fieber, Arthralgie	8. 7. 91 keine weit. Angaben	10. 7. 91	2
496–91	akute Psychose	21. 5. 90 3. Impf.	stat.	7
499–91	Status epilepticus	16. 7. 91 1. Impf.	19. 7. 91 stat.	3
536–91	Halluzinationen, Angstzustände, Fieber, Augenschmerz, Erbrechen	19. 6. 91 4. Impf.	2. 7. 91 stat.	13
539–91	Krampfanfall	3. 7. 89 4. Impf.	7. 7. 89 stat.	4
622–91	Hyper- u. Dysästhesie im Plexus lumbalis re.	25. 3. 91 2. Impf.	10. 6. 91	77
623–91	Abducensparese u. Doppelbilder	4. 6. 91 1. Impf./Stat.		42
630–91	Sensibilitätsstörungen re. Körperhälfte Tinnitus	24. 4. 89 1. Impf.	26. 4. 89 Pat. ist nicht genesen, immer noch Beschwerden	2

PEI-Nr.	UAW	Datum Impfung wie viele	Datum UAW	Zeit-diff. in Tagen
631–91	Meningo-Encephalitis	31. 7. 91 1. Impf.	7. 8. 91 stat.	8
670–91	Athaxie, Nackensteife, Kopfschmerzen, Übelkeit, Konz.- u. Merkfähigkeitsstörungen V. a. Meningoencephalitis	16. 6. 91 (?)	18. 6. 91	2
1992				
22–92	Gaumensegelparese	6. 88 1. Impf.	6. 88	15
44–92	Polyneuropathie vom Typ Lhermitte	10. 4. 91 2. Impf.	5. 91 Pat. mit Defektheilung	21
322–92	Begleitencephalitis Sehstörung, Konz.- u. Merkfähigkeitsstörungen	19. 7. 91 1. Impf.	20. 6. 91	1
362–92	Facialisparese li.	8. 5. 92 1. Impf.	10. 5. 92	2
476–92	Nystagmus, Schwindel	1. Impf.		1
493–92	Cephalgie, Adynamie	22. 4. 91 (2.) 31. 5. 91	2. 6. 91	2
502–92	Polyneuritis, GBS-Syndrom	(1.) 19. 2. 92 (2.) 1. 4. 92	stat.	28
510–92	Hemiparese re.	26. 6. 92 2. Impf.	29. 6. 92	3
511–92	Encephalomyeloradikulitis	22. 3. 91 3. 5. 91 15. 5. 92	stat. 20. 5. 92	5
512–92	Abducensparese, Doppelbilder	keine weiteren Angaben		240

PEI-Nr.	UAW	Datum Impfung wie viele	Datum UAW	Zeit-diff. in Tagen
513–92	Oculomotoriusparese bds.	2. Impf.	14	
514–92	cerebrale Krampfanfälle	keine Angaben		(?)
515–92	cerebrale Krampfanfälle	UAW 4 Wochen nach 1. Impf.		28
517–92	Multiple Sklerose	3. Impf.		(?)
519–92	Meningoencephalitis	Erstimpfung		15
520–92	Meningismus, Kopfschmerz, Fieber	2. Impf.		3
521–92	Labyrinthausfall			10
522–92	Depression u. Suizid	4. 7. 89 31. 7. 89	keine weiteren Angaben	(?)
524–92	cerebraler Krampfanfall	(1.) 5. 88 (2.) 7. 88	UAW April 1989	240
527–92	V. a. Mult. Sklerose, Paresen nach Zeckenbiß u. Erstimpf., Parästhesien			42
529–92	Cephalgie, Vertigo, Gesichtsfeldausfall		(?)	4
530–92	Abducensparese	Erstimpfung		3
533–92	Augenmuskelparese	2. Impf.		28
534–92	Polyneuropathie	keine Angaben zum Zeitablauf		(?)
535–92	Encephalomyelitis mit Krampfanfällen	Auffrischimpfung		(?)
539–92	Myklonie, Diadochokinese	12. 6. 92 (2.) 6. 7. 92	12. 7. 92	6

PEI-Nr.	UAW	Datum Impfung wie viele	Datum UAW	Zeit-diff. in Tagen
673–92	Glottiskrampf	(1.) 7. 91 (2.) 3. 92	stat. 5. 92	 60
699–92	Multiple Sklerose	15. 2. 91 (?)		14
728–92	Meningitis	8. 7. 92 1. Impf. 9. 7. 92	stat.	1
730–92	seröse Meningitis, Myelitis	24. 7. 92	24. 7. 92	1
755–92	Krampfanfall, path. EEG, Encephalopathie	3. 7. 90 3. Impf.	30. 7. 90	27
758–92	Krampfanfall	2. 9. 92 1. Impf.	3. 9. 92	1
770–92	Hirnnervenpolyneuritis	9. 6. 92 1. Impf.	15. 7. 92	6
826–92	Conjunctivitis lignosa, Laryngitis lignosa, Vaskulitis	21. 7. 89 18. 8. 89 10. 7. 90	stat. 3. 91	 230
866–92	Encephalitis, Grand-mal-Anfall, serol. Adenovirus-infekt		1	

Prof. Kunz aus Wien, der Erfinder der FSME- oder Zecken-Impfung, wird diese vom Paul-Ehrlich-Institut in Frankfurt gesammelten Fälle in bewährter Art und Weise verharmlosen, abschwächen, ganz abstreiten oder gar behaupten, dies alles sei nur zufälliges, jedoch kein ursächliches Zusammentreffen, auch ohne Impfung wären diese Menschen erkrankt. (In Deutschland wird dies den Opfern der Keuchhusten-Impfung entgegengehalten.) Es wird verschwiegen, daß jede mit der Spritze durchgeführte Impfung mit lebenden oder toten Erregern das Einbringen von artfremdem Eiweiß in den menschlichen Organismus bedeutet, und man wird wieder behaupten, Impfungen seien »etwas ganz Natürliches«. In Österreich hat die Impfpropaganda für die FSME-Impfung inzwischen groteske Formen angenommen. Ungeimpfte Kinder, besonders aber deren Eltern, werden seelisch vergewaltigt. Die Eltern werden von allen Seiten bedroht. Es wird ihnen gesagt, ohne FSME-Impfung könnten ihre Kinder weder im Kindergarten noch in der Schule aufgenommen werden, sie dürften weder an Schulausflügen noch an Ferienfreizeiten teilnehmen usw. Jetzt startete eine »Arbeitsgemeinschaft Gesundheitsvorsorge« eine neue Offensive für die FSME- und andere Impfungen.

In Deutschland scheint man gegenüber dieser mysteriösen Impfung mißtrauisch zu sein.

Nach der vom Paul-Ehrlich-Institut (PEI) im Dezember 1993 gestarteten Umfrage ergaben sich viele Zwischenfälle (siehe S. 251). (Dabei ist sehr zweifelhaft, ob die Umfrage von allen Ärzten gelesen wurde, und ganz ungewiß ist die Prozentzahl der Ärzte, welche antworteten.)

Daher wurden vom Paul-Ehrlich-Institut folgende Auflagen zur Fach- und Gebrauchsinformation des Arzneimittels FSME-Immun angeordnet:

Gebrauchsinformation:
Im Abschnitt *Nebenwirkungen* soll die folgende Formulierung aufgenommen werden:

»Im zeitlichen Zusammenhang mit der FSME-Impfung können in seltenen Fällen entzündliche Reaktionen des Gehirns auftreten.«

Weiterhin folgende Nebenwirkungen:

»Bei Patienten mit Autoimmunerkrankungen, wie zum Beispiel Multipler Sklerose oder Iridozyklitis (entzündlicher

Erkrankung des Innenauges), kann es durch die Impfung zur Auslösung eines Schubes dieser Erkrankungen kommen.«

Im Abschnitt *Gegenanzeigen*:

»Bei bekannter oder vermuteter Autoimmunerkrankung muß das Risiko einer möglichen Infektion gegen das Risiko einer ungünstigen Beeinflussung der Autoimmunerkrankung durch die Impfung abgewogen werden.«

Die **Fachinformation** wird entsprechend angepaßt.

Das PEI begründet diese Maßnahme unter anderem wie folgt:

»Die Auflagen sind auf der Grundlage der dem Paul-Ehrlich-Institut vorliegenden Meldungen unerwünschter Arzneimittelwirkungen sowie der von unabhängigen Experten erstellten Gutachten erforderlich. Enzephalitische Reaktionen sind schwerwiegende Beeinträchtigungen des Gesundheitszustandes der Patienten. Es besteht der begründete Verdacht, daß im zeitlichen Zusammenhang mit der Impfung mit dem Impfstoff FSME-Immun enzephalitische Reaktionen auftreten sowie Schübe von Autoimmunerkrankungen, wie z. B. Multipler Sklerose und Iridozyklitis, ausgelöst werden. Bei zentralnervösen Komplikationen handelt es sich um die im Jahre 1993 im Rahmen der Spontanerfassung am häufigsten an das Paul-Ehrlich-Institut gemeldete unerwünschte Wirkung von FSME-Immun.«

Arzneimittelkommisssion der deutschen Ärzteschaft, Aachener Straße 233–237, 50931 Köln, Tel 0221/4004-520, Fax 0221/4004-5–11

11. Impfschäden als Folge der Hepatitis-A-Impfung

Die Impfung ist erst im vergangenen Jahr bei uns eingeführt worden. Dem »Schutzverband für Impfgeschädigte e. V.« sind bisher keine Impfschäden gemeldet worden.

12. Impfschäden als Folge der Hepatitis-B-Impfung

Es kommen Glieder- sowie Gelenkschmerzen und Schwellungen vor, die sich nach jeder erneuten Impfung wiederholen und verstärken. Sie treten 7–10 Tage nach der Impfung auf und zwar in einem Verhältnis von 1:100.

Ein »prominentes« Opfer der Hepatitis-B-Impfung ist der österreichische Spitzensportler Andreas Steiner (siehe S. 319).

13. Impfschäden als Folge der Hepatitis-C-Impfung

Die Impfung wurde noch nicht offiziell eingeführt. Impfschäden sind daher nicht bekannt.

14. Impfschäden als Folge der Grippeimpfung (die eigentlich »Influenzaimpfung« heißen müßte)

Hier sind Schäden am Gefäßsystem bekannt, die so weit gehen können, daß der ganze Körper mit roten Fleckchen bedeckt ist, die zum Teil einzeln stehen, aber auch zusammenfließen können (Schoenlein-Henochsche Purpura). Ein erschreckendes Krankheitsbild, das 7–10 Tage nach der Impfung auftritt, meist jedoch ungefährlich ist und wieder abklingt. Weiter sind auch Nervenentzündungen und ebenso wieder das Guillain-Barré-Syndrom bekannt. Häufig – fast bis zu 50 % – treten nach der Grippeimpfung grippale Infekte auf. Es wird auch über Lungenentzündungen, Bronchopneumonien als Folge einer Influenza-Impfung berichtet, zum Teil mit tödlichen Ausgängen.

Ein Sport-As als Opfer

Als prominentes Opfer eines Impfschadens folgte gestern auch der österreichische Spitzensportler Andreas Steiner der Einladung der Südtiroler Interessengemeinschaft. Steiner war Weitspringer und hatte sich vor seiner Teilnahme an den Olympischen Spielen in Seoul 1992 gemeinsam mit anderen Sportlern impfen müssen. »Zett« sprach mit dem 29jährigen Innsbrucker:

»Zett«: Worauf geht Ihr Impfschaden zurück?

Steiner: Eigentlich hätten wir uns gegen Hepatitis A impfen sollen; doch irgend jemand erwischte eben das Hepatitis-B-Serum. Kurz darauf bekam ich einen schrecklich juckenden Ausschlag und wurde von immer stärker werdenden Schmerzen am ganzen Körper geplagt. Das ging so weit, daß ich Wochen später keine hundert Meter mehr gehen konnte.

Z: Wer fand heraus, daß die Impfung schuld daran war?

S: Eine Ärztin an der Innsbrucker Universitätsklinik. Die Allergie geht auf den quecksilbersäurehaltigen Stoff Thiomersal zurück.

Z: Wie wurden Sie behandelt?

S: Der Stoff mußte vom Körper ausgeschwemmt werden. Auch homöopathische Mittel haben mir geholfen.

Z: Sind Sie heute gesund?

S: Nach drei Jahren Behandlung kann ich langsam wieder mit dem Sport beginnen. Spitzensport kommt aber nicht mehr in Frage.

Z: Sind Sie zum Impfgegner geworden?

S: Nicht unbedingt. Ich finde es aber blauäugig, Impfungen als »nur positiv« darzustellen. Sie können nun einmal Nebenwirkungen haben. Und darüber müssen Eltern wohl auch Bescheid wissen, bevor ihre Kinder geimpft werden.

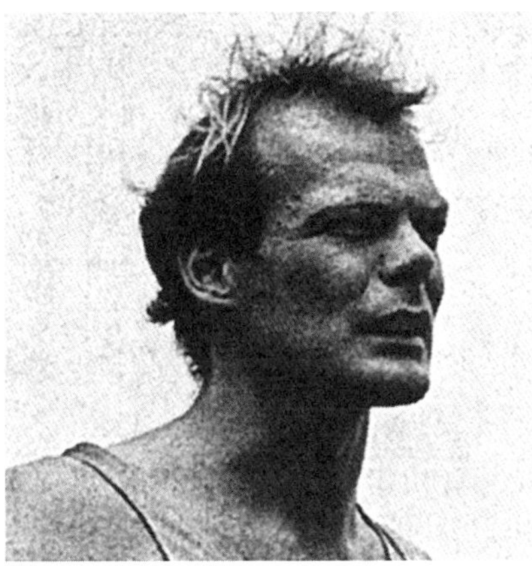

Impfopfer: Weitspringer und Olympionike Andreas Steiner.

XI. **Impfschäden** (Die sogenannte »Kann-Bestimmung«) (nach § 52, Abs. 2 des Bundes-Seuchengesetzes)

Der Absatz 2 des § 52 des BSeuchG lautet:
(2) Zur Anerkennung eines Gesundheitsschadens als Folge einer Impfung genügt die Wahrscheinlichkeit des ursächlichen Zusammenhangs. Wenn diese Wahrscheinlichkeit nur deshalb nicht gegeben ist, weil über die Ursache des festgestellten Leidens in der medizinischen Wissenschaft Ungewißheit besteht, kann mit Zustimmung der für die Kriegsopferversorgung zuständigen obersten Landesbehörde der Gesundheitsschaden als Folge einer Impfung anerkannt werden. Die Zustimmung kann allgemein erteilt werden. Eine Anerkennung nach den Sätzen 1 und 2 und hierauf beruhende Verwaltungsakte können mit Wirkung für die Vergangenheit zurückgenommen werden, wenn unzweifelhaft feststeht, daß der Gesundheitsschaden nicht Folge einer Impfung ist; erbrachte Leistungen sind nicht zu erstatten.

1. Zuckerkrankheit (Diabetes mellitus)

Im »Handbuch der Schutzimpfungen« hatte Herrlich auf die Möglichkeit eines Zusammenhangs zwischen Pockenimpfung und nachfolgendem Diabetes mellitus hingewiesen. Der Diabetologe Schneider aus Prenzlau schilderte 1973 und 1975 zwei Fälle von kindlicher Zuckerkrankheit nach vorangegangener Pockenimpfung. Sowohl Herrlich als auch Schneider haben jedoch in ihren Sachverständigengutachten die Frage eines ursächlichen Zusammenhangs zwischen der Impfung und der anschließenden Zuckerkrankheit verneint. Bis 1977 gab es in der Literatur 10 Fälle von Zuckerkrankheit (einschließlich der von Herrlich), die in engem zeitlichen Zusammenhang mit einer durchgeführten Pockenimpfung aufgetreten waren. In diesem Jahr (1977) wurden zwei weitere Fälle in der Literatur beschrieben. Zwölf Fälle aber sprechen gegen ein zufälliges Zusammentreffen von Impfung und nachfolgender Zuckerkrankheit. Die Möglichkeit einer pankreasschädigenden Wirkung des Vakzinevirus kann nicht mehr bestritten werden.

Vergl.: Buchwald, G.: Diabetesmanifestation nach Pockenimpfung. »Med. Klinik« 77, Nr. 25 S. 777–779 (1982). Zu dieser Frage bemerkte Prof. Stück in dem Artikel: »Mumpsimpfung und Auftreten eines Diabetes mellitus Typ Ia« in der Zeitschrift »Pädiatrische Praxis« 46, Heft 1, S. 19 (1993): »Ob das Auftreten eines Typ-I-Diabetes nach einer Mumpsschutzimpfung als Impfschaden anerkannt wird, ist eine Ermessensfrage.«

2. Allergische Erkrankungen

In den letzten Jahren bzw. Jahrzehnten hat es einen Anstieg bestimmter Erkrankungen gegeben, die es früher nicht bzw. nicht in diesem Umfang gegeben hat. In diese Gruppe gehört auch der Heuschnupfen oder das Heufieber. Als Erstbeschreiber gilt der englische Arzt J. Bostock (1819). In seiner zweiten Veröffentlichung aus dem Jahre 1828 bringt Bostock das Heufieber mit dem Duft frisch gemähten Grases in Verbindung. Der englische Arzt Charles Harrison Blackley berichtete 1873 über seine Forschungen mit verdünnten Pollenaufschwemmungen. Sein einwandfreier Nachweis, daß Gräserpollen die Ursache des Heufiebers sind, wurde jahrelang nicht anerkannt, weil er Homöopath war. In der Geschichte des Heuschnupfens spielt das Jahr 1796 eine bemerkenswerte Rolle. In diesem Jahr erschien die Arbeit Edward Jenners über die Kuhpockenimpfung. Mit diesem Verfahren beginnt die **Einverleibung artfremden Eiweißes** direkt in den menschlichen Organismus im großen Umfang; natürlich zuerst in England. Damit findet die auffallende Tatsache eine Erklärung, daß die ersten Berichte über das Heufieber aus England stammen. Dem englischen Gras aber kommt nur eine untergeordnete Bedeutung zu, denn die späteren Statistiken wiesen nach, daß die bäuerliche Bevölkerung die wenigsten Heuschnupfenkranken stellte. In seiner Erstveröffentlichung »Organon der rationellen Heilkunde« (1810) von Samuel Hahnemann finden sich keine Hinweise auf Krankheiten, die zu dem allergischen Formenkreis gerechnet werden könnten. Das ist bemerkenswert, weil wir den Begründer der Homöopathie zu den bestorientierten Ärzten seiner medizinischen Epoche zählen dürfen. H. Petov schrieb in seiner Heuschnupfenmonographie 1930, daß diese Erkrankung am häufigsten im zweiten Lebensjahrzehnt beginnt, wobei an die damals übliche Zweitimpfung im 12. Lebensjahr zu denken ist.

In den Jahren 1926 bis 1930 war der Heuschnupfen noch so selten, daß Petov unter 7000–8000 Kranken der Charité in Berlin in den Monaten Mai, Juni und Juli (in denen heute die meisten Heuschnupfenerkrankungen vorkommen) keinen Heufieberfall finden konnte. Das klingt uns heute unglaublich, es wurde aber von anderen Autoren, z.B. aus Gießen und Köln, bestätigt. Die Pollen sind zwar die äußeren Bedingungen für das seuchenhafte Auftreten, die innere Empfindlichkeit des Organismus ist jedoch der wesentlichste Vorgang. Zum Verständnis der Epidemiologie des Heuschnupfens muß daher das berühmte Wort von Louis Pasteur: »Der Keim ist nichts, das Terrain ist alles« zugrundegelegt werden. Ohne künstlichen Eingriff größten Stils in das Terrain wird man den Vorgang der Sensibilisierung eines so großen Teils der Menschen gegen Pflanzenpollen nicht verstehen können. Dieser Eingriff muß bezüglich Häufigkeit und geographischer Ausbreitung mit der Heuschnupfenseuche Schritt halten. Im Rahmen dieser Überlegungen bleiben als Ursache eigentlich nur die Impfungen übrig. Dieser Ursachenverdacht korreliert auf drei Ebenen: Zeitlich, geographisch und soziologisch – bis ins Detail. Sticker konnte 1907 zeigen, daß der Heuschnupfen in der Landbevölkerung auffallend selten vorkam, hingegen viel mehr unter der Stadtbevölkerung und hier besonders in den privilegierten Bevölkerungsschichten. Das heißt, die Krankheit verbreitete sich dort, wo geimpft wurde und nicht dort, wo die meisten Pollen flogen. Dabei läßt sich das bevorzugte Erstauftreten der Krankheit nach der Revakzination im 2. Lebensjahrzehnt statistisch belegen. In den 60er Jahren verlagerte sich übrigens der Zeitpunkt des Erstauftretens in das Kindesalter. Dieses epidemiologische Phänomen korreliert mit der Entwicklung der Mehrfachimpfung in den ersten beiden Lebensjahren. Heute erkranken schon Kleinkinder an Heuschnupfen, aber während es zur damaligen Zeit nur 2 Impfungen (gegen Pocken im 2. und im 12. Lebensjahr) gab, beginnen in der Bundesrepublik die Impfungen am Tag nach der Geburt mit der Impfung gegen Tuberkulose (BCG-Impfung). Das Heufieber wurde also erst zur Massenerkrankung, nachdem die Ärzte in den Jahren nach dem letzten Krieg »fieberhaft« zu impfen begannen. Als Massenerkrankung ist der Heuschnupfen nur zu verstehen, wenn man eine Sensibilisierung gegen **artfremdes Eiweiß** im größten Stil zugrundelegt. Wenn bedacht wird, in welchem Maß das empfindliche Immunsystem bei Säuglingen und Kleinkindern durch die Unzahl der heute durchgeführten Impfungen belastet wird, so liegt der Verdacht nahe, daß die riesige Zahl der durch Impfungen zugeführten Giftkeime Ursache dieser auf immunologischem Gebiet liegenden Störungen sind.

Der Inhalt des Kapitels 2: »Allergische Erkrankungen« findet sich ausführlicher dargestellt bei *Braun, A.:* »Mutmaßungen zur Iatrogenese der Polynose und ihre therapeutischen Konsequenzen«. DJH 4/87, S. 383 sowie bei *Braun, A.:* »Mutmaßungen zur Iatrogenese der Polynose«. AHZ 5/87, S. 186.

3. Die »Bechterewsche Krankheit«
= (Spondylarthritis ankylosans)

Paragraph 1, Abs. 3 des Bundes-Versorgungsgesetzes (BVG) und Paragraph 52, Abs. 2 des Bundes-Seuchengesetzes (BSeuchG) sind zwar nicht wortgleich, aber sinngemäß identisch.

In Anlehnung an das BVG wurde in diesem Absatz 2 des BSeuchG eine Härteklausel für solche Fälle eingeführt, in denen der Wahrscheinlichkeitsbeweis nicht erbracht werden kann, weil über die Ursache des festgestellten Leidens in der medizinischen Wissenschaft Ungewißheit besteht. Gerade im Hinblick auf derartige Krankheiten wurde im 2. Absatz des § 52 BSeuchG die sog. »Kann-Versorgung« vom Gesetzgeber geschaffen. Es ist nämlich bekannt, daß bestimmte Erkrankungen durch äußere Ereignisse zur Auslösung gebracht werden können. In diesem Zusammenhang wird von einem »Triggermechanismus« gesprochen. Ohne Zweifel sind gewisse Viren in der Lage, im Sinne dieses »Triggermechanismus« den Beginn derartiger Erkrankungen in Gang zu setzen; daher ist es selbstverständlich auch möglich, daß Impfstoffe, in denen häufig Viren (oder virale Bestandteile) enthalten sind, als Triggermechanismen auslösend für bestimmte Krankheiten wirken können. Im BSeuchG werden als solche Krankheiten mit unbekannter Ursache die Multiple Sklerose und die Facialisparese als Beispiele direkt genannt. In den »Anhaltspunkten für die ärztliche Gutachtertätigkeit im sozialen Entschädigungsrecht und nach dem Schwerbehindertengesetz, Ausgabe 1983« wird in dem Abschnitt »Kausalitätsbeurteilung« im Punkt 139 darauf hingewiesen, daß die Bechterewsche Erkrankung zu denjenigen Erkrankungen gehört, die unter § 52, Abs. 2 fallen. Es heißt dann weiterhin:

»Die Ätiopathogenese ist im übrigen weitgehend ungeklärt, so daß eine ›Kann-Versorgung‹ in Betracht zu ziehen ist. Wissenschaftlich werden neben genetischen verschiedene exogene Faktoren diskutiert. Unter diesen Umständen ist auch die Bedeutung folgender Noxen ungewiß:

1. Infektiöse und andere Krankheiten, die die Immunitätslage nachhaltig verändern.
2. Körperliche Belastungen, die nach Art, Dauer und Schwere geeignet sind, die Resistenzlage erheblich herabzusetzen. Haben solche Umstände als Schädigungstatbestände vorgelegen, sind die Voraussetzungen für eine ›Kann-Versorgung‹ als gegeben anzusehen, wenn auf einen Beginn des Leidens in einer zeitlichen Verbindung bis zu 6 Monaten danach begründet geschlossen werden kann.«

Beispiel:
Joachim R.

Geb. am 10.3.1950 in Issigau/Oberfranken. Er wurde am 1.10.1970 zur Bundeswehr einberufen. Während der Grundausbildung, die ihm als sportlich nicht sehr aktivem Mann – besonders durch lange Nachtmärsche – sehr schwer gefallen ist, erfolgte am 6.11.1970 eine Impfung gegen Pocken.

Am 9.11.1970 meldete er sich im Krankenrevier wegen einer »Schwellung am Oberarm«. Am 19.11.1970 wurde er wegen einer »Schwellung am linken Außenknöchel« dort stationär aufgenommen. Am 12.1.1972 meldete er sich erneut im Krankenrevier wegen »zunehmender Beschwerden im rechten Gesäß, besonders morgens beim Aufstehen« (im Bereich der unteren Lendenwirbelsäule).

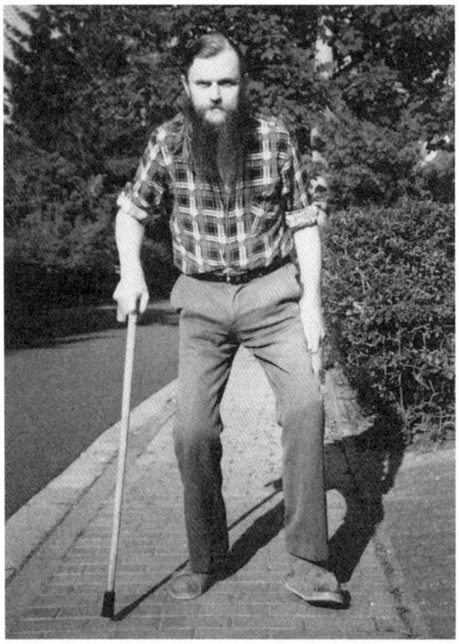

Abb. 11

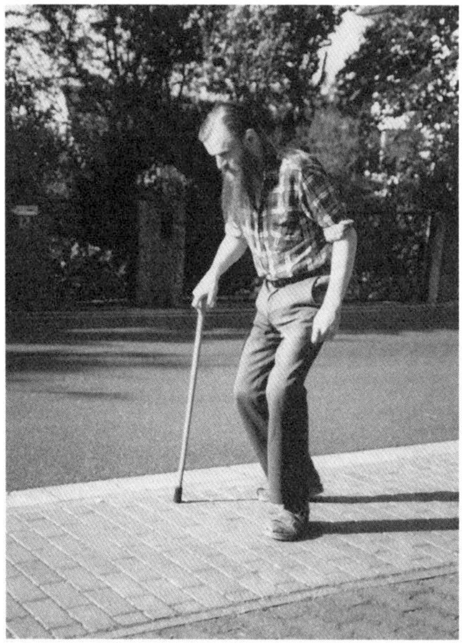

Abb. 12

Am 6.11.1972 erfolgte die nächste Krankmeldung wegen Schmerzen über dem rechten Knöchel. Am 8.5.1973 traten dann Schmerzen in der rechten Schulter auf. In der Gesundheitskarte heißt es am 18.9.1973: »Periarthritis humeroscapularis«.

Herr R. brachte die vier Jahre als Zeitsoldat bei der Bundeswehr mit wechselnden Beschwerden hinter sich.

Nach der Bundeswehrzeit übte er zunächst seinen alten Beruf wieder aus. Allmählich verschlechterte sich aber sein Zustand; 1987 wurde er arbeitsunfähig. Jetzt kann er nur noch mit Hilfe einer Gehstütze laufen und bietet das Vollbild eines klassischen Bechterew-Kranken.

Bei allen Schilderungen seines Krankheitsablaufes hat er darauf hingewiesen, daß er erstmalig während seiner Bundeswehrzeit 3 Tage nach der Pockenimpfung Beschwerden und Schmerzen gehabt habe. Offensichtlich hat niemand gewußt (oder nicht wissen wollen), daß ein indirekter Zusammenhang zwischen dem Beginn der Erkrankung und der Impfung zumindest bestehen könnte. So stellte er erst am 8.6.1993 beim Versorgungsamt in Nürnberg den Antrag, die Bechterewsche Erkrankung nach § 52, Abs. 2 des Bundes-Seuchengesetzes als indirekten Impfschaden anzuerkennen. Herrn R. ist ein großer Versorgungsausfall-Schaden entstanden, denn nach unseren gesetzlichen Bestimmungen können Versorgungsleistungen (Renten) erst ab dem Tag des Antragseinganges beim Versorgungsamt gewährt werden.

Das Impfschadens-Anerkennungsverfahren läuft noch.

Nach meinen bisherigen Erfahrungen möchte ich annehmen, daß die Versorgungsverwaltungen alles aufbieten werden, um den Antrag abzulehnen.

4. Multiple Sklerose als Impfschaden

In den amtlichen Begründungen zu § 52 Abs. 2 (»Kann-Bestimmung«) heißt es: »Es gibt eine Reihe von Krankheiten, deren Ursache noch ungeklärt ist, z.B. multiple Sklerose, Facialisparese. Im Hinblick hierauf erscheint es nicht vertretbar, gerade bei Impfschäden auf eine solche Klausel zu verzichten.« Und da im Jahr 1973 das Sozialministerium Bayern durch Rundschreiben bei den Versorgungsämtern empfohlen hatte, eine multiple Sklerose als Folge der Polioschluckimpfung im Wege der Kann-Versorgung anzuerkennen, »wenn die MS-Symptome binnen 6 Wochen nach der Polioschluckimpfung auftraten« führten diese und ähnliche Hinweise zu Impfschadensprozessen, in denen die Anerkennung einer multiplen Sklerose unter Hinweis auf diese oder ähnliche Anweisung gefordert wurde. In dem Buch »Schutzimpfungen« von Stickl und Weber heißt es z.B. auf S.101:

»Ungeklärt dagegen blieb die Rolle der Polioschluckimpfung bei der multiplen Sklerose. Hier kann es bei ohnehin vorbestehender Veranlagung bzw. zu Beginn der noch nicht erkennbaren Erkrankung durch jeden ›banalen‹ Infekt zur Erstmanifestation oder bei schon bestehender und klinisch noch weitgehend stummer MS zur Schubauslösung kommen.« Wenn die Schluckimpfung gelegentlich zu einer »Minor Illness« führt – also einer katarrhalischen Vorform der typischen Polioerkrankung –, die mindestens auch die gleiche Wertigkeit hinsichtlich ihrer »Provokationswirkung« besitzt, wie sie einem sog. banalen, katarrhalischen Infekt zukommt – muß man auch einer »Minor Illness« zubilligen, daß sie als »annähernd gleichwertige Mitursache« das Auftreten einer multiplen Sklerose beeinflußt. Dabei ist klar, daß es sich bei der MS um eine nichtpoliomyelitische Erkrankung mit eigener Dynamik und mit der Tendenz zur Progredienz handelt. Da aber die Ursache der MS noch nicht bekannt ist und die Krankheit hinsichtlich Pathogenese und Neigung zum Fortschritt noch weitgehend im Dunkel liegt, kam man überein, innerhalb der Frist von 6 Wochen p.v. aufgrund der sogenannten Kann-Versorgung nach § 52, 2 Satz 2 BSeuchenG die Polioschluckimpfung als »annähernd gleichwertige Mitursache« für die Erstmanifestation oder Schubauslösung einer MS anzusehen.

Es gibt einige anerkennende Gutachten von Professor Schaltenbrand aus früheren Jahren; in den letzten Jahrzehnten jedoch sind die Anträge von Personen, bei denen die multiple Sklerose kurz nach einer Impfung aufgetreten ist, mit großer Hartnäckigkeit abgelehnt worden. In manchen Gutachten ist dabei die wahre Begründung genannt worden: Es gibt ca. 50000 multiple Sklerosekranke in der Bundesrepublik, daß eine Beeinträchtigung der Impfmoral befürchtet werden muß, wenn anerkannt würde, daß eine Impfung als auslösender Faktor für die multiple Sklerose wirken könne. Es ist dies die gleiche Begründung, mit der auch Zusammenhänge zwischen Typ-1-Diabetes und vorangegangener Impfung abgelehnt werden.

Der kindliche Diabetes wird bei uns immer häufiger, und bei den vielen Impfungen, die ein Kind über sich ergehen lassen muß, liegt immer eine Impfung in der Nähe des Ausbruchs eines kindlichen Diabetes. Wenn einmal ein solcher Fall anerkannt wird, könnte das zu einer Lawine von Impfschadensanträgen führen. Um die Impfmoral nicht zu gefährden, werden daher Impfschadensanträge wegen multipler Sklerose abgelehnt.

5. Mongolismus

Gewissermaßen auf den ersten Blick scheint beim Mongolismus alles klar zu sein: Es ist eine angeborene, genetisch bedingte Störung. Jedoch sagt Wunderlich in seinem Buch »Das mongoloide Kind« im Kapitel »Allgemeines«: »Über die Frage der Entstehungsursache des Mongolismus – wir sprechen hier von der sog. Ätiologie – sind unsere Kenntnisse leider nur sehr wenig weit vorangekommen.« An einer anderen Stelle heißt es bezüglich der Entstehungsursachen: »Gerade hier sind unsere Vorstellungen, leider, immer noch sehr unklar und unvollkommen.«

Wir wissen, daß es sich um eine Störung bei der Chromosomenaufteilung handelt. (Chromosomen = Kernschleifen). Der Mensch hat normalerweise 46 Chromosomen, nämlich 22 Paare von Autosomen und die paarig angelegten Geschlechtschromosomen. Kommt es nun zum Auftreten eines »überzähligen« Chromosoms – so führt dieser Überschuß an genetischem Material zu einer Störung des genetischen Gleichgewichts. Dieses äußert sich durch beträchtliche Abweichungen, die wir als »Mongolismus« bezeichnen. Das heißt, es wird ein mongoloides Kind geboren mit bestimmten, typischen und – zunächst – nur äußerlichen Merkmalen. Die Chromosomenveränderung wird als »Trisomie« bezeichnet. Beachtenswert ist folgendes: Die Maler der vergangenen Zeit haben mit ihren scharfen Augen und ihrer Beobachtungsgabe, denen nichts Auffälliges im Bereich ihrer Umwelt entgangen ist, alle menschlichen Krankheitszustände in ihren Bildern festgehalten, z. B. Personen mit Klumpfüßen, Bucklige, Glotzaugen, Kröpfe, Kieferanomalien, Fehlstellungen der Augen usw.

Aber es gibt keine bildliche Darstellung der doch so auffälligen Merkmale des Mongolismus. Also muß der Mongolismus eine Veränderung sein, die es früher nicht gegeben hat.

Wo wurde diese Veränderung erstmals beschrieben? In England! Nicht zufällig, denn auch das Heufieber wurde erstmalig in England beschrieben, d. h. in dem Land, in welchem zu dieser Zeit, erstmalig in Europa, Pockenimpfungen im großen Stil durchgeführt wurden. Langdon Down beschrieb 1866 als erster das Zustandsbild des Mongolismus, und nach ihm wird auch vom »Down-Syndrom« gesprochen. In Deutschland wurde um die Jahrhundertwende von Neumann ein mongoloides Kind in Berlin einem ärztlichen Kreis vorgestellt. Die allgemeine Meinung, der Mongolismus sei eine vererbte Störung, ist unrichtig. Höchstens 3 bis 5 % aller Fälle von Mongolismus sind erblich bedingt. Als mögliche andere Ursachen werden genannt: Ionisierende Strahlen, mutagene Chemikalien, Viren, immunbiologische Faktoren und Vitaminmangelzustände. In der BR Deutschland führte jede 35. Geburt zu einem toten,

jede 200. Geburt zu einem hirngeschädigten und

jede 700. Geburt zu einem mongoloiden Kind.

Pro Jahr 10000–15000 geburtsbedingte hirngeschädigte Kinder

pro Jahr 5000 mongoloide Kinder

Lernbehinderte (einschließlich der Hilfsschüler) = 500000 (1968)

Der naheliegende Gedanke, daß das durch Impfungen zugeführte **artfremde Eiweiß** Ursache dieser Störung sein könnte, ist nicht erörtert worden nach dem Grundsatz, daß nicht sein kann, was nicht sein darf. Forschungen in dieser Richtung fehlen auch beim Heufieber bzw. bei den allergischen Erkrankungen.

Meines Erachtens sollte in dieser Richtung intensivst geforscht werden.

XII. »Indirekter« Impfschaden nach Polioimpfung

(Als Impfschaden anerkannt, nach § 52 BSeuchG, **Abs. 2,** [sog. »Kann-Bestimmung«]).

Beispiel: Birgit S., geboren am 3.2.1966. Sie wurde 1966, 1969 und 1970 gegen Poliomelitis geimpft. Am 13.11.1977 erfolgte eine erneute Schluckimpfung. Diese – völlig unnötige – Impfung führte zu einer Reaktion im Sinn einer Überempfindlichkeit gegen Polioviren. Am **Tag nach der Impfung** kam es zu einer Schwellung des rechten Mittelfingers, und hieraus entwickelte sich eine juvenile Arthritis, die jahrelange Krankenhaus- und Klinikaufenthalte notwendig machte und erhebliche Kosten verursachte. Zwar liegt ein ursächlicher Zusammenhang zwischen Impfung und Arthritis **nicht** vor, der enge zeitliche Zusammenhang von nur 1 Tag spricht aber dafür, daß die Impfung als auslösender Mechanismus auf die in diesem Körper vorhandene Bereitschaft, auf irgendwelche äußeren Reize mit einer juvenilen Arthritis zu reagieren, gewirkt hat. Bei den zahlreichen Impfschäden, die nach Einführung der Schluckimpfung in Berlin vorgekommen sind, ereignete sich ein ähnlicher Fall, der als »entschädigungspflichtiger Impfschaden« anerkannt wurde. Derartige Fälle **können** nach § 52 **Abs. 2** des BSeuchenG als »entschädigungspflichtiger Impfschaden« über die sog. »Kann-Bestimmung« anerkannt werden. Nachdem aber der Fall in Berlin »anerkannt« wurde, ist nicht einzusehen, weshalb weiteren ähnlich gelagerten Fällen die Anerkennung verweigert werden solle.

XIII. Entscheidungen in Zivilgerichtsprozessen

Zivilgerichtliche Prozesse werden vorwiegend wegen ungenügender Risikoaufklärung durch den impfenden Arzt geführt, sie können sich aber auch gegen Arzneimittelfirmen richten.

1. Beispiel: Bei der eben genannten Birgit S., geboren am 3.2.1966, wurde im Zuge der schwierigen Behandlung der chronischen Polyarthritis das Medikament Metalcaptase angewandt, von dem bekannt ist, daß es bei Frauen zu einer beträchtlichen Vergrößerung der Brüste führen kann (siehe Abb. m).

Die Aufnahme zeigt Birgit als 18jähriges Mädchen, die vorher einen normal entwickelten Busen hatte. Nach Einnahme

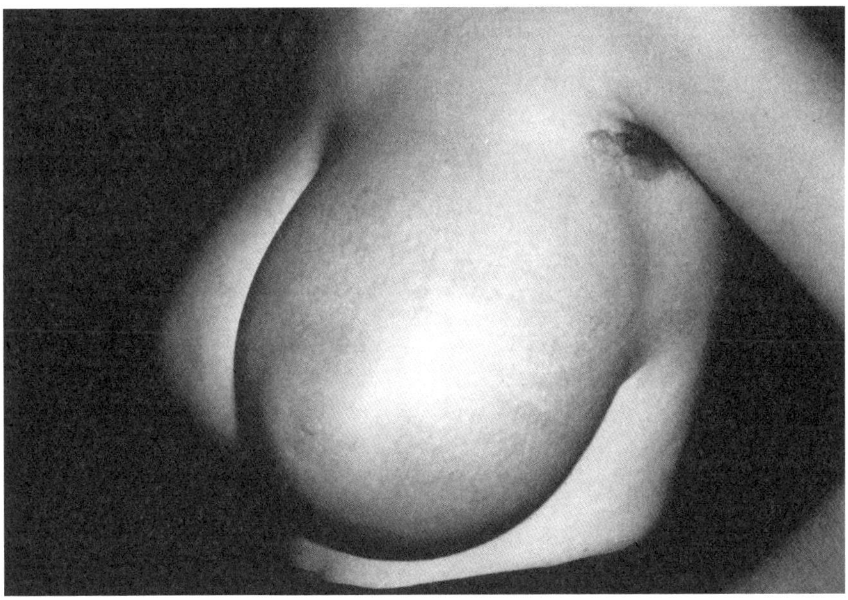

Abb. m

von Metalcaptase begann eine knotenartige Vergrößerung in einer Brust, die sich immer stärker entwickelte und auf beide Brüste überging. Birgit mußte, vor Schmerzen weinend, ihre riesigen Brüste mit beiden Händen vor sich hertragen. Als sie 19 Jahre alt war, wurde eine operative Korrektur des Busens vorgenommen. Der Zivilgerichtsprozeß wurde gewonnen, die Herstellerfirma des Medikamentes wurde verurteilt, weil sie auf die (bekannten) Nebenwirkungen des Präparates auf die weibliche Brust nicht hingewiesen hatte.

2. *Beispiel:* Klaus B., geboren am 13.11.1967. Er wurde am 10.5.1968 gegen Pocken geimpft.

Die Aufnahme n1 zeigt Klaus B. vor der Impfung.

Es kam zu einer typischen, impfbedingten Hirnschädigung, die zu einem hochgradigen Intelligenzdefekt mit körperlichen

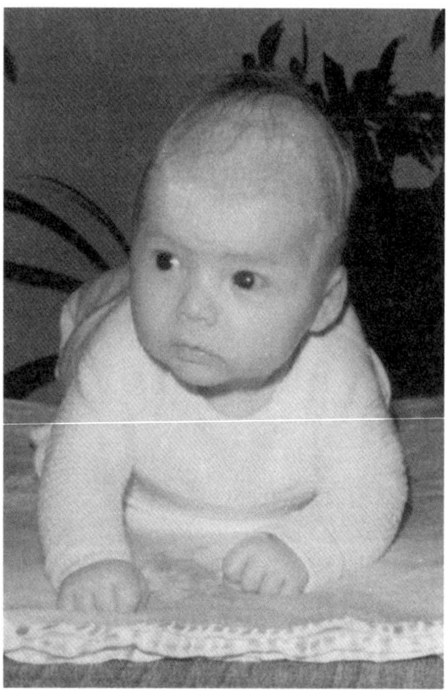

Abb. n 1

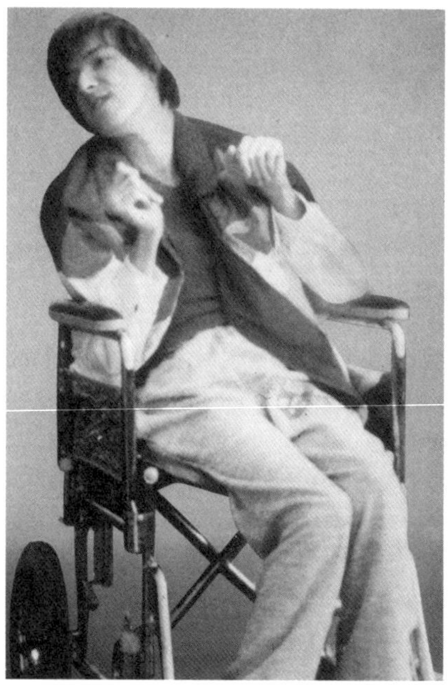

Abb. n 2

Lähmungen führte. Nach Einreichung des Impfschadensantrags bemühten sich die Versorgungsbehörden nachzuweisen, daß es sich bei Klaus um ein sog. »vorgeschädigtes Kind« handle, führten deshalb das Schadensbild auf diese »Vorschädigung« zurück und lehnten die Anerkennung ab. Die Eltern erfuhren durch die Bemühungen der Versorgungsämter, wie »krank« ihr Kind zum Zeitpunkt der Impfung war – wovon sie keine Ahnung hatten –, und sie erfuhren auch, daß ihr Kind eigentlich deshalb nicht hätte geimpft werden dürfen. Über all diese Dinge sind sie **vorher** nicht aufgeklärt oder unterrichtet worden.

Nachdem das Leiden als »entschädigungspflichtiger Impfschaden« gerichtlich anerkannt und auch dementsprechend berentet wurde, besaßen die Eltern hinreichendes Tatsachenmaterial zur Führung eines erfolgreichen Zivilprozesses.

Die Abb. n2 zeigt, wie der junge Mann heute aussieht. Vom Landgericht Nürnberg wurde der Bayerische Staat zur Zahlung eines beantragten Schmerzensgeldes verurteilt. Es handelt sich in diesem Fall um einen erfolgreich geführten Zivilgerichtsprozeß. Prozeßleitend war hier ein ähnliches Urteil in einem vergleichbaren Fall des Oberlandesgerichtes Stuttgart vom 12.6.1985. – 3 U 188/84 (s. S. 154).

Die ärztliche Aufklärungspflicht ergibt sich aus dem Selbstbestimmungsrecht des Bürgers und aus dem Grundrecht auf körperliche Unversehrtheit.

Ärztliche Eingriffe ohne Respekt vor der Selbstbestimmung sind Körperverletzungen nach § 223 StGB.

XIV. Impfschadensstatistik

Seit Anfang seines Bestehens hat sich der »Schutzverband für Impfgeschädigte e. V.« darum bemüht, Zahlenmaterial darüber zu erhalten, wieviel Impfschadensfälle es gibt – vergeblich. Als 1972 die Versorgung der Impfgeschädigten an die Versorgungsverwaltungen überging, glaubte der damalige Vorsitzende des Schutzverbandes, Hermann Forschepiepe, endlich ein genaues Zahlenbild erhalten zu können, denn die Versorgungs-Verwaltung war gut organisiert. Es war bekannt, daß die Versorgungsämter an die Landesversorgungsämter meldepflichtig sind und die Landesversorgungsämter ihre Zahlen an das Ministerium für Arbeit weiterzugeben hatten. Forschepiepe ersuchte damals das Ministerium für Arbeit und Soziales um die Übermittlung dieser Zahlen. Das wurde verweigert, die Meldepflicht für Impfschadensfälle von den Landesversorgungsämtern zum Ministerium für Arbeit und Soziales wurde aufgehoben. Ich habe dann jahrelang versucht, über die Landesversorgungsämter genaue Zahlen zu erhalten, es war vergeblich. Wieso es mir dann gelang, ab 1986 doch Zahlen zu erhalten, habe ich in dem Artikel »Die fürchterlichen Zahlen der neuen Impfschadensstatistik« in dem Buch »...die höchste Arznei aber ist die Liebe« geschildert. Es ist ein »Max-Otto-Bruker-Lesebuch«, Herausgeber Mathias Jung, erschienen im emu-Verlag in Lahnstein. Hier möchte ich nur die Tabellen über die Impfschadensstatistik des Jahres 1993 bringen, in denen auch die fünf neuen Bundesländer Mecklenburg-Vorpommern, Brandenburg, Thüringen, Sachsen-Anhalt und Sachsen aufgeführt sind.

Hier zunächst die Impfschadensstatistik für das Jahr 1995 mit dem Stichtag 30. 12. 1995.

Impfschadensstatistik Deutschlands für das Jahr 1995.
(alte und neue Bundesländer) Stichtag: 30. 12. 1995

Bundesland	eingereichte Anträge	abgelehnte Anträge	anerkannte Fälle	unerledigte Anträge	aus sonst. Grnd. erl. Anträge
Bremen	4	1 = 25,0 %	0 = 0,0 %	7	11
Saarland	2	0 = 0,0 %	1 = 50,0 %	3	0
Hamburg	5	1 = 20,0 %	0 = 0,0 %	2	2
Mecklenb.-Vorp.	303	12 = 3,9 %	24 = 7,9 %	29	301
Brandenburg	535	136 = 25,4 %	47 = 8,7 %	20	332
Thüringen	749	89 = 11,8 %	27 = 3,6 %	577	56
Schleswig-Holst.	7	7 = 100,0 %	0 = 0,0 %	0	0
Sachsen-Anhalt	211	36 = 17,0 %	96 = 45,4 %	57	22
Berlin	195	46 = 23,5 %	35 = 17,9 %	88	26
Rheinland-Pfalz	19	6 = 31,5 %	1 = 5,2 %	20	0
Sachsen	263	117 = 44,4 %	46 = 17,4 %	434	231
Hessen	21	10 = 47,6 %	0 = 0,0 %	22	2
Niedersachsen	29	7 = 24,1%	7 = 24,1%	23	12
Baden-Württemb.	31	22 = 70,9 %	9 = 29,0 %	29	5
Bayern	49	35 = 71,4 %	7 = 14,2 %	66	7
Nordrhein-Westf.	50	37 = 74,0 %	5 = 10,0 %	43	23
Deutschland	2473	562 = 22,7 %	305 = 12,3 %	1420	1030

Tabelle 11: Impfschadensanträge 1995
Quelle: Landesversorgungsämter

Links die 16 Bundesländer. Bremen (das kleinste Bundesland) an der Spitze, Nordrhein-Westfalen (das größte Bundesland) am Schluß.

Es wurden demnach 1995 insgesamt 2473 Impfschadensanträge eingereicht. Davon wurden 562 = 22,7 % abgelehnt und 305 = 12,3 % anerkannt. Es blieben aber 1420 unerledigte und 1030 aus sonstigen Gründen erledigte Anträge zurück. Ursache des verhältnismäßig hohen Anteils von eingereichten sowie von unerledigten Anträgen ist, wie die Tabelle zeigt, das

Hinzutreten der neuen Bundesländer zur Bundesrepublik Deutschland.

Gesamtzahl der seit 1972 bei den Landesversorgungsämtern Deutschlands eingereichten Impfschadensanträge.
Stichtag: 30. 12. 1995

Bundesland	Einwohnerzahl	Anzahl der einger. Anträge	Impfschaden pro Einwohner
Bremen	682 000	91	7500
Saarland	1 073 000	293	3600
Hamburg	1 652 000	309	5300
Mecklenburg-Vorp.	1 924 000	509	3700
Brandenburg	2 578 000	1911	1300
Thüringen	2 611 000	1070	2400
Schleswig-Holstein	2 626 000	384	6800
Sachsen-Anhalt	2 874 000	1447	1900
Berlin	3 43 4000	935	3600
Rheinland-Pfalz	3 764 000	620	6000
Sachsen	4 764 000	3250	1400
Hessen	5 763 000	1061	5400
Niedersachsen	7 387 000	539	13 700
Baden-Württemberg	9 822 000	1493	6500
Bayern	11 449 000	1732	6600
Nordrhein-Westfalen	17 350 000	2497	6900
Deutschland	79 753 000	18 141	4300

Tabelle 12: Eingereichte Anträge
Quelle: (Einwohnerzahlen): Statistisches Jahrbuch 1992
Impfschadensanträge: Landesversorgungsämter

Diese Tabelle zeigt die insgesamt bis zum 30. 12. 1995 bei den 16 Landesversorgungsämtern eingerichten Anträge. Es waren 18 141.

Von diesen 18 141 eingereichten Anträgen wurden insgesamt 7420 (40,9 %) abgelehnt. Aber: 1420 Anträge waren am

Stichtag »unerledigt« und 1030 waren »aus sonstigen Gründen erledigt«.

Anzahl der von den Landesversorgungsämtern Deutschlands seit 1972 abgelehnten Anträge, ein bestehendes Leiden als »entschädigungspflichtigen Impfschaden« anzuerkennen.
Stichtag: 30. 12. 1995

Bundesland	Einwohnerzahl	Anzahl der abgel. Anträge	Prozentzahl der Ablehnungen
Bremen	682 000	47	51,6 %
Saarland	1 073 000	234	79,8 %
Hamburg	1 652 000	269	87,0 %
Mecklenburg-Vorp.	1 924 000	51	10,0 %
Brandenburg	2 578 000	447	23,3 %
Thüringen	2 611 000	139	12,9 %
Schleswig-Holstein	2 626 000	276	71,8 %
Sachsen-Anhalt	2 874 000	92	6,3 %
Berlin	3 434 000	661	70,6 %
Rheinland-Pfalz	3 764 000	328	52,9 %
Sachsen	4 764 000	339	10,4 %
Hessen	5 763 000	514	48,4 %
Niedersachsen	7 387 000	369	68,4 %
Baden-Württemberg	9 822 000	1059	70,9 %
Bayern	11 449 000	995	57,4 %
Nordrhein-Westfalen	17 350 000	1600	64,0 %
Deutschland	79 753 000	7420	40,9 %

Tabelle 13: Abgelehnte Anträge
Quelle: (Einwohnerzahlen): Statistisches Jahrbuch 1992
Impfschadensanträge: Landesversorgungsämter

Die nächste Tabelle zeigt die Anzahl der in der BR Deutschland vom Staat anerkannten Impfschadensfälle, es sind 4574 (s. Tab. 14, S. 340).

Das ist eine Größenordnung, die der Einwohnerzahl vieler

Anzahl der von den Landesversorgungsämtern Deutschlands seit 1972 anerkannten Anträge, ein bestehendes Leiden als »entschädigungspflichtigen Impfschaden« anzuerkennen.
Stichtag: 30. 12. 19935

Bundesland	Einwohnerzahl	Anzahl der anerkannten Anträge	Impfschaden pro Einwohner
Bremen	682 000	32	21 300
Saarland	1 073 000	55	19 500
Hamburg	1 652 000	95	17 300
Mecklenburg-Vorp.	1 924 000	91	21 100
Brandenburg	2 578 000	238	10 800
Thüringen	2 611 000	176	14 800
Schleswig-Holstein	2 626 000	275	9 500
Sachsen-Anhalt	2 874 000	205	14 000
Berlin	3 434 000	173	19 800
Rheinland-Pfalz	3 764 000	257	14 600
Sachsen	4 764 000	854	5 500
Hessen	5 763 000	245	23 500
Niedersachsen	7 378 000	282	26 100
Baden-Württemberg	9 822 000	500	19 600
Bayern	11 449 000	424	27 000
Nordrhein-Westfalen	17 350 000	672	25 800
Deutschland	79 753 000	4578	17 400

Tabelle 14: Anerkannte Impfschadensfälle in Deutschland
Quelle: (Einwohnerzahlen): Statistisches Jahrbuch 1992
Impfschadensanträge: Landesversorgungsämter

deutscher Kleinstädte entsprechen dürfte. Angenommen, dieser Ort bestünde nur aus gelähmten, von Krämpfen geschüttelten, geistig behinderten Menschen, von denen kaum einer richtig sprechen kann. Dieser Eindruck verdeutlicht die Größenordnung. Gewiß, für ein Volk von 80 Millionen Einwohnern sind das nicht viele, aber es sind immerhin doch so viele, daß sich vielleicht der eine oder andere Arzt unangenehm an den alten ärztlichen Grundsatz »primum nil nocere« (= als erstes: Nicht schaden) erinnert fühlen sollte.

Aus:

INTERNATIONAL HERALD TRIBUNE, SATURDAY-SUNDAY, SEPTEMBER 21–22, 1996

In den Vereinigten Staaten erfolgt ein Wechsel auf injizierbaren Polio-Impfstoff.

Washington Post Service

WASHINGTON – Nach einer langen und erregten Debatte unter Beamten der Gesundheitsbehörden hat die US-Regierung einen Kurswechsel in ihrem empfohlenen Polio-Impfplan angekündigt. Es wird empfohlen, von den vier planmäßigen Verabreichungen der Polio-Schluckimpfung künftig die zwei ersten per Spritze zu verabreichen. Diese Entscheidung wurde getroffen, weil festgestellt wurde, daß die übliche Schluckimpfung hin und wieder Kinderlähmung verursacht, vor der die Impfung schützen soll.

Von den ca. 8 Polio-Fällen, die jährlich seit 1979 in den USA bekannt werden, wurde keiner durch natürliche Wildviren verursacht, sondern durch die Viren des Schluckimpfstoffes, der eine abgeschwächte laborgezüchtete Form des Virus enthält.

Es wird erwartet, daß der Gebrauch der Spritzimpfung bei den ersten zwei Verabreichungen, die durch die Impfung verursachten Polio-Fälle um 50 bis 70% reduzieren werden, erklärte David Satcher, Director of the Centers for Disease Control and Prevention, des US-Bundesamtes, welches die Änderung des Impfplanes befürwortet.

Jedoch wurde von einer Koalition einer Minderheiten-Schutzgruppe unverzüglich Kritik an dem Kurswechsel der Regierung geäußert. Die Gruppe meinte, die höheren Unkosten und andere Unterschiede zwischen den beiden Impfformen könnten dazu führen, daß tausende von Kindern aus gesellschaftlichen Randschichten ungeimpft bleiben.

	1985	1986	1987	1988	1989	1990	[1]1991	1992	1993	1994	1995
1. Unfallbeteiligte bei Verkehrsunfällen	636001	669870	642080	678522	679484	676363	751939	773819	752104	769502	761792
2. Getötete im Straßenverkehr	10070	10620	9496	9862	9779	11046	11300	10631	9949	9805	9454
3. davon unter 15 Jahren	331	436	383	381	371	341	317	311	450	479	418
4. Selbsttötungen	12617	11599	11599	10815	10252	9995	10018	10109	12690	12718	12888
5. Anzahl der bei den 16 Landes-Versorgungsämtern eingereichten Impfschadens-Anträge	–	–	264	241	216	245	829	1336	2021	1845	2473

Zahlen über Erkrankungs- und Sterbefälle an 5 Infektionskrankheiten, gegen die zum Teil seit vielen Jahren geimpft wird.

[3]Erkrankungen	1985	1986	1987	1988	1989	1990	1991	1992	1993	1994	1995
Diphtherie	4	6	6	3	4	2	2	1	9	8	5
Kinderlähmung	4	6	5	1	3	2	3	2	0	0	2
Wundstarrkrampf	12	12	12	11	11	4	16	14	15	14	11

[3]Sterbefälle	1985	1986	1987	1988	1989	1990	1991	1992	1993	1994	1995
Diphtherie	1	1	1	2	2	1	1	2	0	3	2
Kinderlähmung	5	5	3	6	7	8	4	5	5	5	6
Wundstarrkrampf	6	5	6	2	6	6	2	4	4	6	2
[2]Masern	5	2	2	6	6	1	4	6	7	7	3
[2]Keuchhusten	5	6	5	7	2	8	6	3	3	2	0
Zusammen	22	19	17	22	23	24	17	20	19	23	13

Quelle: Statistische Jahrbücher; Landesversorgungsämter

1 Ab 1991 sind die Zahlen nicht mehr verwertbar, weil in der ehemaligen »DDR« auch Frauen über das BSeuchG entschädigte werden, die durch ein Blutpräparat (also keine Impfung!) mit Hepatitis-C infiziert wurden. Es sollen über 6000 sein.

2 Bei Masern und Keuchhusten sind nur die Sterbefälle meldepflichtig! Alle Zahlen über Erkrankungen sind »Schätzungen«, d.h. reine Phantasie!

3 Die »Erkrankten« und »Gestorbenen« sind mit größter Wahrscheinlichkeit »Geimpfte« gewesen. Wären es »Ungeimpfte«, hätte man das uns in den Medien (TV, Radio, Zeitschriften usw.) »aufs Butterbrot geschmiert«.

Die letzte Tabelle soll dem Leser an Hand statistischer Zahlen zeigen, wie gering ungünstige Ausgänge einer Infektionskrankheit bei uns sind. Dank unserer guten sozialen Allgemeinlage, insbesondere einer optimalen Ernährung (erst seit wenigen Jahren haben **alle** Bürger der Bundesrepublik **täglich** ausreichend zu essen!) spielen – insbesondere im Vergleich zu anderen Todesmöglichkeiten wie Verkehrsunfälle und Selbstmorde – Todesfälle an Infektionskrankheiten keine Rolle. Häufig werden sie, wie im Kapitel über die Inokulation bei Pocken beschrieben, erst durch Impfungen hervorgerufen. In Amerika hat es in den letzten 20 Jahren ca. 160 Fälle an Kinderlähmungen gegeben. Jetzt wurde zugegeben, daß in keinem Fall das Virus der Kinderlähmung gefunden wurde, wohl aber das Virus der Schluckimpfung. Daher: Neues Impf-Schema. Wie seit 200 Jahren wird nicht die Ursache beseitigt, sondern am Impfstoff »herumgedoktert«.

XV. Homöopathie und Impfungen

Da ich zunehmend von homöopathischen Vereinen, homöopathischen Schulen und homöopathischen Ärzten eingeladen wurde, ergab es sich zwangsläufig, daß ich mich näher mit der Homöopathie befassen mußte. Bei der Homöopathie ist vieles nicht vorstellbar.

Wir nehmen einen Stoff, sagen wir eine Arznei, die von den Homöopathen als »Mittel« bezeichnet wird. Der Stoff möge blaue Farbe haben. 10 ccm füllen wir mit Wasser bis auf 100 ccm auf und schütteln kräftig. Dann nehmen wir von dieser Lösung wieder 10 ccm, füllen mit Wasser bis 100 ccm auf und schütteln wieder gut. Schon jetzt wird die Lösung kaum noch blau aussehen. Diesen Vorgang können wir fortsetzen, bis irgendwann eine Verdünnungsstufe kommt, von der errechnet werden kann, daß kein Molekül der Ursprungssubstanz in jener Verdünnung mehr vorhanden ist.

Jedem »vernünftigen« Mensch ist klar, daß diese Lösung keine Wirkung haben kann. Jetzt aber kommt das Unglaubliche: Sie wirkt nämlich doch. Die Schulmedizin spricht von Einbildung, von Suggestion, die angebliche Wirkung sei psychisch bedingt. Ein homöopathisches Mittel könne keine Wirkung haben, da von dem Ausgangsprodukt der eigentlichen Arznei nichts mehr im Endprodukt vorhanden sei. Aber Homöopathie wirkt nicht nur bei Menschen, sondern auch bei Hunden und Katzen, sogar bei Pferden. Und in solchen Fällen können Begriffe wie »Einbildung, Psyche, Seele« usw. nicht angewandt werden.

Nach meinem Dafürhalten müssen wir zugeben, daß es hier einen Mechanismus geben muß, den wir noch nicht kennen. Der aber hoffentlich eines Tages zu einer bahnbrechenden Entdeckung führen wird.

Impfverfahren dagegen sind wissenschaftlich erklärbar. Grundlage immunologischen Impfdenkens ist die sogenannte »Antigen-Antikörper-Theorie«. Sie besagt folgendes: Bringe ich einen bestimmten, präparierten Stoff (chemisch gesehen meist ein Eiweiß) in einen Organismus ein, so wirkt dieser Stoff als Antigen. Er verursacht eine Gegenreaktion, es werden Schutzstoffe gebildet, die dann »Antikörper« genannt werden. Diese sind gegen die eingedrungenen Antigene gerichtet, mobilisieren die Abwehr und machen die Eindringlinge unschädlich. Sie gliedern sich in unspezifische (angeborene) und in spezifische (erworbene) Antikörper. Man kann zwischen humoralen und zellulären Antikörpern unterscheiden, d.h. Gegenstoffe, die in der Blutflüssigkeit oder in den Blutzellen auftreten. Sie gehören zu den weißen Blutkörperchen. Diese Abwehrzellen werden z. B. als »Helferzellen«, »B-Zellen« oder »T-Lymphocyten« bezeichnet. Einige dieser Zellen speichern die Antikörper, andere sind in der Lage, eine Art Gedächtnis zu entwickeln und auf erneute Reize mit der Bildung von riesigen Antikörper-Mengen zu antworten. Im Blut treten besondere Eiweißkörper auf, die sogenannten »Immunglobuline«. Wenn das ganze Abwehrsystem bei einem Menschen gut funktioniert, so spricht man von »Immunität«. Ein ganzer Wissenschaftszweig hat sich im Laufe der Jahre gebildet: die Immunologie. Das kann am Beispiel eines Impfstoffes erklärt werden. Wir wissen zwar heute, daß Louis Pasteur gelogen hat; trotzdem wird weiterhin geglaubt oder gelehrt, Ursache einer Infektionskrankheit seien ausschließlich bestimmte Erreger. Zur Gewinnung eines Impfstoffes müssen zuerst diese Erreger isoliert werden, d. h., wir müssen sie suchen, finden und dann weiterzüchten, weil sie in riesigen Mengen benötigt werden. Daher muß ein Stoff gefunden werden, auf dem diese Erreger wachsen. Das war in der Vergangenheit oft besonders schwierig.

Verursacher der Kinderlähmung beispielsweise sind die

Polioviren, von denen wir hauptsächlich drei Stämme kennen. Gezüchtet werden diese auf Affennieren. In Indien wurden so viele Makakenaffen gefangen, daß die indische Regierung deren Ausfuhr verbot. Die auf Affennieren gewachsenen Viren werden geerntet, gereinigt, sterilisiert und entweder abgetötet (Salk-Impfstoff) oder abgeschwächt, aber doch lebend (Sabin-Impfstoff) verwendet. Werden sie in den Körper eingeführt, so tritt nach dem oben geschilderten Mechanismus die Antigen-Antikörper-Reaktion ein. Die Impfviren wirken als Antigen, der Körper antwortet mit der Ausschüttung von bereits vorhandenen und mit der Bildung von neuen Antikörpern. Diese führen zur Überwindung der Infektion. Durch die Bildung von Antikörpern, die das Antigen binden, vernichten oder an sich koppeln, ist dieser Organismus gegen erneute Infektionen immun geworden.

Alles sehr klar, sehr einleuchtend und sehr glaubhaft.

Aber: es funktioniert nicht. Siehe Seite 1 bis Seite 373 dieses Buches.

XVI. Anmerkungen

Der wahre Grund für die staatlich geförderten Impfaktionen ist das Profitdenken der pharmazeutischen Industrie. Dank der guten Allgemeinlage, insbesondere unseres guten Ernährungszustandes, haben die Kinderkrankheiten früherer Jahre ihre schrecklichen Auswirkungen und Folgen verloren. Es gibt nur noch wenige – oder gar keine – Fälle von kindlicher Tuberkulose, **schwerem** Keuchhusten oder **schwerer** Diphtherie. Wenn die Schulmedizin behauptet, Millionen Kinder seien durch Impfungen vor dem Tod und vor schweren Schäden gerettet worden, so handelt es sich bei derartigen Äußerungen um nicht beweisbare Behauptungen. An dem alten Lehrsatz »**Verhütete** Unglücke sind nicht beweisbar« ist nicht zu rütteln. Die Wissenschaft sollte nur von nachprüfbaren Wahrheiten ausgehen, sonst endet der Weg in einer Sackgasse. Nur die Suche nach der Wahrheit kann wirklichen und echten Fortschritt bewirken.

Es ist kein Zufall, daß in letzter Zeit auf der ganzen Welt Bücher erschienen, welche die Irrtümer der Medizin zum Thema »Impfungen und Impfschäden« beinhalten und als Suche nach der Wahrheit aufzufassen sind. So erschien von Simone Delarue (Paris): »Impfungen – der unglaubliche Irrtum« sowie: »Impfschutz – Irrtum oder Lüge?« (Hirthammer-Verlag, München). Bei Bartel u. Bartel erschien das Buch des Amerikaners H. L. Coulter: »Dreifach-Impfung – Ein Schuß ins Dunkle«. Vom gleichen Autor brachte der Hirthammer-Verlag sein Buch »Impfungen – der Großangriff auf Gehirn und Seele« heraus und im Waldthausen-Verlag erschien im Frühjahr 1994 von der Amerikanerin Cynthia Cournoyer: »Impfungen – ja oder nein? Die Entlarvung eines Irrglaubens. Ein Leitfaden für Eltern.«

Von Aschner stammt der Satz:

»Die Geschichte der Medizin ist die Geschichte von Irrtümern.«

Ich kann mir kaum vorstellen, daß diese Irrtümer an den obersten, verantwortlichen Stellen nicht bekannt sind. Da Impfungen aber so ausgezeichnete Gewinne abwerfen, werden diese Irrtümer verschwiegen. Weil die Medizin sowie die pharmazeutische Industrie international arbeiten bzw. verzweigt sind, ist das in allen industrialisierten Ländern so. Daher heißt es auch in dem eben erwähnten Buch »Dreifachimpfung – ein Schuß ins Dunkle« auf S. 398: »Eine weitere Tatsache, die schon viel zu lange ignoriert wird, ist die: Obwohl man behauptet, daß Impfungen Millionen Leben gerettet haben, ist die nackte Wahrheit, daß sie das große Geschäft sind. Die Forschung und Verwaltung von Impfungen beschäftigt Zehntausende von Menschen in der Impfstoffproduktion, privaten Labors, Universitäten, Landesgesundheitsämtern, öffentlichen Kliniken, FDA, CDC, Krankenhäusern, Arztpraxen. Die Länder erhalten Unterstützung des Staates für die Massenimpfungs-Programme und für zusätzliches Personal in ihren Gesundheitsämtern. Die CDC schätzt, daß 151 Mill. Dosen der acht großen Impfungen im Jahr 1981 in den USA verteilt wurden, wodurch die Pharmaindustrie mehr als 300 Mill. Dollar verdiente. Die Zuteilung des staatlichen Budgets für Impfungen bei Kindern stieg von 6,2 Mill. Dollar im Jahr 1975 auf mehr als 46 Mill. Dollar im Jahr 1979, und die Tatsache, daß zumindest 7 Impfungen gesetzlich vorgeschrieben sind für die Aufnahme in der Schule, sichern den Impfstoffherstellern einen stabilen, leichten Markt.«

»Impfschaden« bedeutet nicht nur Schädigung des Einzelwesens, es bedeutet in den meisten Fällen die Belastung einer ganzen Familie. Zuerst muß das geschädigte Kind von den Eltern betreut werden. Nach dem Tod der Eltern kommt die Betreuung auf die Geschwister zu und unter Umständen sogar auch noch auf deren Kinder. Es ist unverständlich, daß Ärzte ein Verfahren verteidigen, das so fürchterliche Folgen haben kann. Überall wird in der Medizin darauf hingewiesen, z. B. »Deutsches Ärzteblatt« 1992, Heft 51/52, 21. Dezember, S. C-2454, daß für den Arzt ethische Prinzipien an oberster Stelle zu stehen haben. Es heißt hier:

»Ethische Prinzipien«

»Welches sind nun die klassischen ethischen Prinzipien, die für den Arzt in Konfliktsituationen handlungsleitend sein können? Es ist hilfreich, zwischen Prinzipien erster und zweiter Ordnung zu unterscheiden (5):

Zu den Prinzipien erster Ordnung werden gezählt:

- das Prinzip des Nichtschadens bzw. des Patientenwohls (nil nocere, bonum facere),
- das Prinzip der Selbstbestimmung,
- das Prinzip der Gerechtigkeit,
- das Prinzip der sozialen Zuträglichkeit.

(usw).«

In dem Buch von Koslowski, L.: »Maximen in der Medizin« heißt es: »Seit der Antike kennt die Medizin ethische Regeln, die das Denken und Handeln des Arztes bestimmen sollen.«

In diesem Buch werden die wichtigsten dieser ärztlichen Maximen beleuchtet:

- Primum non nocere – vor allem nicht schaden!
- Primum utilisse esse – vor allem nützen!
- Salus aegroti suprema lex – das Wohl des Kranken ist oberstes Gebot!
- Voluntas aegroti suprema lex – der Wille des Kranken ist oberstes Gebot!

Frage: Warum gelten diese Prinzipien, die in der ganzen Medizin anerkannt werden, nicht auch für Impfungen?

Antwort: Ethische Prinzipien werden durch geschäftliche Überlegungen verdrängt.

Jeden Tag sterben 2000 Babys an Tetanus. Die Rettung liegt in Ihrem Badezimmer.

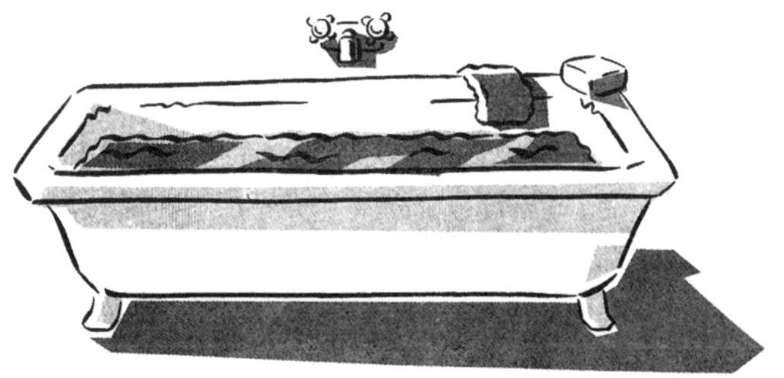

Wundstarrkrampf bei Neugeborenen ist hierzulande kein Thema. Schon die elementaren Hygienemaßnahmen halten die Tetanussporen von der abheilenden Nabelschnur fern und verhindern eine Infektion.

In vielen Teilen der Welt scheitert die Grundhygiene aber daran, daß es nicht einmal sauberes Wasser gibt. Hier hilft nur die vorbeugende Impfung, um das Leben eines Kindes zu retten. Dieser Impfstoff kostet 18 Pfennig. Und schützt gleichzeitig vor Diphtherie und Keuchhusten.

Auch die Immunisierung gegen die anderen tödlichen Krankheiten, die für das millionenfache Kindersterben in der Welt verantwortlich sind, kostet nur Pfennigbeträge: der Impfstoff gegen Masern 30 Pfennig, gegen Tuberkulose 9 Pfennig.

Das Leben eines Kindes zu retten, kostet nicht viel. Aber die Hilfe darf nicht nur kurzfristig sein: Ausbildung, Ernährung und frisches Trinkwasser sind fürs Überleben genauso wichtig. Helfen Sie mit. Retten Sie einem Kind das Leben: **Spendenkonto 300 000 bei allen Banken, Sparkassen und beim Postgiroamt Köln.**

unicef

Kinderhilfswerk der Vereinten Nationen

Es ist zwar richtig, daß 3 % aller Tetanuserkrankungen in der Welt im Zusammenhang mit Infektionen des verschmutzten Nabels nach der Entbindung stehen. In entwickelten Ländern gibt es das nicht. Das Risiko, an Tetanus zu erkranken, ist bei älteren Erwachsenen höher als bei Kindern. Bei Kindern ist wiederum die Sterblichkeit sehr viel geringer.

Als »Indikation zur Impfung« wird allgemein angegeben:

»In jedem Lebensalter, ab 3. Lebensmonat.«

Frage: Welchen Nutzen hat eine Impfung im 3. Lebensmonat für Tetanus-Nabelinfektionen bei Neugeborenen? Wären Verbesserungen in hygienischer Hinsicht nicht viel wirksamer und erfolgreicher? Aber daran würde die Pharmaindustrie nichts verdienen.

In der deutschen kinderärztlichen Fachzeitschrift »Der Kinderarzt« vom September 1993 kann auf Seite 1100 folgender (Reklame-)Satz nachgelesen werden:

»In jeder Sekunde werden auf der Welt 20 Menschen mit einem Produkt der Pasteur-Mérieux-Connaught-Gruppe geimpft.« Mérieux ist nur einer unter vielen, aber aus dieser Zahl kann ersehen werden, welch riesiges Geschäft die Produktion von Impfstoffen für die pharmazeutische Industrie ist. (Die in der Unicef-Reklame angegebenen Preise entsprechen nicht den Tatsachen. Die 100er Packung des Tetanol-Impfstoffes der Behring-Werke kostet 172,48 DM).

Riesige Impfaktion gegen Kinderlähmung

Atlanta (dpa) – In China sollen mit Hilfe der USA insgesamt 100 Millionen Kinder eine Schluckimpfung gegen Kinderlähmung erhalten. Dies sei wahrscheinlich die größte Impfaktion in der Geschichte der Medizin, erklärten Experten der US-Gesundheitsbehörde CDC. Die Kinder sollen am 4. Dezember und am 5. Januar geimpft werden. Die Weltgesundheitsorganisation (WHO) will die Kinderlähmung bis zum Jahr 2000 ausrotten.

Dieser Hinweis im »Münchner Merkur« vom 30.10.1993 zeigt, welche Bedeutung »Entwicklungsländer« für die Pharmazeutische Industrie haben.

In den Zeitschriften der Kinderheilkunde finden sich viele Artikel über Impfungen sowie ganzseitige Reklameanzeigen der Impfstoffhersteller über die verschiedensten Impfstoffe. In dieser Hinsicht war das März-Heft (3/94) der Zeitschrift »Der Kinderarzt« besonders interessant:

Hier findet sich auf Seite 275 der Artikel: »Kinderkrankheiten und Impfschutz«. Die Autoren A. Windorfer, Renate Strutz und Beate Misera berichten über die in Niedersachsen durchgeführten Anfragen bei niedergelassenen Kinderärzten, an der sich 56 Kinderärzte beteiligt haben. Die Anfrage betraf die Kinderkrankheiten Masern, Mumps, Röteln, Keuchhusten, Varizellen und Scharlach. Bei den aufgeführten Zahlen, handelt es sich meist um »hochgerechnete«, bzw. um »geschätzte« Zahlen, und bei den Schlußfolgerungen wird fast ausschließlich in der »Möglichkeitsform« gesprochen. Nach einem Hinweis der ärztlichen Standesorganisation der Kinderärzte muß bei jedem Arztbesuch zuerst nach dem Impfbuch gefragt werden. Es zeigt sich, daß deren Anzahl kontinuierlich abgenommen hat:

Impfbücher	1987	1988	1989	1990	1991	1992
vorhanden:	90,5 %	90,6 %	90,1%	89,2 %	88,6 %	86,8 %

Das heißt, der Widerstand der Bevölkerung gegen unnötige Impfungen wächst von Jahr zu Jahr. Weiter ist bemerkenswert, daß die Erkrankungen an Masern (trotz eingeführter Impfungen gegen Masern) zugenommen haben:

1990 = 460 1991 = 2184 1992 = 2504

Dies zeigt, daß die Masernerkrankungen, wie andere Kinderkrankheiten auch, ihrem Eigenrhythmus folgen, der sich durch Impfungen nicht beeinflussen läßt. Dies zeigt auch eine Tabelle über Keuchhusten-Erkrankungen in Niedersachsen.

1987	1988	1989	1990	1991	1992
12115	3071	5009	13721	11221	7491

Das Wichtigste, nämlich die Anzahl derjenigen Kinder, die trotz Impfung an einer dieser Krankheiten erkrankten, wird in dieser Arbeit – wie gewöhnlich – nicht berichtet!

Auf Seite 348 folgt der Artikel: »Abrechnung von Impfleistungen in der privatärztlichen Betreuung (GOÄ)«. Es heißt hier: »A 376 (Gebühr DM 20,35) für jede erste Impfung bei einem Arzt-Patienten-Kontakt, da nur bei dieser Position auch die immer zu erbringende Impfberatung und Impfbescheinigung aufgeführt ist. A 382 (Gebühr 10,01) für jede weitere i.m./s.c.-Impfung, da diese Position in ihrer Bewertung der einer Impfleistung nach BMÄ/E-GO in etwa entspricht.

A 381 (Gebühr DM 5,06) für jede zusätzlich erbrachte Polio-oral-Impfung, da diese Position in ihrer Bewertung ebenfalls der in den meisten Bereichen üblichen Bewertung nach E-GO entspricht. Diese Gebühren können im Rahmen der GOÄ-Bestimmungen bis zum 2,3-, bzw. 3,5fachen gesteigert werden.«

Schlußsatz: »Wir Kinderärzte sollen aber auf eine angemessene Honorierung auch der so häufigen durch uns zu erbringenden Impfleistungen achten.«

Auf Seite 375 folgt der Artikel: »Die Keuchhusten-Impfung«: Die Autoren Uwe Goehring und Bettina Müller-Plettenberg behaupten, wegen der geringen Beteiligung der Bevölkerung an der Keuchhusten-Impfung in den vergangenen 20 Jahren gäbe es jetzt 2,5 Millionen Kinder im Alter von 16 Jahren, die schnellstens »nachgeimpft« werden müßten, da sie nicht gegen Keuchhusten geimpft und daher »ungeschützt« seien.

In diesen 20 Jahren, in denen die Keuchhusten-Impfung

nicht »öffentlich empfohlen« war, betrug die »Durchimpfungsrate« 14 %. (Deshalb gingen die Keuchhusten-Todesfälle, wie Abb. 30 auf S. 99 zeigt, kontinuierlich zurück.)

Im Artikel von Windorfer u. Mitarbeiter ist folgender Satz zu lesen: »Hervorzuheben ist, daß in dem gesamten Untersuchungszeitraum keine Pertussisenzephalopathie registriert werden konnte.«

Der Keuchhusten hat zur Zeit – weil nicht geimpft wurde – einen milden Verlauf, wie nie zuvor. Im wiedervereinigten Deutschland gab es 1992 drei Keuchhusten-Todesfälle. In Niedersachsen gab es keine einzige Keuchhusten-Enzephalopathie. Wird den »Hochrechnungs-Praktiken« der Kinderärzte gefolgt, so heißt das: Es gab in der ganzen Bundesrepublik auch (wahrscheinlich) keine einzige Keuchhusten-Enzephalopathie!

Frage: Weshalb dann erneute Impfungen unserer Kinder gegen Keuchhusten und weshalb Nachimpfungen von 2,5 Millionen Kindern – obwohl medizinisch dazu überhaupt keine Notwendigkeit besteht? Antwort: Es geht ausschließlich um kommerzielle Interessen. Wenn die »Immunisierung« eines Kindes (Keuchhusten-Impfung) (3 Impfungen):

20,35 DM
10,01 DM
10,01 DM
40,37 DM kostet

(und bei Privat-Impfungen 2,3- bzw. 3,5fach gesteigert werden kann), dann errechnen sich, insbesondere bei der »Nachimpfung« von 2,5 Millionen Kindern, ganz beträchtliche Summen!

Dieses Beispiel zeigt: Es besteht kein Zweifel an der Tatsache, daß Impfungen ein riesiges Geschäft sind. Nicht nur für die pharmazeutische Industrie, sondern auch für den impfenden Arzt; zu Lasten der Krankenkassen, somit zu Lasten der Allgemeinheit. Eben: Impfen – ein Geschäft mit der Angst.

XVII. Die Entwicklung der vergangenen 15 Jahre

Die von Hermann Forschepiepe, dem Gründer des »Schutzverbandes für Impfgeschädigte e. V.«, in den ersten Nachkriegsjahren begonnene Sammlung von Artikeln der Impfpropaganda aus Zeitungen, Zeitschriften, Illustrierten und sonstigen Druckwerken wurde seit 35 Jahren von mir fortgesetzt. Inzwischen sind es mehrere dicke Aktenordner geworden. Ausdrücke wie »Impfmuffel«, »Impfmüdigkeit«, »zunehmende Impflücken«, »mangelnde Impfmoral«, »Unverantwortlichkeit«, Warnungen vor »Größerwerden der Impflücken« und Drohungen mit dem Gespenst des Wiederauftretens mittelalterlicher Seuchen finden sich kontinuierlich in dieser Sammlung.

Und doch habe ich den Eindruck, daß in der letzten Zeit verstärkt gesteuerte Referate erscheinen, die eine bestimmte Zielrichtung haben.

Wie Perlen auf einer Perlenschnur aufgereiht, erschienen Abhandlungen, die zunächst in den Überschriften durch ein Fragezeichen Zweifel und damit Sorgen ausdrückten. Dann aber gingen diese Erörterungen immer mehr zu bestimmten Forderungen über. In der letzten Zeit wurden die bisherigen verschwommenen Andeutungen klarer. Es wird die Wiedereinführung der »Vaccinia-Impfung« gefordert. Das Wort »Pocken-Impfung« wird vermieden. Vaccinia- oder Pocken-Impfung aber ist genau das gleiche. Wegen der durch die Pockenimpfung verursachten Schrecken wurde der andere Ausdruck gewählt.

Erinnern wir uns: Im Oktober 1977 ereignete sich in Somalia der letzte Pockenfall dieser Erde (siehe S. 59). Etwa 2 Jahre später erklärte die WHO, die Welt sei pockenfrei. Daß der letzte Pockenkranke, wie alle anderen auch, kurz vor Ausbruch seiner Erkrankung erneut geimpft worden war, wurde nach bewährtem Muster der WHO, *einmal* erwähnt – dann nie wieder. Die WHO empfahl damals, die »Pockenimpfung« nicht mehr anzuwenden. Sie sei »unnötig und wegen der vielen Impfzwischenfälle ärztlich unethisch.«

1983
In der Münch. Med. Wschr. 125, Nr. 22. S. 13 erschien ein Artikel, der durch sein Fragezeichen am Ende der Überschrift Zweifel – und Sorge – ausdrückt: »Vertrauen in die Pockenausrottung?«

1986
Am 9. September schreibt Dr. rer. nat. Friedrich Schwartz in der »Ärztl. Praxis«: »Tiere impfen, um Menschen zu schützen?«

1987
23. Mai. »Frankenpost« Hof: »Schach dem Pockenvirus? Seit Jahren gilt die Seuche als ausgerottet. Jetzt werden neue Erkrankungen gemeldet«.

1993
30. April. Deutsches Ärzteblatt. S. C-817. Hier schreibt Prof. Dr. Dr. h.c. mult. Anton Mayr: »Gefährdung von Mensch und Tier durch Pockeninfektionen bei Katzen«.

Prof. Mayr fordert die generelle Impfung von Hunden und Katzen sowie die freiwillige Impfung der Bevölkerung mit MVA-Impfstoff. (Es handelt sich um einen Vaccinia-Impfstoff, der von Prof. Mayr gezüchtet wurde, wie in der Arbeit von Prof. Stickl in der Ärztl. Praxis S. 1643 [1971] nachzulesen ist). (Die Beteiligung des Professors an patentrechtlichen Fragen wären hier schon interessant)! Der Impfstoff kam wegen der Einstellung der Impfpflicht wenig zur Anwendung. Daher liegen nur geringe Erfahrungen vor.

1994

Am 13. 1. 1994 erscheint in »Die Woche« ein großer Aufsatz »Tödliche Viren«. Darin wird über einen Mann berichtet, der sich bei seiner Katze mit Katzenpocken infizierte und im Krankenhaus Lüdenscheid starb. Es heißt hier: »Ähnliche Fälle können sich in Zukunft häufen.«

Wieso und warum?

Weil die Kommission der Europäischen Union einen neuartigen Impfstoff zur Bekämpfung der Tollwut bei Füchsen zugelassen hat. Er wird von dem Lyoner Pharma-Unternehmen Rhône Mérieux hergestellt. Es ist ein gentechnisch veränderter Impfstoff, der aus dem Vaccinia-Virus besteht. In diese Viren wurde ein Gen des Tollwut-Erregers eingebaut. Bei den Vaccinia-Viren handelt es sich um Viren des Stammes »Kopenhagen«. Unter den vielen Vaccinia-Stämmen, die wir kennen, ist er der gefährlichste. Er hatte bei der früheren gesetzlichen Pockenimpfpflicht besonders schwere Nebenwirkungen hervorgerufen, wie z. B. Gehirnschädigungen, die in 30 % der Fälle tödlich verliefen. Dieser Stamm mußte bei uns 1960 durch den Stamm »Göteborg« ersetzt werden. Die Firma »Rhône-Mérieux« schlug alle mehrfach erfolgten Warnungen in den Wind. Dort werden die bekannten schweren Nebenwirkungen dieses Impfstoffs für ein »vertretbares Restrisiko« gehalten. An dem neuesten Produkt dieser Firma müsse festgehalten werden, weil in seine Entwicklung bisher schon Unsummen investiert worden seien. Auch die geforderte Einbringung eines anderen Vaccinia-Stammes wurde abgelehnt, weil auch das mit großen finanziellen Verlusten verbunden sei. Ganz am Rande ist zu erfahren, daß diese Vaccinia-Viren auch in der AIDS-Forschung verwendet wurden. Prof. Daniel Zagury aus Paris hatte 1991 versucht, 5

AIDS-Patienten mit gentechnisch veränderten Vaccinia-Viren zu impfen. Den Viren hatte er, vergleichbar dem Tollwut-Impfstoff, einen Teil des HIV-Virus übertragen. Nachdem die so geimpften Patienten Hauterscheinungen bekamen, wie sie für Pocken typisch sind und 3 starben, wurden dem Professor weitere Menschenversuche untersagt.

Hier fragt man sich: Warum Vaccinia-Viren und warum Fuchs-Köder? In den neuen Bundesländern ist die Tollwut angeblich ausgerottet worden, und auch bei uns soll sie kaum noch vorkommen. So konnten wir es in einschlägigen Berichten lesen. Die bisherige Fuchs-Köder-Aktion mit dem konventionellen Impfstoff Rabifox des Impfstoffwerkes Dessau-Tornau sei ein voller Erfolg gewesen. In Deutschland seien 25 Millionen Köder, teils sogar mit dem Flugzeug, ausgelegt bzw. abgeworfen worden. Alle Füchse seien gegen Tollwut immun. Sollte es nicht gerade die Zahl von 25 Millionen sein, von der die Firma Rhône-Mérieux magisch angezogen wird? 25 Millionen Köder in Deutschland, dazu Europa, Rußland und Amerika – welch lukratives Geschäft!

21. 1. 1994

Artikel in »Die Zeit«: »Blinder Mut zur Lücke«. Hier wird aus Rußland berichtet: »Eine Diphtherieepidemie hat in Rußland Tausende getötet.«

Wie das? Jahrelang ist uns Rußland von den früheren Impf-Experten der ehemaligen DDR als Vorbild hingestellt worden. Sie wurden nicht müde, uns die »Errungenschaften« der DDR-Medizin, besonders die angeblichen Vorteile einer gesetzlichen Impfpflicht, anzupreisen. Dies seien eben »völlig durchgeimpfte« Länder, während das Verhalten der »Impfmuffel« im restlichen Deutschland zur »Impfmüdigkeit« und damit zur gefährlichen »Impflücke« geführt habe. Deshalb drohe in der Bundesrepublik Gefahr, während in den Ostblockstaaten dank Impfpflicht strahlende Gesundheit herrsche. Jetzt heißt es auf einmal: »Epidemien größten Ausmaßes in Rußland«. Aber in einem Land, in dem jeder gegen Diphtherie geimpft worden war, können nur Geimpfte erkranken. Das wird, wie üblich, verschwiegen.

24. 1. 1994
Mit großer Überschrift war in »Bild am Sonntag« zu lesen: »Neues Pocken-Virus bedroht Deutschland. Von seiner Katze angesteckt – Mann starb an Pocken«. Es handelt sich um den schon erwähnten 18jährigen Patienten, der im Krankenhaus Lüdenscheid starb.

31. 1. 1994
Im »Spiegel« erschien eine große Abhandlung »Köder im Wald«. Es heißt: »Die Genforscher aus den USA agierten wie Drogenhändler. Im Diplomatenkoffer schmuggelten sie einen neuartigen, gentechnisch hergestellten Impfstoff gegen Tollwut über die Grenze nach Argentinien. Auf einer Versuchsfarm 250 km südöstlich von Buenos-Aires impften sie 20 Kühe mit den genmanipulierten Viren« … »Das Schurkenstück auf der Rinderfarm spielte im Sommer 1986«.

Es handelt sich um den Impfstoff »Raboral V-RG« der Firma »Rhône-Mérieux«. Dabei liegt die Gefahr für den Menschen in den Vaccinia-Viren, die in dem Impfstoff als Transportmittel dienen. Aufgrund der großen Impfstoff-Mengen in den Ködern ist damit zu rechnen, daß es zu Infektionen bei Menschen kommen wird. Denn die Fuchs-Köder werden auch von Klein-Tieren wie Marder, Dachsen, Wildschweinen, Katzen und Hunden gefressen. Wird dieser Impfstoff wie geplant, massenhaft in unseren Wäldern ausgelegt, so besteht Gefahr für Erwachsene, besonders aber für Kinder. Denn zunächst unbemerkbar infizierte Hunde und Katzen können, besonders über ihren Speichel, beim Anlecken die Infektion weiter übertragen. Durch die »erfolgreiche« Fuchs-Tollwut-

Impfaktion haben sich die Füchse von 1987 zu 1990 verdoppelt. Damit wächst die Gefahr der Infektion der Menschen mit dem Fuchs-Bandwurm, die schlimmer ist, als der Tollwut-Biß. Innerhalb von 10 Jahren frißt der heranwachsende Parasit die Leber auf.

22. 4. 1994
In der »Frankenpost« Hof erschien folgende Meldung: »Bedrohung aus Tschechien? Rätsel um Pocken-Viren«. Es wird über möglicherweise in der Tschechischen Republik lagernde, von medizinischen Forschungen übriggebliebene Pockenviren berichtet. Institutsdirektor Vladimir Radovnicky bestätigte, daß die Viren nicht zu den rund 20 Stämmen gehörten, die im Februar in seinem Haus liquidiert wurden. Dagegen behaupten Institutsangehörige, die lebensgefährlichen Pocken-Viren seien niemals vernichtet worden. Bei den Behörden herrscht offenbar Unklarheit über den Verbleib der Stämme. Wurden alle Stämme vernichtet? Oder nur einige? Was geschah mit dem Rest? Kann daraus für uns nicht eine fürcherliche Bedrohung entstehen? Wie können wir uns schützen? Durch erneute Pocken-Impfungen? Oder ist diese Meldung nur im Zusammenhang mit dem gegenwärtigen Propaganda-Feldzug mit dem Ziel der Wiedereinführung der Pocken-Impfpflicht zu sehen?

Eigentlich sollten Ende 1993 alle Pockenvirus-Stämme auf der Welt vernichtet werden. Doch die »Wissenschaftler« protestierten: Sie wollen anhand der existierenden Stämme und mit Hilfe der Gentechnik noch mehr über Infektionswege erfahren. Angeblich, weil sie befürchten, daß tierische Pockenviren mutieren und damit für den Menschen gefährlich werden könnten. Die WHO wollte eigentlich im Mai 1994 über das Schicksal der Pocken entscheiden. Das letzte Wort aber hat Brüssel. Und dort zählte im Zweifelsfall bislang nur der »freie Zugang zum Binnenmarkt«. (Anders ausgedrückt:

Das Geschäft) sowie »die Förderung der Gentechnik«. (Das heißt wiederum die Möglichkeit zu ungeahnten Geschäften). Jedenfalls gehen in Brüssel marktwirtschaftliche Grundsätze über die Gesundheit der Bevölkerung. Sollten aber die warnenden Stimmen unangenehm werden und sollte es zu Zwischenfällen kommen, dann gibt es immer noch einen Ausweg: Die gesamte Bevölkerung Amerikas, Rußlands und Europas muß wieder »gegen Pocken« geimpft werden! Rhône-Mérieux beabsichtigt, den neuen Tollwut-Fuchs-Impfstoff in ganz Europa sowie in den USA zu vermarkten.

WHO: »Die Welt ist pockenfrei!«
Frage: »Ist die Welt pockenfrei?«

Zu diesem Thema ein Artikel aus »Biologie in unserer Zeit« 24, S. 127 (1994): »Pro und Contra: Vernichtung der Pockenviren?« »Noch vor hundert Jahren starben in Europa jährlich 250000 Menschen an Pocken. Die Pockenviren (Variola) werden aerogen von Mensch zu Mensch übertragen. Nach einer Inkubationszeit von 12–14 Tagen bildet sich ein bläschenartiger Hautausschlag, begleitet von zyklischen Fieberschüben. Über 30 % der Erkrankten sterben, daher zählen die Pocken zu den gefürchtetsten Epidemien. Wer die Krankheit übersteht, bleibt sein Leben lang immun. Diese Tatsache nutzte man in Asien schon vor 2000 Jahren für eine aktive Immunisierung mittels abgeschwächter Pockeninfektion (Variolation). Solche Impfungen waren überaus risikoreich: nicht immer nahm die Krankheit den erwünschten, abgeschwächten Verlauf, sondern konnte auch zu Ansteckung oder Tod führen.

Vor etwa 200 Jahren entdeckte Jenner, daß auch Kuhpocken (Vaccinia) die erwünschte aktive Immunisierung auslösen kann, ohne eine Erkrankung hervorzurufen, denn durch die Tierpassage verlieren die Viren ihre Pathogenität. Mit der

Lebendvakzine aus Kälber- oder Kaninchenlymphe war die Grundlage für einen neuen Impfstoff gelegt. Die Impfrisiken schwanden, allerdings blieb eine postvakzinale Enzephalitis als gefürchteter Impfschaden. Dank durchgreifender Impfmaßnahmen wurde die letzte natürliche Pockenerkrankung 1977 aus Somalia gemeldet. Da es außer im menschlichen Körper kein Reservoir für die Pockenviren gibt, gilt die Krankheit seit 1985 als weltweit ausgerottet, und die Impfpflicht konnte aufgehoben werden. Nur zwei Laboratorien, in Atlanta und Moskau, verwahren noch Pockenstämme für Forschungszwecke.

1986 empfahlen Spezialisten der Weltgesundheitsorganisation (WHO), auch diese Laborstämme zu vernichten, sobald die Pocken-DNA komplett sequenziert ist. Jetzt ist diese Sequenzierung gelungen: Das gesamte Genom der Pockenviren ist entschlüsselt. Sollte man die Zerstörung der Laborstämme nun tatsächlich vollziehen?«

Dieser Artikel enthält zahlreiche Fehler. Aber Zeitungsartikel enthalten oft (gewollt oder ungewollt) Fehler. Wichtig sind die letzten Zeilen, in denen behauptet wird, daß es Pockenviren angeblich nur noch in Atlanta und in Moskau gibt.

Hierzu ein Artikel aus »Frankenpost« vom 22. 4. 1994:

»Bedrohung aus Tschechien? Rätsel um Pocken-Viren«.

PRAG: In der Tschechischen Republik lagern möglicherweise noch Pockenviren, die von medizinischen Forschungen übriggeblieben sind. Über den Verbleib eines Stammes herrscht bei den Behörden offenbar Unklarheit. Laut Zeitungsberichten behaupten ehemalige Mitarbeiter des Forschungsinstitutes in Prag, die lebensgefährlichen Pockenviren seien wahrscheinlich niemals vernichtet worden. Institutsdirektor Vladimir Radovnicky bestätigte, daß die Viren nicht zu den rund 20 Stämmen gehörten, die im Februar in seinem Hauptquartier liquidiert wurden.«

Erinnern wir uns:

1986 empfahlen die »Spezialisten« der WHO die Vernichtung der letzten Pockenstämme. Jetzt schreibt man schon das Jahr 1997 – und immer noch gibt es auf der Welt in bestimmten Labors Pockenvirus-Stämme, die zwar keineswegs so gefährlich sind, wie es von den Impfbefürwortern aus bestimmten Gründen immer wieder behauptet wird, zweifelsohne handelt es sich um gefürchtete Viren und man wartete auf die Meldung über die Vernichtung dieser Stämme. Im »Spiegel« Nr. 36, S. 232 (1994) erschien folgender Artikel: »Hinrichtung verschoben«.

Soll der Pockenerreger für immer aus der Welt getilgt werden? Manche Virologen möchten ihn retten. Jetzt entscheidet die WHO. Am Freitag dieser Woche werden sich im Raum E 110 der WHO-Zentrale in Genf elf Geschworene zu Rate setzen. Sie halten Gericht über den Inhalt von 600 Plastikphiolen, die in versiegelten Behältern lagern: eine Charge in Kühlaggregaten in einem Moskauer Labor, die andere in einem angeketteten Tiefkühltank im USA-Seuchenzentrum in Atlanta (US-Staat Georgia).

Beraten wird in Genf über die letzten noch intakten Stämme eines Erregers, der jahrtausendelang die Menschheit bedroht hat: In niemals abreißenden Infektionsketten tötete das Pockenvirus (Variola) Millionen von Erdbewohnern, viele erblindeten oder wurden dauerhaft entstellt.

»Ein Wunder, vergleichbar der Erfindung des Flugzeuges und der Landung auf dem Mond« – so hatte der damalige WHO-Generaldirektor Halfdan Mahler den Sieg über die Pocken gerühmt.

Mit einem Kostenaufwand von annähernd 300 Millionen Dollar, größtenteils aufgebracht von der Sowjetunion und den USA war damals das »Projekt Zero« erfolgreich beendet worden. Zehn Jahre hatte die Kampagne zur Ausrottung der Pocken gedauert, als letzter Pockenpatient ging 1977 der

23jährige Koch Ali Maow Maalin aus der somalischen Hafenstadt Merka in die WHO-Annalen ein.«

Daß die Bundesrepublik Millionen DM zum Pockenausrottungsprogramm beigesteuert hat, wird verschwiegen und die Rechnung ist auch falsch. Das Pockenausrottungsprogramm lief von 1958 bis 1985. Das sind 27 Jahre. Es wird verschwiegen, daß es sich bei der Erkrankung des Ali Maow Maalin um die leichte Pockenform, Variola minor bzw. Alastrim, gehandelt hat und es wird auch verschwiegen, daß er kurz vor Ausbruch seiner Erkrankung geimpft worden war. Hätte es sich um die echten Pocken gehandelt, so hätte diese gefährliche Inkubationsimpfung leicht zu dem gleichen Ausgang führen können, wie wir es in Deutschland bei 5 durch die Pockenimpfung getöteten Frauen erlebt haben.

Über das Schicksal der nunmehr gebändigten Killer in Moskau und Atlanta waren sich die Verantwortlichen zunächst einig geworden: »Laborangestellte in Moskau und Atlanta, bekleidet mit hermetisch dichten Schutzanzügen und sicherheitshalber auch gegen Pocken schutzgeimpft, sollten am 31. Dezember 1993, 24 Uhr die letzten Pockenstämme aus den Kühlbehältern in eine Sterilisierungsanlage geben. Dort sollten die Erreger für 45 Minuten bei einer Temperatur von 120 Grad Celsius abgetötet werden. Zum ersten Mal in der Geschichte der Menschheit wäre damit eine Lebensform vorsätzlich vernichtet worden.

Anmerkung: Warum Schutzanzüge, wenn die Impfung schützt?

Doch der auf die Silvesternacht letzten Jahres angesetzte Hinrichtungstermin verstrich: »Erst waren es nur wenige Wissenschaftler, die sich gegen die Virusvernichtung aussprachen«, erinnert sich der bei der WHO für Pocken zuständige Projektleiter, der russische Virologe Jurij Ghendon. »Je näher das Datum rückte, desto stärker schwoll die Briefflut an.«

Im August 1993 war das Variola-Problem Thema einer

Sonderkonferenz im schottischen Glasgow. Überraschendes Ergebnis der Tagung: Jeder zweite der anwesenden Virologen, Biologen und Mikrobiologen sprach sich dafür aus, die eingelagerten Pockenerreger zu erhalten – zum Zwecke wissenschaftlicher Erforschung bekannter wie auch möglicherweise unbekannter Viren und mithin zum Wohle der Menschheit. Der amerikanische Mikrobiologe und Immunspezialist Wolfgang Joklik etwa hielt das Vorhaben, das Virus »zum gegenwärtigen Zeitpunkt zu zerstören, für absolut unvertretbar«. Zwar ist inzwischen die gesamte Erbinformation (Genom) des Pockenvirus entschlüsselt worden. Doch die einzelnen Funktionen der 187 Gene ist noch lange nicht geklärt.

Erst vor wenigen Monaten gelang es beispielsweise, das Gen zu entdecken, das die Vermehrung des Virus in den Zellen des menschlichen Körpers ankurbelt. »Dieses Gen kannten wir vor einem Jahr noch nicht«, sagte Joklik. Ungeklärt sei die Zuständigkeit von weiteren 100 Genen im Pockenvirus. Ihr Einfluß auf das menschliche Immunsystem müsse geklärt werden, um womöglich Rückschlüsse auf andere Viruserkrankungen wie etwa AIDS zu ziehen.

Derartige Forschungen, entgegnen die Befürworter der Virusvernichtung, sei auch an harmlosen Variola-Verwandten zu betreiben. Überdies hätten die Genetiker von dem Pockenerreger durch Zerschneiden des Viruserbgutes einzelne – ihrerseits harmlose – DNA-Stränge gewonnen und archiviert, die sich bei Bedarf wieder zusammenfügen ließen.

Die endgültige Abstimmung über den Hitzetod der verbliebenen Pockenstämme soll erst im nächsten Jahr erfolgen: bei der WHO-Vollversammlung im Mai. Von den 11 Wissenschafts-Geschworenen in Genf, die am Freitag dieser Woche eine Vorentscheidung über Variola fällen, wird ein klares Verdikt erwartet; Experten rechnen mit allenfalls zwei Gegenstimmen.

Für »Mediziner, die sich um die menschliche Gesundheit

sorgen«, gibt es für den russischen Virologen Otar Andshapariodze nur ein denkbares Votum über das Virus: »Kill it.«

Im »Bundesgesundheitsblatt« 12/96 ist folgendes zu lesen:

Letzte Pockenviren werden am 30. Juni 1999 vernichtet. Vertreter von Regierungen und internationalen medizinischen Verbänden haben bei einer Rahmenveranstaltung zur 409. Weltgesundheitsversammlung beschlossen, die letzten Bestände an Variolaviren zu zerstören, die noch in zwei Labors in den USA und in der Russischen Föderation vorhanden sind. Dies ist der letzte Schritt in der endgültigen weltweiten Ausrottung der Pocken.

Delegierte aus 190 Ländern haben eine Resolution angenommen, daß »alle noch vorhandenen Bestände an Variolaviren – Viren, Virusgenome, klinische Proben und alles andere Material, das infektiöse Pockenviren enthält – am 30. Juni 1999 zerstört werden sollen«. Diese Entscheidung ist ein Durchbruch in der jahrzehntelangen Diskussion unter Wissenschaftlern, Politikern und allgemeiner Öffentlichkeit über das Schicksal des Pockenvirus. Nachdem die weltweite Erradikation der Pocken im Mai 1980 verkündet worden war, sind die Bestände an Pockenviren kontinuierlich verringert worden. Heute gibt es Variolaviren nur noch am WHO Collaborating Center on Smallpox and other Poxvirus infections bei der CDC in Atlanta und am Staatlichen Forschungszentrum für Virologie und Biotechnologie in Koltsovo in der Russischen Föderation.

Die Empfehlung, die restlichen Viren zu vernichten, ist erstmals 1986 vom Comittee on Orthopoxvirus Infections ausgesprochen worden. Ende 1990 wurde diese Empfehlung noch einmal bestätigt und empfohlen, das gesamte Genom mindestens eines Variolavirusstammes entschlüsseln zu lassen, um es zu archivieren. Dieses Sequenzierungsprojekt wurde von der WHO überwacht. Am Ende des Projektes im Dezember 1994 war das Genom zweier Stämme des Virus komplett und das weiterer Stämme teilweise analysiert. Das Technische Komitee der WHO entschied, daß dies die Mindestanforderungen noch überschritt, die erfüllt sein sollten, bevor die restlichen Virusbestände zerstört würden.

Klonierte DNA-Fragmente des Variolavirus-Genoms, die selbst nicht infektiös sind, werden bei den amerikanischen CDC und beim Russischen Forschungszentrum für Virologie und Biotechnologie aufbewahrt, um weitere Untersuchungen der Virusgene, -proteine und -funktionen zu ermöglichen. Die WHO wird 500000 Dosen der Pockenvakzine behalten, und das Vakzinia-Saatvirus wird im Nationalen Institut of Public Health and Environmental Protection in den Niederlanden aufbewahrt werden.

Noch vor weniger als 30 Jahren waren die Pocken in 31 Ländern der Erde endemisch; jedes Jahr erkrankten bis zu 15 Millionen Menschen. Etwa zwei Millionen von ihnen starben, und die Überlebenden waren oft behindert und blind. Die Pocken sind die erste Infektionskrankheit, bei der die Ausrottung gelungen ist.

Wir werden also wieder belogen. Auch nach 1999 wird die Welt nicht pockenfrei sein. Denn das »Saatvirus« schlummert in den Niederlanden.

Die letzte Tabelle (S. 370) dieses Buches zeigt die Anzahl der heute gängigen Impfverfahren. Sie läßt erahnen, was in der Zukunft auf unsere Kinder zukommen wird!

Für die europäischen Tierärzte ist die Situation klar: **Impfungen gegen eine Seuche verhindern deren endgültige Beseitigung!** Daher wurde 1991 die Impfung gegen Maul- und Klauenseuche untersagt. Seitdem ist diese Seuche bei uns nicht mehr aufgetreten. Allerdings haben es die Tierärzte leichter: Sollte irgendwo in einem Bestand eine derartige

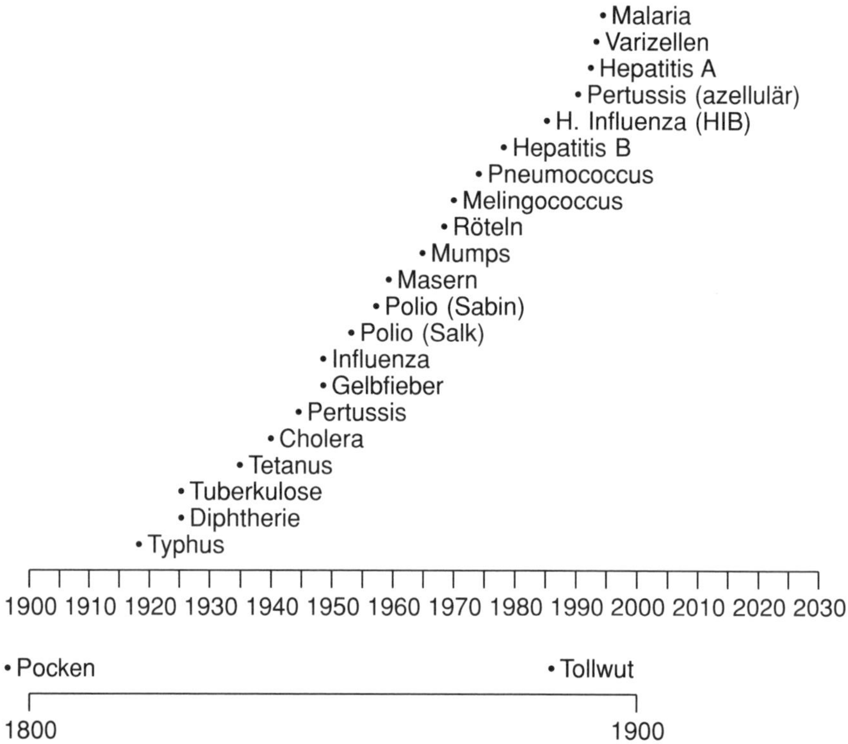

Impfungen seit Jenner

Quelle: Warren, K. S.: New scientific opportunities and old obstacles in vaccine development

Proc. Natl. Acad. Sci. USA. Vol. 83 S. 9,275 (1986)

Infektionskrankheit ausbrechen, wird der Bestand »gekeult«. D. h., die Tiere werden getötet und verbrannt.

In der Bundesrepublik Deutschland haben die von 1970–1980 durchgeführten Massenimpfungen das Verschwinden der Seuchen, gegen die geimpft wurde, verhindert. Es handelt sich um Erkrankungen zwischen 1970 und 1980.

Die Diphtherieausbrüche in Rußland (»durchgeimpftes Land«), die Polioausbrüche in 13 Staaten, die vorher stets als »besonders gut durchgeimpft« bezeichnet wurden (in »The

Lancet« S. 715 [1991] wird berichtet, daß in Oman über 80 % der dort an Polio erkrankten Kinder dreimal geimpft worden waren!) zeigen, daß für Menschen wie Tiere das gleiche gilt: Impfungen schützen nur, solange keine Ansteckungen möglich sind. Kommt es zu einer Epidemie, erkranken Geimpfte und Ungeimpfte. Bei Seuchen, gegen die geimpft wird, verhindern die Impfungen deren Ausrottung. Wir sollten von den Tierärzten und von den Tieren lernen!

Man fragt sich, welchen Sinn mag es haben, daß der Lüdenscheider Katzenpocken-Fall, der sich 1990 ereignete und einen unter hochdosierter Cortison-Behandlung stehenden 18jährigen Asthmatiker betraf, jetzt aufgewärmt wird. Die Aufhebung der gesetzlichen Impfpflicht 1983 hatte zunächst einen Rückgang aller anderen Impfungen zur Folge. Er wurde teilweise durch die daraufhin eingeführten Vorsorge-Untersuchungen (s. S. 59) sowie durch unzählige Berichte über die »Impfmüdigkeit« der deutschen Bevölkerung aufgefangen.

Sinn dieses Buches ist es nicht, die Gefährlichkeit der vorgenannten Infektionskrankheiten in Frage zu stellen. Das waren – und sind – furchtbare Krankheiten mit oft schrecklichen Folgen. Dagegen ist es der beabsichtigte Sinn, zu zeigen, daß Impfungen nicht die Ursache für den Rückgang dieser Seuchen gewesen sein können. Unsere heutige günstige Seuchensituation beruht auf anderen Ursachen.

Impfungen haben – wenn überhaupt – nur eine geringe Schutzwirkung. Sie werden vorwiegend ausgeführt, weil ihre Anwendung für die pharmazeutische Industrie große Gewinne einbringt. Da für so viele Dinge bei uns unsinnige Gelder ausgegeben werden, wäre dagegen nichts einzuwenden.

Impfungen aber sind die Ursachen für schreckliche Impfschäden, die vertuscht, heruntergespielt, verharmlost oder überhaupt, wie jetzt bei der Keuchhustenimpfung, ganz abgestritten werden. Ärzte betonen bei jeder Gelegenheit, daß ihr ärztliches Handeln von ethischen Grundsätzen geprägt sei. Bei Impfungen, an denen auch Ärzte verdienen, wird aber vergessen, daß der älteste ärztliche Leitspruch »primum nil nocere« (vor allem nicht schaden) auch für das Impfgeschäft Gültigkeit haben sollte. Auf die kürzeste Form gebracht, lautet der Inhalt dieses Buches:

Impfen schützt nicht!
Impfen nützt nicht!
Impfen schadet!

Die Auswirkungen der Impfhysterie, welche gleichmäßig in allen Medien verfolgbar ist, hat nur einen Grund: »Impfen, das Geschäft mit der Angst«.

Motto: Irren ist menschlich.
Vertuschen ist wissenschaftlich.

Nachsatz

Namibia

Buschmänner werden gegen Pocken geimpft

Mit der Begründung, die gesundheitliche Lage der Buschmänner zu verbessern, soll der Gesundheitsminister Namibias veranlaßt haben, daß die Buschmänner im November/Dezember 1996 gegen Pocken geimpft werden.

Unter Mitwirkung des Internationalen Safari Clubs werden Mediziner aus verschiedenen Ländern nach Namibia reisen, um die Impfaktion vor Ort vornehmen zu können. Es heißt, die Buschmänner seien u. a. mit AIDS und Syphilis so verseucht, daß sie vom Aussterben bedroht seien. Ärzte in Namibia zeigen sich über die Pockenimpfaktion überrascht, da ihnen von Pockenerkrankungen unter den Buschmännern nichts bekannt ist.

Europäische Naturheilärzte verweisen auf die Veröffentlichungen des deutschen Arztes und Impffachmannes Dr. Buchwald, dessen Studien den Beweis lieferten, daß das Impfen gegen Pocken nicht vor der Pockenerkrankung schützt, sondern die Gefahr, an Pocken zu erkranken, erhöht. Zusätzlich ist durch Impfung gegen Pocken – wie durch Impfungen überhaupt – eine so starke Schwächung des Abwehrsystems (Immunsystem) möglich, daß sich die Anfälligkeit für unterschiedlichste Krankheiten steigern kann. Vertreter der Lehrmedizin verwerfen diese Warnungen vor dem Impfen. Sie sehen in allen Impfungen wirksame Schutzmaßnahmen. Sie können jedoch nicht bestreiten, daß es sehr schwere und zumeist unheilbare Impffolgeschäden gibt.

Da die Buschmänner Namibias bisher ohne jede Art von Impfung ausgekommen sein dürften, könnte die gutgemeinte Pockenimpfaktion den gesundheitlichen Verfall der Buschmänner sogar beschleunigen.

Der Gesundheitsminister Namibias soll deutschsprachig sein. Es dürfte in seinem Interesse sein, ihn kurzfristig über die Gefahren der Pockenimpfung zu unterrichten.

Dr. Emil Weiss

XVIII. Bisherige Publikationen [Dr. med. Gerhard Buchwald]

1. Buchwald, G. Schwere Intelligenzdefekte nach postvakzinaler Enzephalitis (= Gehirnentzündungen nach Impfungen). Lebenshilfe, Heft 4, S. 156 (1963)
2. Buchwald, G. Pockenschutzimpfung und postvakzinale Enzephalitis. Med. Welt 16, S. 195 (1965)
3. Buchwald, G. Pockenschutzimpfung und postvakzinale Enzephalitis. Schlußwort. Med. Welt 16, S. 1654 (1965)
4. Buchwald, G. Cum ira et studio. selecta VII. 49/65, S. 1607 (1965)
5. Buchwald, G. Schlußwort zur Bemerkung Klingmüller zur Arbeit: Pockenschutzimpfung und postvakzinale Enzephalopathie. Med. Welt 16, S. 1653 (1965)
6. Buchwald, G. Über die soziale Herkunft impfgeschädigter Kinder. Med. Welt 17, S. 1717 (1966)
7. Buchwald, G. Offene Worte zu Schäden durch Pockenimpfung. »Neue Zeit«, Graz, 12. November (1966)
8. Buchwald, G. Pockenerkrankungen trotz mehrfacher Schutzimpfungen. Münch. Merkur, 14./15. Mai (1966)
9. Buchwald, G. Frühform der postvakzinalen Enzephalopathie. Med. Trib. 1, Nr. 22 (1966)
10. Buchwald, G. Schutz vor Schutzimpfungen? Kölner Stadtanzeiger, Nr. 257, S. 39 vom 5./6. November (1966)
11. Buchwald, G. Schlußwort zur Arbeit Peller. Med. Welt 18, S. 1695 (1967)
12. Buchwald, G. Schlußwort zur Arbeit von v. Mutzenbecher. Med. Welt 18, S. 1666 (1967)
13. Buchwald, G. Über ein durch Gerichtsentscheid als Impfschädigung anerkanntes Krampfleiden nach Pockenschutzimpfung. Med. Welt 18, S. 1488 (1967)
14. Buchwald, G. Die Pocken im Nachkriegsdeutschland. Eine Untersuchung über den Wert der Pockenschutzimpfung. Med. Welt 18, S. 948 (1967)
15. Buchwald, G. Pockenschutz – harmlos oder gefährlich? Ges. Leb. 44, S. 7 (1967)
16. Buchwald, G. Magna cum ira. selecta IX, Heft 10, S. 666 (1967)
17. Buchwald, G. Vasculitis durch Pockenimpfung. selecta IX, Heft 33/34, S. III (1967)
18. Buchwald, G. Werden Impfopfer vernachlässigt? Ges. Leb. 44, Heft 1, S. 7 (1967)
19. Buchwald, G. Stammeszeichen des 20. Jahrhunderts. Ges. Leb. 44, Heft 6, S. 8 (1967)
20. Buchwald, G. Schutz vor Schutzimpfungen. Ges. Leb. 44, Heft 7, S. 6 (1967)
21. Buchwald, G. Zweifel am Wert der Pockenimpfung. Ges. Leb. 44, Heft 8, S. 6 (1967)
22. Buchwald, G. Pocken – Schutzimpfung – Impfschäden. Jugendkurier 4/68 vom April (1968)

23. Buchwald, G. Gefahren der Pockenimpfung. Reformrundschau 36, S. 4 (1968)
24. Buchwald, G. Gefahren der Pockenimpfung. Ges. Leb. 45, Heft 8, S. 6 (1968)
25. Buchwald, G. Über Todesfälle nach der Pockenschutzimpfung. EHK XVIII, S. 385 (1969)
26. Buchwald, G. Zum Problem der gesetzlichen Pockenschutzimpfung. Med. Welt 20, S. 98 (1969)
27. Buchwald, G. Schlußwort zur Arbeit Rausch. Med. Welt 20, S. 1833 (1969)
28. Buchwald, G. Impfungen im Kindesalter. selecta XI, S. III (1969)
29. Buchwald, G. Zum Problem der gesetzlichen Pockenschutzimpfung. Ges. Leb. 46, Heft 4, S. 6 (1969)
30. Buchwald, G. Impfungen im Kindesalter. Ges. Leb. 46, Heft 6, S. 5 (1969)
31. Buchwald, G. Probleme der Gehirnschäden nach Pockenschutzimpfung. Ges. Leb. 46, Heft 6, S. 12 (1969)
32. Buchwald, G. Zum Wert oder Unwert der Pockenschutzimpfung. Ges. Leb. 46, Heft 9, S. 5 (1969)
33. Buchwald, G. Leserzuschrift an die Zeitschrift »Eltern«. Ges. Leb. 46, Heft 10, S. 15 (1969)
34. Buchwald, G. Kindermord und Kinderzerstörung durch Gesetz. Ges. Leb. 46, Heft 11, S. 6 (1969)
35. Buchwald, G. Über die Ursachen des Rückganges und des Verschwindens der Pockenseuche. Ges. Leb. 46, Heft 12, S. 6 (1969)
36. Buchwald, G. Der Staat mordet unsere Kinder. Quick 45/69 vom 5. November (1969)
37. Buchwald, G. Die Lehren von Vannes. euromed 7/69
38. Buchwald, G. Zum Wert oder Unwert der Pockenschutzimpfung. Bemerkung zur Arbeit von E. W. Diehl. Med. Welt 21, S. 439 (1970)
39. Buchwald, G. Über die Ursache des Rückganges der Pockenseuche. EHK, IX, S. 75 (1970)
40. Buchwald, G. Um das Pockenausrottungsprogramm in Indien. Ges. Leb. 47, Heft 4, S. 8 (1970)
41. Buchwald, G. Verrat an der Wissenschaft. Ges. Leb. 47, Heft 6, S. 5 und S. 12 (1970)
42. Buchwald, G. Die importierte Epidemie (Leserbriefe in der Zeitschrift selecta). Ges. Leb. 47, Heft 8, S. 5 (1970)
43. Buchwald, G. Pockenimpfung während der gesamten Schwangerschaftsperiode abzulehnen. Ges. Leb. 47, Heft 11, S. 6 (1970)
Nachruf Dr. med. Walter Schmidt. Ges. Leb. 47, Heft 11, S. 7 (1970)
44. Buchwald, G. Pockenimpfung. selecta XII, Heft 4, S. 368 (1970)
45. Buchwald, G. Die importierte Epidemie. selecta XII, Heft 8, S. 657 (1970)
46. Buchwald, G. Pockenimpfung. selecta XII, Heft 21, S. 1866 (1970)
47. Buchwald, G. Die importierte Epidemie. selecta XII, Heft 24, S. 2161 (1970)
48. Buchwald, G. Unsere Kinder werden zu Tode geimpft. Frankenpost (Hof), S. 5 vom 1. Juli (1970)
49. Buchwald, G. Folgen der Pockenimpfung. Frankenpost (Hof), Nr. 173 vom 21. Juli (1970)
50. Buchwald, G. Impfungen im Kindesalter. selecta XV, S. 1282 (1970)
51. Buchwald, G. Postvakzinale Enzephalitis und postvakzinale Enzephalopathie. Med. Welt 22, S. 1697 (1971)

52. Buchwald, G. Was der praktische Arzt über Impfschäden wissen sollte. Prakt. Arzt, Heft 4, S. 394, April (1971)
53. Buchwald, G. Gutachten des Bundesgesundheitsamtes zur Durchführung der gesetzlichen Pockenimpfung. Ges. Leb. 48, Heft 4, S. 7 (1971)
54. Buchwald, G. Pocken-Olympiade? Ges. Leb. 48, Heft 5, S. 15 (1971)
55. Buchwald, G. Krankheiten, die vermeidbar sind. Ges. Leb. 48, Heft 6, S. 4 (1971)
56. Buchwald, G. Sebastian Kneipp – ein Vorkämpfer für Zwangsimpfungen und ein Freund der Impfärzte? Ges. Leb. 48, Heft 7, S. 5 (1971)
57. Buchwald, G. »Pocken in der Luft« (Leserbrief an den Stern). Ges. Leb. 48, Heft 10, S. 11 (1971)
58. Buchwald, G. Pockenimpfung in der Diskussion (Leserbrief an den »Münch. Merkur«). Ges. Leb. 48, Heft 12, S. 7 (1971)
59. Buchwald, G. Zur Zeit mehr Schäden durch Impfung als durch Krankheit. Prax. Kur. 45, vom 11. November (1971)
60. Buchwald, G. Pocken-Olympiade? selecta XIII, Heft 15, S. 1230 (1971)
61. Buchwald, G. Tropenseuchen als Reisesouvenir. selecta XIII, Heft 15, S. 1230 (1971)
62. Buchwald, G. Die Pockenschutzimpfung – ein historischer Massenwahn. Natürl. Heilw., Heft 5, S. 81 (1971)
63. Buchwald, G. Seuchen als Souvenir. selecta XIII, Heft 37, S. 2798 (1971)
64. Buchwald, G. In England geht es längst ohne Impfzwang. Münch. Merk. vom 18./19. Dezember (1971)
65. Buchwald, G. Geschluckter Pockenschutz im Netz der Alternative. selecta XIII, Heft 51, S. 4134 (1971)
66. Buchwald, G. Tod nach dem Impfen. Der Stern, Heft 42, v. 10. Oktober (1971)
67. Buchwald, G. Schützt Impfen wirklich vor Krankheit? Fortschritt für alle (Sonderheft).
68. Buchwald, G. Kontra Pflichtimpfung gegen Pocken. Med. Welt 23, S. 758 (1972)
69. Buchwald, G. Kontra Pflichtimpfung gegen Pocken. Ges. Leb. 49, Heft 7, S. 10 (1972)
70. Buchwald, G. Kontra Pflichtimpfung gegen Pocken. Schlußwort zur Diskussionsbemerkung von J. Herrmann. Med. Welt 24, S. 387 (1972)
71. Buchwald, G. Beitrag zur Problematik der gesetzlichen Pockenschutzimpfung. Öff. Gesundhw. 34, S. 547 (1972)
72. Buchwald, G. Geschluckter Pockenschutz im Netz der Alternative. Ges. Leb. 49, Heft 3, S. 5 (1972)
73. Buchwald, G. Ist die multiple Sklerose eine Folge der Pockenschutz-Wiederimpfung? Ges. Leb. 49, Heft 3, S. 7 (1972)
74. Buchwald, G. Gefährlicher Schutz (Leserbrief an den Spiegel). Ges. Leb. 49, Heft 4, S. 6 (1972)
75. Buchwald, G. Geschluckter Pockenschutz. selecta XIV, Heft 28, S. 2689 (1972)
76. Buchwald, G. Impfpflicht unzeitgemäß. selecta XIV, Heft 45, S. 4209 (1972)
77. Buchwald, G. Riskanter Pockenschutz. selecta XIV, Heft 45, S. 4210 (1972)
78. Buchwald, G. Kein Pocken-Impfzwang für britische Kinder. Prax. Kur. S. 4 vom 2. Februar (1972)

79. Buchwald, G. Impfpflicht unzeitgemäß. selecta XIV, Heft 50, S. 4769 (1972)
80. Buchwald, G. Multiple Sklerose. Germanische Werte. Deutsch. Arzt, Heft 3, S. 158, vom 10. Februar (1972)
81. Buchwald, G. Pockenzwangsimpfung ja – oder nein? Prax. Kur. (Salzburg), Heft 25, S. 10, vom 23. Juni (1972)
82. Buchwald, G. Über Inkubationsimpfungen. Med. Welt 24, S. 408 (1973)
83. Buchwald, G. Pocken, Purpura und Inkubationsimpfung. Schlußwort zur Diskussionsbemerkung Richters. Med. Welt 24, S. 1773 (1973)
84. Buchwald, G. Über Inkubationsimpfungen. Ges. Leb. 50, H. 12, S. 6 (1973)
85. Buchwald, G. Zur Wirksamkeit der Pockenimpfung. Entgegnung auf die Arbeit von K. H. Richter. Ges. Leb. 50, Heft 12, S. 14 (1973)
86. Buchwald, G. Impfung für Tropenreisende. selecta XV, Heft 39, S. 3439 (1973)
87. Buchwald, G. Impfen: mehr Schaden als Nutzen? selecta XV, Heft 26, S. 2569 (1973)
88. Buchwald, G. Kein Impfzwang gegen Pocken! Naturarzt 95, S. 175 (1973)
89. Buchwald, G. Über einen Fall von poliomyelitisähnlicher Lähmung als Folge einer Pockenschutz-Wiederimpfung. EHK 22, S. 351 (1973)
90. Buchwald, G. Zur Wirksamkeit der Pockenschutzimpfung. EHK 22, S. 148 (1973)
91. Buchwald, G. Multiple Sklerose, eine Folge von Impfungen? Ges. Leb. 50, Heft 11, S. 12 (1973)
92. Buchwald, G. Pockenimpfung – ein gefährlicher Zwang. Frankenpost (Hof), S. 3, vom 27. Januar (1973)
93. Buchwald, G. Pockenimpfung – ja oder nein? Diskussion mit Dr. Fidelsberger in Prax.-Kur. (Salzburg) Nr. 20 und Nr. 25 (1972) Ges. Leb. 50, Heft 2, S. 9 (1973)
94. Buchwald, G. Seltsame Ansichten eines Stadtrates für Gesundheitswesen. Ges. Leb. 50, Heft 11, S. 11 (1973)
95. Buchwald, G. Multiple Sklerose, eine Folge von Impfungen? Ges. Leb. 50, Heft 11, S. 12 (1973)
96. Buchwald, G. Pocken in Jugoslawien und in Hannover 1972. Med. Klin. 68, S. 68 (1973)
97. Buchwald, G. Variola. Dtsch. med. Wschr. 98, S. 1481 (1973)
98. Buchwald, G. Zur Wirksamkeit der Pockenschutzimpfung. Münch. med. Wschr. 115, S. 1400 (1973)
99. Buchwald, G. Weg mit der Impfpflicht gegen Pocken. Ges. Leb. 51, Heft 2, S. 6 (1974)
100. Buchwald, G. Medizinische Fragen der Entschädigung impfgeschädigter Kinder. Med. Welt 25, S. 1310 (1974)
101. Buchwald, G. Pockenimpfung schützt nur zwei Jahre. Prax. Kur. 36, S. 4 (1974)
102. Buchwald, G. Notprogramm gegen Pocken. selecta XVI, Heft 34, S. 2917 (1974)
103. Buchwald, G. Impfungen für Tropenreisende. selecta XVI, Heft 10, S. 896 (1974)
104. Buchwald, G. Impfen: Mehr Schaden als Nutzen! Ges. Leb. 51, Heft 8, S. 6 (1974)

105. Buchwald, G. Wird durch Impfung mit dem Vakzinia-Virus ein individueller Schutz gegen eine Infektion mit dem Variola-vera-Virus hervorgerufen? EHK 24, S. 61 (1975)
106. Buchwald, G. Impfschäden. Bundesvereinigung für Gesundheitserziehung e.V. 1975, S. 147 (1975)
107. Buchwald, G. Pockenimpfung: Mehr Schaden als Nutzen! Münch. med. Wschr. 117, S. 411 (1975)
108. Buchwald, G. Um die Neuordnung der Pockenimpfung. Ges. Leb. 53, S. 7 (1976)
109. Buchwald, G. Impfungen als Ursache geistiger Behinderungen. Ges. Leb. 53, Heft 12, S. 7 (1976)
110. Buchwald, G. Neuordnung der Pockenschutzimpfung. Naturarzt 98, S. 73 (1976)
111. Buchwald, G. Reichsimpfgesetz ist reif für die ersatzlose Streichung. Prakt. Arzt, Heft 12, S. 2608 (1976)
112. Buchwald, G. Impfungen als Ursache geistiger Behinderungen. Lebenshilfe 15, S. 239 (1976)
113. Buchwald, G. Neuordnung der Pockenschutzimpfung. EHK 25, S. 344 (1976)
114. Buchwald, G. Kommt das dritte Pockenimpfgesetz? Naturarzt 100, S. 295 (1978)
115. Buchwald, G. Zum Thema »Grippe-Schutzimpfung«. Naturarzt 100, S. 254 (1978)
116. Buchwald, G. Virus-Grippe, Influenza und grippale Infekte. Ges. Leb. 55, Heft 9, S. 7 (1978)
117. Buchwald, G. Kommt das dritte Pocken-Impfgesetz? Ges. Leb. 55, Heft 6, S. 4 (1978)
118. Buchwald, G. Kommt das dritte Pocken-Impfgesetz? EHK 27, S. 173 (1978)
119. Buchwald, G. Herzinfarkt nach Pockenimpfung. Ges. Leb. 56, Heft 7, S. 5 (1979)
120. Buchwald, G. Pockeninfektionen in Birmingham in England. Ges. Leb. 56, Heft 2, S. 5 (1979)
121. Buchwald, G. Um die Entschädigung für die Impfgeschädigten. Ges. Leb. 57, Heft 5, S. 9 (1980)
122. Buchwald, G. Die Pockenimpfung ist heute nicht mehr sinnvoll. Ges. Leb. 57, Heft 3, S. 5 (1980)
123. Buchwald, G. Pockenimpfung – ein tragischer Irrtum der Medizin? Ges. Leb. 57, Heft 2, S. 7 (1980)
124. Buchwald, G. Diabetesmanifestation nach Pockenimpfung – ein Impfschaden? Med. Klin. 77, Heft 25, S. 54 (1982)
125. Buchwald, G. Impfschäden. Öff. Gesundhw. 44, S. 232 (1982)
126. Buchwald, G. Impfungen in der Kassenpraxis. Ges. Leb. 59, H. 8, S. 8 (1982)
127. Buchwald, G. Nur Neubearbeitung der vom Bundesminister für Arbeit und Sozialordnung herausgegebenen Broschüre »Anhaltspunkte für die Ärztliche Gutachtertätigkeit im Versorgungswesen, Ausgabe 1973«. EHK 34, S. 8 (1985)
128. Buchwald, G. Über Impfschäden und über Impfschädens-Anerkennungsverfahren. EHK 34, S. 233 (1985)

129. Buchwald, G. Impfen – oder nicht impfen? EHK 34, S. 625 (1986)
130. Buchwald, G. Impfen – ja oder nein? Ärztez. f. Naturhv. 28, S. 841 (1987)
131. Buchwald, G. Impfen – weder Schutz noch Trutz. hp-kurier 19, S. 139 (1987)
132. Buchwald, G. Impfen – ja oder nein – und die Folgen? NHP 40, S. 121 (1987)
133. Buchwald, G. Impfen – ja oder nein – und die Folgen? Homöop. Kur., Heft 3, S. 12, Juni (1987)
134. Buchwald, G. Nachwort zu der Arbeit von G. Buchwald: »Impfen – oder nicht impfen?« EHK 36, S. 184 (1987)
135. Buchwald, G. Impfschäden als Ursache geistiger Behinderungen. Lebensh. Not. Nr. 16, S. 15 (1987)
136. Buchwald, G. Über Impfschäden und über gesetzliche Impfschädensanerkennungsverfahren. Naturarzt 108, Heft 7, S. 12 (1986)
137. Buchwald, G. Über Impfschäden… Naturarzt 108, Heft 8, S. 15 (1986)
138. Buchwald, G. Über Impfschäden… Naturarzt 108, Heft 9, S. 12 (1986)
139. Buchwald, G. Über Impfschäden… Naturarzt 108, Heft 10, S. 12 (1986)
140. Buchwald, G. Über Impfschäden… Naturarzt 109, Heft 1, S. 22 (1987)
141. Buchwald, G. Über Impfschäden… Naturarzt 109, Heft 2, S. 19 (1987)
142. Buchwald, G. Über Impfschäden… Naturarzt 109, Heft 4, S. 16 (1987)
143. Buchwald, G. Über Impfschäden… (Zusammenfassung) Naturarzt 109, Heft 6, S. 22 (1987)
144. Buchwald, G. Über Impfschäden… Naturarzt 109, Heft 8, S. 22 (1987)
145. Buchwald, G. Therapieresistentes Hirnkrampfleiden mit hochgradigem Intelligenzdefekt als Folge einer Kinderlähmungs-Schluckimpfung (Sabin). EHK 35, S. 311 (1986)
146. Buchwald, G. Gefährliche Impfungen: Tuberkulose. Naturarzt 107, Heft 2, S. 12 (1988)
147. Buchwald, G. Gefährliche Impfungen: Röteln. Naturarzt 107, Heft 3, S. 11 (1988)
148. Buchwald, G. Gefährliche Impfungen: Tetanus. Naturarzt 107, Heft 4, S. 21 (1988)
149. Buchwald, G. Gefährliche Impfungen: Polio und Pocken. Naturarzt 107, Heft 5, S. 17 (1988)
150. Buchwald, G. Gefährliche Impfungen: Scharlach. Naturarzt 107, Heft 6, S. 11 (1988)
151. Buchwald, G. Gefährliche Impfungen: Diphtherie. Naturarzt 107, Heft 7, S. 16 (1988)
152. Buchwald, G. Gefährliche Impfungen: Keuchhusten. Naturarzt 107, Heft 8, S. 18 (1988)
153. Buchwald, G. Gefährliche Impfungen: Grippe. Naturarzt 107, Heft 9, S. 13 (1988)
154. Buchwald, G. Hirnschäden nach Impfungen als Ursache geistiger Behinderungen. hp-kurier 20, S. 91 (1988)
155. Buchwald, G. Über Todesfälle nach der Wundstarrkrampf-(Tetanus-)Impfung. EHK 37, S. 38 (1988)
156. Buchwald, G. Schmerzensgeld für Impfschäden. EHK 37, S. 470 (1988)
157. Buchwald, G. Über Hirnschwellungszustände (Enzephalopathien) nach Impfungen. EHK 37, S. 682 (1988)

158. Buchwald, G. Impfen – ja oder nein? Erwiderung zur Stellungnahme von A. K. Schmauss. Ärztez. f. Naturhv. 29, S. 563 (1988)
159. Buchwald, G. Hirnschäden nach Impfungen als Ursache geistiger Behinderungen. Gesundheitsberater 2/3, S. 3 (1988)
160. Buchwald, G. Impfen schützt nicht, Impfen nützt nicht – Impfen schadet! Gesundheitsberater, Heft 8, S. 5 (1988)
161. Buchwald, G. Ein Strafprozeß gegen eine Heilpraktikerin wegen angeblicher fahrlässiger Tötung. NHP 41, Heft 11, S. 1313 (1988)
162. Buchwald, G. Dementia infantilis (Heller) als Impffolge. NHP 41, Heft 11, S. 1319 (1988)
163. Buchwald, G. Heißes Eisen: Impfen – Ja oder Nein? Erwiderung zur »Richtigstellung« des Herrn Prof. Dr. Ehrengut vom 19. 9. 1988. Gesundheitsberater, Heft 1, S. 16 (1989)
164. Buchwald, G. Aktuelle Erkenntnisse zu Impfschäden. NHP 41, Heft 11, S. 1323 (1988)
165. Buchwald, G. L'ETAT INDEMNISE LES SEQUELLES. MEDECINES NOUVELLES No 47, S. 51, Avril (1989)
166. Buchwald, G. Impfungen als Ursache geistiger Behinderungen. Natur u. Heilen, Heft 5, S. 237 (1989)
167. Buchwald, G. Les dangers des vaccinations en Allemagne féderale. Santé Liberté et Vaccinations Nr. 91, S. 13, Mai (1989)
168. Buchwald, G. Over het voor en tegen van inentingen. Nederlands Tijdschrift voor Integrale Geneeskunde, Heft 28, S. 250 (1989)
169. Buchwald, G. »Gedanken zu Publikationen eines Impfgegners«. Richtigstellung zur Veröffentlichung des Herrn Dr. W. Ehrengut. NHP 42, Heft 5 und Heft 9 (1989)
170. Buchwald, G. Impfen schützt nicht! – Impfen nützt nicht! – Impfen schadet! Dt. J. Hom., Heft 1, S. 47 (1989)
171. Buchwald, G. Lähmung nach Masernimpfung. Gesundheitsberater, Heft 4, S. 4 (1989)
172. Buchwald, G. Impfen vor Auslandsreisen. Naturarzt, Heft 7, S. 8 (1989)
173. Buchwald, G. Impfen schützt nicht, Impfen nützt nicht – Impfen schadet! die kommenden 43, Heft 9, S. 31, September (1989)
174. Buchwald, G. Über die Hellersche Krankheit (Dementia infantilis). Ärztez. f. Naturhv. Heft 30, S. 789 (1989)
175. Buchwald, G. Impfen – ein Eingriff ins menschliche »Ökosystem«. Volkshk. 41, Heft 11, S. 4 (1989)
176. Buchwald, G. Schützt Impfen wirklich? Nützt Impfen wirklich? Oder schadet Impfen? Volkshk. 41, Heft 12, S. 23 (1989)
177. Buchwald, G. Schützt Impfen wirklich? Nützt Impfen wirklich? Oder schadet Impfen? Volkshk. 42, Heft 1, S. 20 (1990)
178. Buchwald, G. Schützt Impfen wirklich? Nützt Impfen wirklich? Oder schadet Impfen? Volkshk. 42, Heft 2, S. 26 (1990)
179. Buchwald, G. Impfungen – ein Verbrechen an unseren Kindern. EHK 40, S. 82 (1991)
180. Buchwald, G. Impfungen – Notwendigkeit oder Geschäft? Gesundheitsberater 2, S. 6 (1991)
181. Buchwald, G. IMPFEN. Sind Impfungen angesichts der heutigen Seuchen-

situation noch notwendig? Sind Impfungen in Anbetracht der vielen Impfschäden ärztlich zu verantworten? Broschüre EMU-Verlag, Taunusblick 1, 56112 Lahnstein
182. Buchwald, G. Impfen nützt nicht! Impfen schützt nicht! Impfen schadet! NOI 27 (Graz), Nr. 98, S. 30 (1992)
183. Buchwald, G. Impfen – ein Schlag ins menschliche Immunsystem. »Wir«, Heft 1, S. 50 (1992)
184. Buchwald, G. Impfen – ein Schlag ins menschliche Immunsystem. »Wir«, Heft 2, S. 31 (1992)
185. Buchwald, G. Impfen – ein Schlag ins menschliche Immunsystem. »Wir«, Heft 3, S. 15 (1992)
186. Buchwald, G. Impfen – ein Schlag ins menschliche Immunsystem. »Wir«, Heft 4, S. 11 (1992)
187. Buchwald, G. Nützt impfen? Schützt impfen? Schadet impfen? Dt. J. Hom., Band 11, Heft 2, S. 124 (1992)
188. Buchwald, G. Was gegen die Impfung spricht (I). raum und zeit 50, S. 3 (1991)
189. Buchwald, G. Was gegen die Impfung spricht (II.) raum und zeit 51, S. 12 (1991)
190. Buchwald, G. Ein Telefongespräch zwischen der Mutter eines impfgeschädigten Kindes und einem staatlichen Gesundheitsamt. Gesundheitsberater, Heft 5, S. 18 (1991)
191. Buchwald, G. Seuchenausbrüche durch Impfungen verursacht. Deshalb: Impfverbot gegen Maul- und Klauenseuche. Naturarzt, Heft 11, S. 430 (1991)
192. Buchwald, G. VACCINATION DANGERS. Years of Research Shows Why Our Children Should not Be Vaccinated. The american raum & zeit, Heft 3, S. 4 (1991)
193. Buchwald, G. Mutmaßliche Ursache allergischer Erkrankungen. Neurodermitis 17, S. 33 (1991)
194. Buchwald, G. Impfungen – ein Verbrechen an unseren Kindern. Kibitz, Heft 1, S. 29 (1992)
195. Buchwald, G. Impfungen – ein Verbrechen an unseren Kindern. Kibitz, Heft 3, S. 26 (1992)
196. Buchwald, G. Leserbrief: Aktueller Stand der Keuchhusten-Schutzimpfung. Pädiat. Prax. 45, Heft 2, S. 313 (1993)
197. Buchwald, G. Impfen – ja oder nein – und die Folgen? Pulsa, Heft 2, S. 5 (1993)
198. Buchwald, G. Impfungen: Geschäft, Nutzen – oder Schaden? naturamed, Heft 4, S. 176 (1993)
199. Buchwald, G. Was tun bei Impfschadensverdacht. Juristische und medizinische Aspekte. naturamed, Heft 2, S. 20 (1994)
200. Buchwald, G. Impfen – Schutz oder Schaden. erscheint Mai 1994 in »Natur und Heilen.«

XIX. Bücher

Allen, H.: »Don't get stuck«
Natural Hygiene Press, PO Box 1083, Oldsmar, FL 33557, 1985

Buchwald, G.: »Impfungen und ihre Schäden am Beispiel der Pockenimpfung«
Med. politischer Verlag Hilchenbach, Germany

Buchwald, G.: »Impfschadenforschung«
Verlag »Pro Patiente«, Haaggasse 26, 72070 Tübingen, Germany,
Ph.: 07071/22900

Buchwald, G.: »Impfschadenbegutachtung«
Verlag »Pro Patiente«, Haaggasse 26, 72070 Tübingen, Germany,
Ph.: 0701/22900

Coulter, H. L. and Fisher, B. L.: »DPT: A Shot in the Dark«, 1985
Harcourt Brace Janovich Publishers, Orlando, Florida 32887, USA

Coulter, H. L.: »Vaccination, Social Violence, and Criminality – The Medical Assault on the American Brain«, 1990 North Atlantic Books, 2800 Woolsey Street, Berkeley, California 94705

Cournoyer, C.: »What about Immunization? – Exposing the Vaccine Philosophy – A parents' guide to the vaccination decision«, Nelson Books, PO Box 2302, Santa Cruz, CA 95063, USA

Delarue, F. and S.: »Le Rancon des Vaccinations«
Ligue National pour la Liberté des Vaccinations, 94100 St. Maur, France

Delarue, F. and S.: »Impfungen, der unglaubliche Irrtum«, 1990
Hirthammer Verlag, Frankfurter Ring 247, D-80807 München, Germany

Delarue, S.: »Vaccination – Protection: Mythe ou Réalité?«
Ligue National pour la Liberté des Vaccinations, 94100 St. Maur, France

Delarue, S.: »Impfschutz, Irrtum oder Lüge?«, 1993
Hirthammer Verlag, Frankfurter Ring 247, D-80807 München, Germany

Delatte, Y.: »Vaccinations: The Untold Truth«
AUM Publications, 126 E – Ridgewood CT 2700, San Antonio, Texas, 78212

Enders, N.: »Bedrohte Kindheit«
Karl F. Haug Verlag, Heidelberg 1995

Forschepiepe, H.: »Die Pockenimpfung im Deutschen Fernsehen, Pro + Contra, Berichte und Kommentare«, 1970, Med. politischer Verlag Hilchenbach, Germany

Gaublomme, K.: »Impfen – Recht und billig?«, 1990
VZW Centrum voor Homoeopathie, 12 Septemberstraat 19,
3568 Hechtel-Eksel, Belgium

Giese, B.: »Impfschadenbeurteilung«
Haaggasse 26, 72070 Tübingen, Germany, Ph.: 07071/22900

Golden, I.: »Vaccination? A review of risk and alternatives«
National Library, Canberra, Australia

Graf, F. P.: »Die Impfentscheidungen«
Dr. med. F. P. Graf, Lütjenburger Straße 3, 24306 Plön, Germany

Institute of Medicine: »Adverse Effects of Pertussis and Rubella Vaccines«, 1991 National Acadey Press, 2101 Constitution Avenue, N. W., Washington, D.C. 20418, USA

Institute of Medicine: »Adverse Events Associated with Childhood Vaccines«, 1994. National Acadey Press, 2101 Constitution Avenue, N. W., Washington D.C. 20418, USA

James, W.: »Immunisation – The reality behind the myth«, 1988 Bergin and Garvey. One Madison Ave., NY 10010 USA

Lanctôt, G.: »The Medical Mafia«, 1994. Here's The Key Inc., Canada – USA

Miller, N. Z.: »Vaccines: Are they really safe and effective?«, 1992

Miller, N. Z.: »Immunization – Theory vs. Reality«, 1996. New Atlantean Press, P. O. Box 9638, Santa Fe, NM 87504 USA

National Health Federation – NHF: »Vaccination Information Pack«. P.O. Box 688, Monrovia, CA 91017, USA, Ph.: 8818/357-2181, fax 818/303-0642

National Vaccine Information Center – Dissatisfied Parents Together (NVIC/DPT): »Vaccine Reaction Report«, 1991. DPT, 128 Branch Road, Vienna VA 22180, USA

Obomsavin, R.: »Legitimate Immunity versus Medical Chaos – Transcending the futile dream of universal immunisation«, 1992, White Dove Health Research Society, Lansdowne Mall, P.O. Box 88043, Richmond, B.C., Canada

Rattigan, P.: »Vaccine Legacy – The modern Plague«, 1994. P. Rattigan, 1 Quarry Bank Road, Chesterfield S41 OHH, England

Rose, G.: »Compulsory Immunisation – A Statement of Concern«, 1991 Health Care Reform Group, P.O. Box 421, Glebe, 2037 Australia

Roy, R. and C.: »Selbstheilung durch Homöopathie«, 1988 Droemer Knaur, München, Germany

Scheibner, V.: »Vaccination – 100 years of Orthodox Research shows that Vaccines Represent a Medical Assault on the Immune System«, 1993 Viera Scheibner, 178 Govetts Leap Road, Blackheath, NSW 2785, Australia

Sinclair, I.: »Vaccination – the ›hidden‹ facts«, 1992

Sinclair, I.: »Health – the only immunity«, 1995. 5 Ivy Street, Ryde NSW Australia

Snead, E.: »Some call it AIDS – I call it MURDER! – The connection between cancer, AIDS, immunizations, and genocide«. Dr. Eva Snead MD, AUM Publications, 126 E – Ridgewood CT 2700, San Antonio, Texas 78212, USA

Stephens, I. E.: »Shot to hell!«, 1988. Veritas Press, G.P.O. 1653, Bundaberg, 4670 Australia

The WDDTY Vaccination Handbook, 1989–1996. What Doctors Don't Tell You, 4 Wallace Road, London N1 2 PG

von Ungern-Sternberg, M.: »Homöopathisch behandelte Scharlachfälle«. Verlag astramonte, Benekestraße 11, 32756 Detmold

Wegener, H.: »Impf-Friedhof«, 1912. Verlag von Frau Luise Wegener, Frankfurt a.M., Germany

World Health Organisation (WHO): »Travel and Health« World Health Organisation, CH-1211 Geneva 27, Switzerland

Ein Verlag, ein Haus, eine Philosophie.

Millionen Bundesbürger kennen den kämpferischen Ganzheitsarzt Dr. Max Otto Bruker (1909–2001) aus dem Fernsehen, aus Vorträgen, durch den „Mundfunk" überzeugter Patienten. Vor allem lesen sie aber die rund 30 Bücher des schwäbischen Humanisten und Seelenarztes. Mit einer Gesamtauflage von mehreren Millionen Exemplaren ist Max Otto Bruker der wohl bedeutendste medizinische Erfolgsautor im deutschsprachigen Raum. Der – in der Nachfolge des Schweizer Reformarztes Bircher-Benner scherzhaft „Deutschlands Vollwertpapst" genannte – Massenaufklärer, langjährige Klinikchef und Ernährungsspezialist lehrt zwei fundamentale Erkenntnisse Patienten wie Gesunden: Der Mensch wird krank, weil er sich falsch ernährt. Der Mensch wird krank, weil er falsch lebt.

Hinter den Erfolgstiteln des emu-Verlages steht ein bedeutender Forscher und Arzt, eine Bewegung, ein Haus und tausende Schülerinnen und Schüler. 1994 wurde das „Dr.-Max-Otto-Bruker-Haus", das Zentrum für Gesundheit und ganzheitliche Lebensweise, auf der Lahnhöhe in Lahnstein bei Koblenz bezogen. Es stellt die äußere Krönung des Brukerschen Lebenswerkes dar: Der lichte Bau mit seinem Grasdach, den Sonnenkollektoren, seinen Seminarräumen, dem Foyer mit der Glaskuppel, 18 biologischen Gäste-Appartements, dem wunderschönen Brukergarten mit Kneippanlage, Raum der Stille, Naturwald mit Barfußpfad und dem Lehrpfad sind als Treffpunkt für all jene konzipiert, denen körperliche und seelische Gesundheit, ökologische und spirituelle Harmonie Herzensbedürfnis und Sehnsucht sind.

Hinter dem eleganten Halbmondkorpus mit dem markanten Grasdach verbirgt sich eine Begegnungsstätte für Gesundheitsbewusste, Seminarteilnehmer, Trost-, Ruhe- und Anregungsbedürftige.

Feste Termine:

Jeden Dienstag, 18.30 Uhr: Vortrag Dr. phil. Mathias Jung (Lebenshilfe und Philosophie)
Jeden Mittwoch, 10.30 Uhr: Fragestunde mit Dr. med. Jürgen Birmanns (Ärztlicher Rat aus ganzheitlicher Sicht)

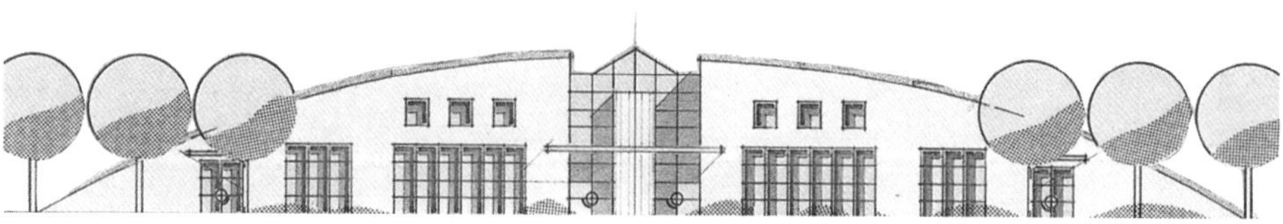

Das Dr.-Max-Otto-Bruker-Haus

Ausbildung Gesundheitsberater/in GGB
Lebensberatung/Frauen-, Männer- und Paargruppen

Die vitalstoffreiche Vollwertkost hat ihre Verbreitung, auch im klinischen Bereich, durch die unermüdliche Information und praktische Durchführung von Dr. M. O. Bruker gefunden. Um die Erkenntnisse gesunder Lebensführung und die durch falsche Ernährung provozierte Krankheitslawine ins öffentliche Bewusstsein zu rücken, bildet die von ihm 1978 gegründete „Gesellschaft für Gesundheitsberatung GGB e. V." ärztlich geprüfte Gesundheitsberater/-innen GGB aus. Über 5700 Frauen und Männer haben bislang die berufsbegleitende Ausbildung bestanden und wirken in Volkshochschulen, Bioläden, Lehrküchen, Krankenhäusern, ärztlichen Praxen, Krankenversicherungen und ähnlichen Bereichen.

Das Basiswissen Ernährung und Gesundheit wird im Grundlagenseminar vermittelt. Es kann von jedem Interessierten besucht werden. Auf der Lahnhöhe erhalten Sie durch das GGB-Expertenteam nicht nur eine sorgfältige Grundlagenausbildung über die vitalstoffreiche Vollwerternährung und den Krankmacher der „entnatürlichten" (denaturierten) Zivilisationsernährung (raffinierter Fabrikzucker, Auszugsmehle, fabrikatorische Öle und Fette, tierisches Eiweiß usw.), sondern gewinnen auch Einblick in die leibseelischen Zusammenhänge der Krankheiten.

Praxisseminare/Kochkurse

Das Dr.-Max-Otto-Bruker-Haus verfügt über eine Lehrküche sowie einen großen Kräutergarten. Es werden zahlreiche vegetarische Koch- und Backkurse für eine moderne vitalstoffreiche Vollwertkost angeboten. Der Schwerpunkt liegt auf einer „alltagstauglichen", aber dennoch fantasievollen, gesunden Ernährung ohne Tiereiweiß.

Das Programm umfasst Einführungskurse in die vitalstoffreiche Vollwertkost, Brotbackkurse, Männerkochkurse, Weihnachtsbäckerei und seit 2011 auch Wildkräuterseminare (incl. Zubereitung von Wildkräutergerichten).

Anfragen zur Gesundheitsberater-Ausbildung und Praxis-Seminaren in der Lehrküche in Lahnstein, wie zu den Selbsterfahrungsgruppen, Lebensberatung, Paartherapie und Psychotherapie bei Dr. Mathias Jung und Psychologischer Psychotherapeut Hassan El Khomri, zu weiteren Tages- und Wochenendseminaren sowie Einzelberatung sind zu richten an die

Gesellschaft für Gesundheitsberatung GGB e.V.,
Dr.-Max-Otto-Bruker-Str. 3,
56112 Lahnstein
Tel.: 02621/917017, 917018,
Fax: 02621/917033
E-Mail: seminare@ggb-lahnstein.de
Internet: www.ggb-lahnstein.de

Fordern Sie ebenfalls ein kostenloses Probe-Exemplar der Zeitschrift „Der Gesundheitsberater" an.

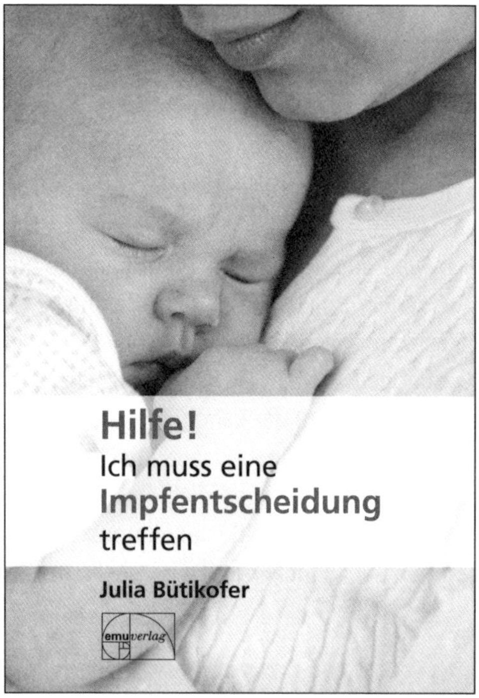

Julia Bütikofer
Hilfe! Ich muss eine Impfentscheidung treffen
176 Seiten, Broschur
ISBN 978-3-89189-217-6

Wussten Sie, dass keine Impfung zu 100 % schützt? Wussten Sie, dass keine Impfung einen lebenslangen Schutz bietet? Wussten Sie, dass die Langzeitwirkung der Zusatzstoffe unzureichend erforscht ist? Dieses Buch sollte jeder verantwortungsbewusste Mensch gelesen haben.

Die Autorin Julia Bütikofer, Rechtsanwältin, arbeitet seit 1974 schwerpunktmäßig im Impfschadensrecht. Sie hat, ohne Impfgegnerin geworden zu sein, vielen Impfschadensfällen zur Anerkennung und Versorgung verholfen.

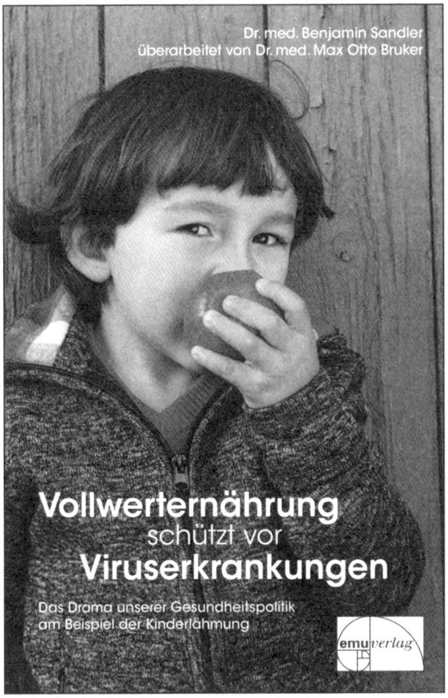

Dr. med. Benjamin Sandler
Vollwerternährung schützt vor Viruserkrankungen
Das Drama unserer Gesundheitspolitik am Beispiel der Kinderlähmung
154 Seiten, Broschur
ISBN 978-3-89189-017-2

In diesem Buch wird gezeigt, dass Viruserkrankungen durchaus vermeidbar sind – auch ohne riskante Impfungen. Die von Dr. Benjamin Sandler seinerzeit in den USA durchgeführten Studien haben bis heute nichts von ihrer Brisanz und Aktualität eingebüßt. Da sich die Ernährungsgewohnheiten in den USA von denen in Deutschland unterscheiden, hat Dr. Max Otto Bruker das Buch überarbeitet.

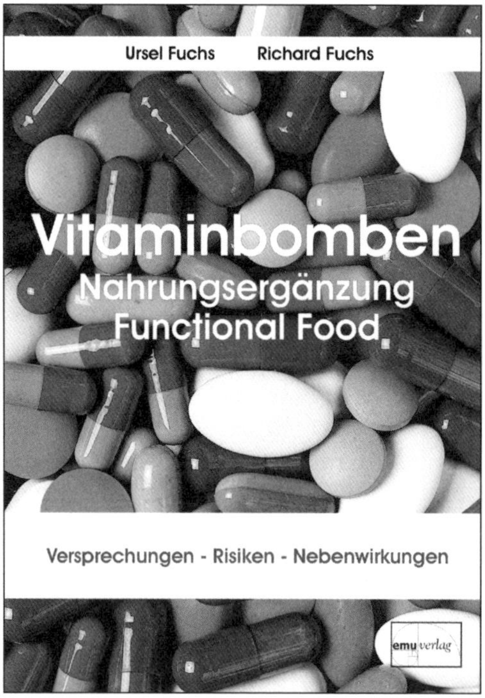

Ursel Fuchs/Richard Fuchs
Vitaminbomben
Nahrungsergänzung,
Functional Food
Versprechungen – Risiken – Nebenwirkungen
244 Seiten
Klappenbroschur
ISBN 978-3-89189-153-7

Seit Jahren werden Verbraucher durch schillernde Begriffe wie Nahrungsergänzungsmittel und Functional Food verunsichert. Sie suggerieren, dass ohne Einnahme dieser Präparate die Gesundheit Schaden erleidet.

Die Autoren Ursel und Richard Fuchs benennen die Effekte und »Kollateralschäden« durch »Vitaminbomben« und Functional Food. Sie zeigen die guten Wirkungen von Lebensmitteln ebenso auf wie alles Notwendige über Vitamine, Mineralien und andere Vitalstoffe, die ausreichend in unserer täglichen, richtig zusammengestellten Ernährung enthalten sind.

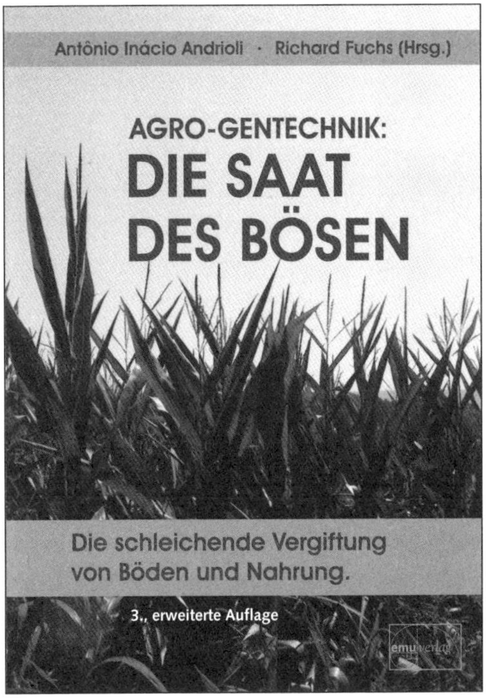

Antônio Inácio Andrioli/
Richard Fuchs (Hrsg.)
Die Saat des Bösen
Die schleichende Vergiftung
von Böden und Nahrung
293 Seiten
Klappenbroschur
ISBN 978-3-89189-152-0

Soll die Gentechnik traditionelle Pflanzen und Nahrungsmittel auf Acker und Teller verdrängen? Die Verbraucher lehnen das Essen aus dem Labor ab. Auch Landwirte wehren sich verzweifelt.

In den USA, Kanada und Argentinien ist patentiertes, genmanipuliertes Saatgut seit zehn Jahren annähernd flächendeckend verbreitet. Hier können gesundheitliche und ökologische Risiken ebenso studiert werden wie auch die uneingelösten Versprechungen der Industrie: Der Pestizidverbrauch ist gestiegen, der Ertrag gefallen, eine Koexistenz von Kulturen mit und ohne Gentechnik gibt es nicht. Transgene Pflanzen verbreiten sich unkontrolliert.

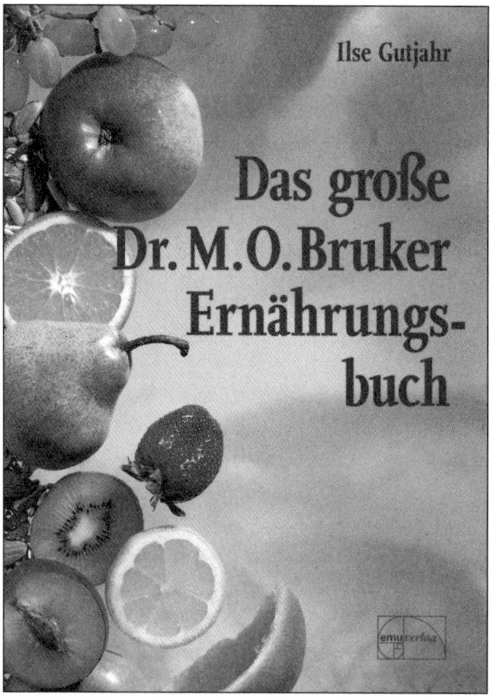

Ilse Gutjahr
Das große Dr. M. O. Bruker Ernährungsbuch
253 Seiten, gebunden
ISBN 978-3-89189-065-3

Ist Parboiled Reis vollwertig? Darf ein Patient, der an Zöliakie erkrankt ist, Vollwertkost essen? Was heißt Mehltype? Wie viel Vitamin B1 braucht der Mensch? Wie gesund sind Sojaprodukte?

Dieses Buch enthält die wichtigsten Fragen und Antworten rund um das Thema Vollwertkost. Dr. Bruker (1909–2001) begleitet den Leser mit ärztlichem Rat aus ganzheitlicher Sicht. Gesundheitstipps und über 100 Rezepte mit bestechend schönen Farbfotos runden dieses Standardwerk ab.

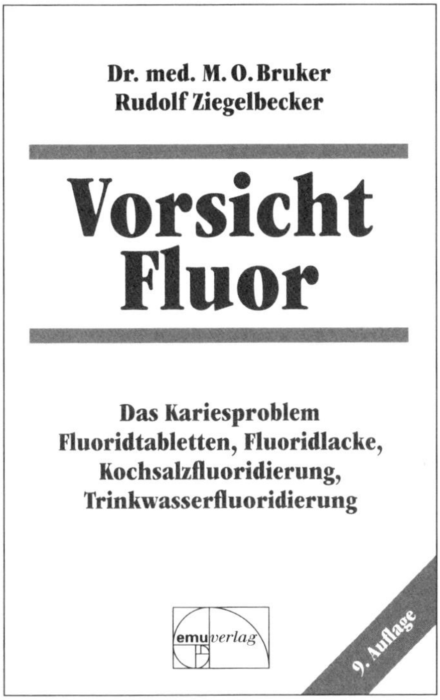

Dr. med. M. O. Bruker/
Rudolf Ziegelbecker
Vorsicht Fluor
Das Kariesproblem,
Fluoridtabletten,
Fluoridlacke,
Kochsalzfluoridierung,
Trinkwasserfluoridierung
490 Seiten, Broschur
ISBN 978-3-89189-013-4

Zahnkaries ist keine Fluormangelkrankheit, trotzdem wird die Verabreichung von Fluoridtabletten und die Trinkwasserfluoridierung weltweit propagiert. In dieser Dokumentation wird aufgezeigt, dass der Nachweis der Unschädlichkeit bis heute nicht erfüllt wurde. Die Fluoridierung ist zum Politikum geworden, da es nicht so sehr um medizinische Fragen, sondern um wirtschaftliche Interessen geht.

Eine Sammlung von wichtigen Materialien zur Wahrheitsfindung für Eltern, Zahnärzte, Ärzte, Krankenkassen, Behörden und Politiker.

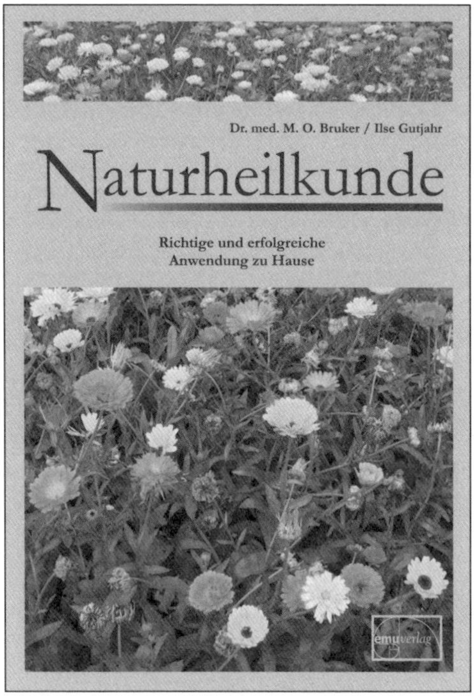

Dr. med. M. O. Bruker/
Ilse Gutjahr
Naturheilkunde
Richtige und erfolgreiche
Anwendung zu Hause
318 Seiten, gebunden
ISBN 978-3-89189-072-1

Es gibt viele Bücher zum Thema Naturheilkunde und fast genauso viele Meinungen, was darunter zu verstehen ist. Dieses Buch beschränkt sich auf das Wesentliche. Aus über 60 Jahren Praxiserfahrung mit mehr als 50 000 Patienten (!) beschreibt der bekannte Arzt und Ernährungswissenschaftler Dr. med. M. O. Bruker die sichersten und erfolgreichsten Anwendungen für zu Hause.

Greifen Sie nicht sofort zu chemischen Pillen und symptomunterdrückenden Mitteln! Entscheiden Sie sich für bewährte Hausrezepte aus dem Bereich der Naturheilkunde: Licht, Luft, Sauna, Waschungen, Wickel, Bäder und andere Kneipp'sche Maßnahmen; Reizkörpertherapie wie Cantharidenpflaster, Schröpfen, Atemtherapie, Fasten, Homöopathie u. v. m.

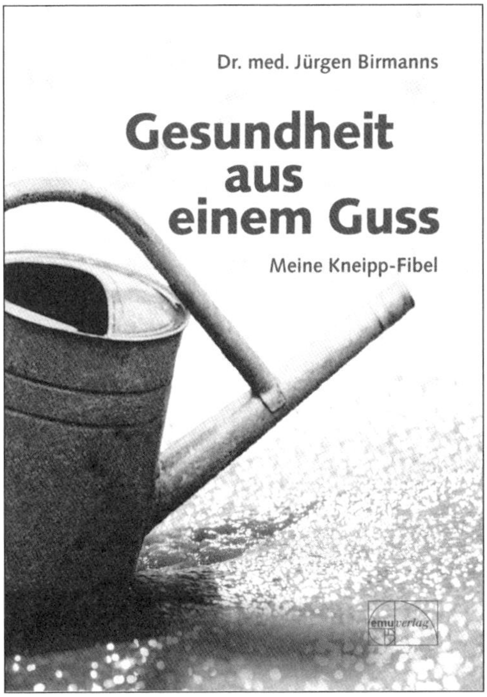

Dr. med. Jürgen Birmanns
Gesundheit aus einem Guss
Meine Kneipp-Fibel
124 Seiten, Klappenbroschur
zahlreiche Abb.
ISBN 978-3-89189-151-3

Den »Wasserdoktor« haben ihn die einen spöttisch, die anderen ehrfurchtsvoll genannt. Seine Medizin war billiger als die herkömmliche Arznei: nichts als Wasser. Und doch hat Sebastian Kneipp Tausende von hoffnungslosen Patienten damit gesund gemacht. Wasser ist ein wunderbares Mittel, um Krankheiten vorzubeugen. Jürgen Birmanns fasst die Regeln des Wasserdoktors zusammen und erklärt präzise die Anwendungsgebiete und Wirkungen einer Kneipp-Therapie. Ausführliche Beschreibungen der Kneipp-Maßnahmen für den Hausgebrauch runden diesen Ratgeber ab. Ein Buch für jede Hausapotheke!

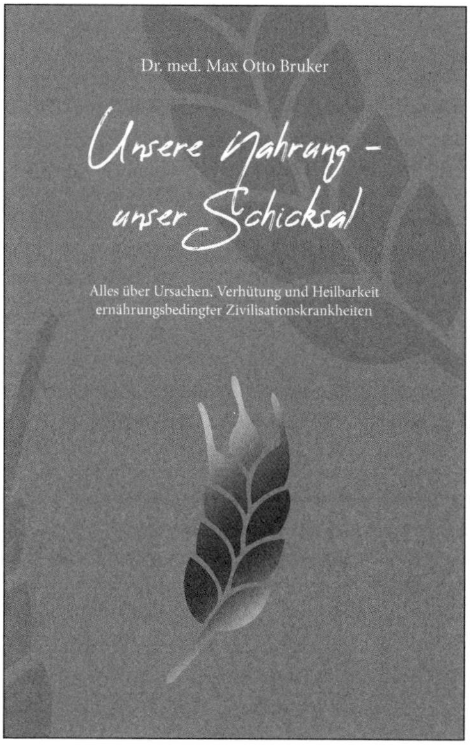

Dr. med. M.O. Bruker
Unsere Nahrung – unser Schicksal
464 Seiten, gebunden
ISBN 978-3-89189-223-7

Warum wird es uns Verbrauchern so schwer gemacht, sich über Ernährung und Gesundheit aus unabhängigen Quellen zu informieren? Die medizinische Forschung schreitet immer weiter voran, doch die Menschen werden immer kränker. Warum?

Achtzig Prozent aller Krankheiten, so Dr. M.O. Bruker, sind vermeidbare ernährungsbedingte Zivilisationskrankheiten. In klarer Sprache zeigt der Autor deren Ursachen auf. Sie erfahren, warum wir in unserer Wohlstandsgesellschaft – trotz allem Überfluss – mangelernährt sind und mit welcher Ernährung sich verschiedenste Krankheiten, vom Gebissverfall über Rheuma, Nieren- und Gallensteine, Hauterkrankungen und Infektanfälligkeit bis hin zum Herzinfarkt, vermeiden lassen.

Dieses Buch ist der Klassiker der Vollwerternährung.

Hier erfahren Sie alles Wissenswerte über Krankheitsursachen, deren Verhütung und Heilbarkeit.